肿瘤心脏病学实践

王召军　编著

中国纺织出版社有限公司

内 容 提 要

本书对心脏肿瘤的病因、病症、分类、治疗方式及并发症等进行了全面、详细的阐述。全书共十三章，分别介绍了肿瘤心脏病的病理学诊断，肿瘤并发症及不良事件的诊断，心血管疾病基础知识，心血管造影术，心脏肿瘤分类及抗肿瘤治疗相关的病症等主要内容。本书逻辑缜密，脉络清晰，语言简洁、流畅，专业性强，对心脏外科医师、超声科医师及核磁共振医师来说都有一定的帮助，不仅可以从中学习心脏肿瘤的相关知识，而且可以从中了解当前肿瘤心脏病治疗的前沿技术。

图书在版编目（CIP）数据

肿瘤心脏病学实践 / 王召军主编. -- 北京 ： 中国纺织出版社有限公司，2020.10（2025.1重印）

ISBN 978－7－5180－8064－9

Ⅰ. ①肿… Ⅱ. ①王… Ⅲ. ①肿瘤－心脏病－诊疗 Ⅳ. ①R730.6②R541

中国版本图书馆CIP数据核字(2020)第209771号

责任编辑：段子君　　责任校对：高　涵　　责任印制：储志伟

中国纺织出版社有限公司出版发行

地址：北京市朝阳区百子湾东里A407号楼　邮政编码：100124

销售电话：010—67004422　传真：010—87155801

http：//www. c-textilep. com

中国纺织出版社天猫旗舰店

官方微博 http：//weibo.com / 2119887771

三河市悦鑫印务有限公司印刷　各地新华书店经销

2020 年 11月第 1 版　　2025 年 1月第 2 次印刷

开本：787×1092　1/16　印张：16.75

字数：343千字　定价：98.00元

前　言

心脏肿瘤虽然是一种发病率较低的疾病，但随着各种检测手段的进步，心脏肿瘤的检出率在逐年升高，使得心脏肿瘤的诊断和治疗获得越来越多关注。

本书对心脏外科医师来说，不仅全面展现了心脏肿瘤的相关知识，还能使医师从中了解到世界最先进水平的进展。仅从原发性心脏恶性肿瘤来说，国内 1 年生存率仅有 38%，最长生存时间几乎不超过 3 年，而国外 1 年生存率高达 50%，最长生存时间可达 13 年。而且近年来，很多国内顶尖心脏中心最有价值的文章都是以英文发表在国外期刊上，使广大中层和地方性医疗中心更加难以跟上前进的脚步。希望本书能为这些医务工作者提供一个国际的视角，使他们了解国际范围内心脏肿瘤的发展方向。

本书对超声科医师以及放射科医师来说也有一定的帮助。心脏肿瘤的鉴别尤其是心脏假瘤内容的阐述，对一线超声科医师有一定的辅助作用。磁共振是一种无创、成像清晰、不良反应较少的检测手段，正在飞速发展。且由于技术的进步，成本的逐年下降，磁共振必将得到普及，得以更多的应用，其在心脏肿瘤中的应用会有更光明的前景。希望通过此书，能使从事这些物理检查的医务人员对心脏肿瘤影像认识更加深入，进一步提高心脏肿瘤的检出率，能尽早辨别良恶性肿瘤，从而指导进一步的治疗。

在完成本书的过程中，得到了多位良师益友的帮助，在此致以诚挚谢意，没有你们的鼎力相助，此书必难完成。最后，此书中很多观点仅为一家之见，仓促之中，疏漏在所难免，欢迎各位同道给予批评指导，热烈盼望能和更多的同道进行交流。

编著者

2020 年 7 月

前言

目　录

第一章　肿瘤心脏病学简介

一、心脏肿瘤的分类

心脏肿瘤（cardiac tumor）包括原发性心脏肿瘤和继发性（转移性）肿瘤，临床均较少见。原发性心脏肿瘤发病率为 0.0017% ~ 0.033%，继发性肿瘤发生率是原发性肿瘤的 20 ~ 40 倍，并且患病率有逐渐上升的趋势。尸检发现心脏原发肿瘤仅为 0.056%，心脏转移肿瘤为 1.23%。

（一）原发性心脏肿瘤（primary tumor of heart）

包括良性和恶性肿瘤，原发性心脏良性肿瘤约占 75%，原发性心脏恶性肿瘤约占 25%。儿童的原发性心脏肿瘤不常见，且大多为良性，小儿最常见的肿瘤包括横纹肌瘤、纤维瘤、黏液瘤及畸胎瘤。由于心脏肿瘤种类较多，症状多样，极易与其他器质性心脏病相混淆。

1. 原发性心脏良性肿瘤

约占心脏原发性肿瘤的 3/4，常见的有黏液瘤、纤维瘤、脂肪瘤、横纹肌瘤、血管细胞瘤和间皮瘤等，而以黏液瘤最为常见。

2. 原发性心脏恶性肿瘤

占少数，心脏肉瘤（血管肉瘤、横纹肌肉瘤与纤维肉瘤等）、淋巴瘤多见，尤以肉瘤最多。病情发展快，诊断较困难，目前治疗措施效果不良，预后较差。

（二）心脏转移性肿瘤（metastatic tumor of heart）

随机大规模尸检报告其他部位肿瘤转移至心脏的概率为 20%。心脏转移性肿瘤由直接蔓延、血源性转移和淋巴转移而来，从下腔静脉或肺静脉播散到心腔很少见。典型转移途径为淋巴转移，常伴有肺门或纵隔淋巴结肿大。黑色素瘤、肉瘤、白血病和肾细胞癌转移到心脏主要通过血液途径。心脏转移性肿瘤常累及心包和心外膜（直接扩散），其次为心肌（血源性转移），可累及肺静脉及下腔静脉（静脉转移），心内膜受累罕见。但转移性恶性黑色素瘤几乎均侵犯心肌，较少侵犯心外膜和心内膜。转移瘤可弥散性生长（转移癌），呈多结节样，或为单个肿物。

二、心脏肿瘤的临床表现

（一）心脏表现

主要取决于肿瘤部位、大小，也取决于对周围重要结构的影响程度，即生长速度、脆性、侵袭性也是决定临床症状的重要因素。体积大的肿瘤可无明显症状，而位于心脏关键位置的肿瘤，即使很小的良性肿瘤，也可导致严重临床症状，甚至不良后果。

1. 左心房肿瘤

绝大多数成人的原发性左心房肿瘤属于良性心脏黏液瘤。肿瘤通常带蒂，随体位或血流活动，较大时可阻塞二尖瓣口，或充填心房，严重阻碍血流，产生左心衰竭的表现。当肿瘤影响瓣膜关闭或损害瓣膜时，产生二尖瓣关闭不全的表现。临床表现特点是突发性、间歇性和体位性。常发生于坐位或立位，卧位时消失。在第二心音（S_2）后可闻及低调的肿瘤扑落音，二尖瓣瓣口堵塞时出现舒张期雷鸣样杂音，左心房增大伴肺淤血时出现第一心音（S_1）亢进和第四心音（S_4）。

2. 右心房肿瘤

右心房原发性肿瘤半数为肉瘤，其他为黏液瘤等。右心房肿瘤所致的右心衰竭症状往往发展迅速，可有上腔静脉综合征表现。三尖瓣区可闻及舒张期或收缩期杂音，随呼吸和体位变化，也可闻及舒张期肿瘤扑落音。右心房高压使卵圆窝开放时出现右向左分流的症状和体征。

3. 心室肿瘤

腔内肿瘤较大，或相对堵塞流入道或流出道，影响心室充盈或射血时可引起左心衰竭或右心衰竭，病情进展迅速，常呈急性表现，心前区闻及杂音与奔马律。

4. 心肌肿瘤

多为血管瘤、间皮瘤，常因肿瘤部位不同而产生各类心律失常，如房性心动过速、心房颤动、室性期前收缩、室性心动过速、心室颤动以及房室传导阻滞（AVB）或束支传导阻滞。肿瘤侵犯心肌可出现扩张型、限制型或肥厚型心肌病的类似表现，严重者引起心力衰竭。

5. 心包肿瘤

可出现急性心包炎的表现，心包积液大量积聚和肿瘤出血可致心包压塞，常见于转移性肿瘤。

6. 转移性肿瘤

肿瘤轻度侵犯心包时，心包弹性不受太大影响，而出现大量的反应性心包积液，甚至心包压塞；肿瘤广泛侵犯心包时，心包增厚但不与心包粘连，导致心包渗出和心脏活动受限；部分为心包增厚而很少渗出，出现粘连性缩窄性心包炎。转移性肿瘤可直接侵犯心肌，也可产生压迫症状，表现为心力衰竭、心律失常，甚至压迫冠状动脉及瘤栓形成；引起急性心肌梗死（AMI）；部分压迫上腔静脉引起相应的体征；少见心脏瓣膜因肿瘤直接侵犯而导致非感染性血栓性心内膜炎，因压迫导致的瓣膜功能不全。心脏转移性肿瘤以呼吸困难、心动过速、心包压塞等临床表现最为多见，但转移性肿瘤引起的心脏症状作为首发或唯一症状极其少见。一旦发现，已属晚期。

（二）栓塞表现

心脏肿瘤表面的碎片或血栓脱落可引起栓塞。栓塞与肿瘤的位置、心内是否存在血液分流有关。既可栓塞体动脉循环及其相应的器官包括中枢神经系统栓塞，又可栓塞肺动脉循环。左房肿瘤尤其是有蒂或可移动的肿瘤容易引起体循环的栓塞。临床表现主要取决于栓塞的部位与大小。

（三）全身表现

原发性心脏肿瘤极少引起全身症状，包括食欲降低、体重下降、乏力和不适等。也可有发热、关节痛、皮疹、雷诺现象、杵状指（趾）、行为异常、恶病质等。

（四）实验室检查

可有高球蛋白血症、红细胞沉降率增快、贫血或红细胞增多、血小板计数异常、白细胞增多等。可能与肿瘤代谢产物、白细胞介素-6 的合成与分泌以及免疫反应有关。肿瘤切除后多恢复正常。

三、心脏肿瘤的影像学检查

原发性心脏肿瘤常因其他原因的影像学检查时意外发现。一旦发现心脏肿瘤影像，必须确定以下几个方面：①肿瘤的原发位置、延伸范围和肿瘤的浸润边界。②与相邻心脏结构的关系，如瓣膜、心脏传导系统和冠状动脉。③肿瘤的性质（良性或恶性）及病理类型。④有无心功能的损害及其损害程度。

（一）X 线检查

心脏正常或扩大，可见心包积液，无特异性。转移性肿瘤可有心包积液、胸腔积液、纵隔影增宽、肺门或纵隔淋巴结增大，对转移性肿瘤的诊断有提示价值。

（二）超声心动图检查

心脏肿瘤最重要的无创筛查方法，具有最佳的时间与空间分辨率。二维超声提供肿瘤的大小、附着点、活动度等。多普勒超声检查，显示是否存在肿瘤引起的血流梗阻、是否存在反流及其反流程度、心腔与血管的压力变化，并评估心功能状态。经食管超声心动图检查能显示心脏的后部结构，并能对左心房黏液瘤尤其是附着点进行更为细致的观察。对于显示体积＜1 cm 的肿瘤也是较为理想的影像学检查方法。不足之处是不能显示纵隔以外的病变，限制了肿瘤浸润的检出，并且难以区分肿瘤的组织类型。

（三）MRI 或 CT 检查

CT 不仅能发现心脏占位，还能显示心脏肿瘤与纵隔、大血管的毗邻关系、心外组织病变和肿瘤运动情况，为早期发现心外转移或鉴别转移瘤提供帮助。CT 对软组织的对比度优于超声心动图，逊于MRI，但对肿瘤钙化显像好，有助于与横纹肌瘤、纤维瘤、畸胎瘤等的鉴别诊断。MRI 检查在心脏肿瘤定位方面显著优于 CT，既能显示肿瘤的形态、大小及表面特征，又对组织学特性有较高的分辨率，可检测肿瘤组织类型和肿瘤有无周围浸润，如 T_2 加权或快速自旋回波序列可分辨出高含水肿瘤（如血管瘤）与低含水肿瘤（如纤维瘤），同时可使用造影剂了解肿瘤的血流分布情况。当超声心动图检查不能准确判定肿瘤的类型、位置及其与周围相邻结构的关系时，应实施 MRI 检查。

（四）核素显像

放射性核素心脏血池造影对心腔内肿瘤的诊断有帮助。PET 对心脏肿瘤的发现、肿瘤与血栓的鉴别具有重要价值。

四、心脏肿瘤的诊断步骤及鉴别诊断

（一）首先排除心脏内血栓或赘生物

临床上最常见的心脏肿块是血栓和赘生物，血栓常见于心房颤动或左室心尖部梗死，赘生物常见于心脏瓣膜病变。结合患者的基础疾病及影像学表现，必要时进行试验性抗血栓治疗或抗生素治疗，可基本排除血栓或赘生物的可能。排除血栓或赘生物之后，应考虑心脏肿瘤的可能。

（二）其次考虑心脏继发性肿瘤

继发性肿瘤常存在原发病灶，并常有原发病灶所导致的症状和体征，可结合以影像学为主的检查进行排查。肺癌、乳腺癌、食管癌、胃癌、肾癌、黑色素瘤、淋巴瘤和白血病是最常见的心脏继发性肿瘤，常累及心包并以大量心包积液为特点。

（三）最后疑及原发性肿瘤并鉴别肿瘤性质

原发性肿瘤少见，应作为心脏肿瘤最后考虑的诊断，同时区别属于良性还是恶性。①从发病率区别良恶性：原发性肿瘤中良性占大多数，并且原发性肿瘤中约半数是黏液瘤，其次依次是乳头状纤维瘤、脂肪瘤和纤维瘤。原发性恶性肿瘤仅占少数，其中绝大多数为肉瘤，有报道在肉瘤中以血管肉瘤最常见。②从发病年龄区别良恶性：成年人多为良性肿瘤，其中黏液瘤和脂肪瘤居多，黏液瘤多发于40 ~ 60岁，横纹肌瘤和平滑肌瘤多发于儿童和未成年人，而血管肉瘤和心脏叶间肉瘤多见于其他各年龄段。③从发生部位区别良恶性：心脏肿瘤常发生在心脏的特定部位，有助于临床诊断。黏液瘤常发生于左心房（约75%），血管肉瘤常发生于右心房，横纹肌瘤和纤维瘤常发生于心室，乳头状纤维瘤常发生在瓣膜。④从影像学表现区别良恶性：影像学表现是区别原发性肿瘤良恶性的重要手段，尤其是心脏CT和MRI。MRI检查心肌灌注与延迟强化检查对心脏肿瘤的鉴别诊断具有重要价值，是常规MRI检查的有效补充。⑤确诊需要组织病理学活检。

五、心脏肿瘤的治疗原则

（一）原发性心脏良性肿瘤

自身虽然属于良性，但同样潜藏着致命性的并发症，如瓣膜口堵塞、严重心律失常、栓塞等，可引起急性心力衰竭、晕厥以及心源性猝死。一旦确诊，应当尽早实施肿瘤切除术，许多病例可获得根治。心脏黏液瘤术后预后良好，但偶有复发，特别是伴有Carney综合征时，由于各个部位均可生长且易复发，手术治疗颇为困难。而良性横纹肌瘤绝大多数见于儿童，随着年龄增长可逐渐消退。有人建议出现并发症时才予以手术，并且手术方案因肿瘤的类型不同而不同。

（二）原发性心脏恶性肿瘤

由于受累广泛及其转移，手术常难以达到预期目的，更重要的目的在于排除良性肿瘤。根据肿瘤的类型及病情程度，可采取部分切除、放疗、化疗、原位心脏移植等方法。原发性恶性肿瘤手术难以完全切除，而且多数患者体质较差，手术后难以耐受放疗和化疗，多数患者在出现症状后1 ~ 2年内死亡。死因包括肿瘤广泛转移、难治性心力衰竭和顽固性心律失常等。

（三）转移性心脏肿瘤

治疗方案根据原发肿瘤而定。对心脏肿瘤可选择联合全身化疗基础上的局部放疗。恶性心包积液可选用全身化疗或联合心包腔内注射化疗药物或硬化剂治疗。反复出现的心包积液可施行心包开窗术，也可选择经皮气囊导管术将心包积液引流至胸膜腔以减轻症状。情况允许时，可对心脏肿瘤进行完全切除或姑息性切除。

第二章 肿瘤的病理学诊断

肿瘤学、病理学的发展与病理技术的进步互为促进。肿瘤病理学诊断最传统、最基本的技术是肉眼和大体观察，以及利用光学显微镜进行的形态学观察，满足最基本的形态学诊断的要求。随着分子生物学研究的进展和分子病理学相应技术的建立，一些新的先进的技术手段已经应用在病理学的研究和对疾病的病理诊断上。

近年来随着细胞生物学和分子生物学技术在肿瘤研究中的应用，肿瘤病理诊断也走出了单纯形态学诊断的范畴。目前的肿瘤病理诊断包含了肿瘤的形态学分类、侵袭范围、肿瘤预后指标和指导临床用药指标。

第一节 肿瘤的病理诊断基础

肿瘤的命名（nomenclature）和分类（classification）是肿瘤临床诊断和肿瘤病理诊断的重要内容，对于明确肿瘤病理类型，指导临床实践具有十分重要的意义。作为肿瘤学专业的医护人员必须很好地了解肿瘤病理诊断名称的含义，正确地使用它们。在与患者的交流中，需要适当地给患者解释这些诊断名称的含义，使他们对所患疾病有正确的认识。

一、肿瘤的命名原则

人体任何部位、任何器官、任何组织几乎都可发生肿瘤，因此肿瘤的种类繁多，命名十分复杂。一般根据其组织或细胞类型及生物学行为来命名。

（一）良性肿瘤的命名

良性肿瘤命名的一般原则是在组织或细胞类型的名称后面加一个“瘤”（-oma）字。例如：脂肪组织发生的良性肿瘤称为脂肪瘤（lipoma），来源于腺体和导管上皮的良性肿瘤称为腺瘤（adenoma），含有腺体和纤维两种成分的良性肿瘤则称为纤维腺瘤（fibroadenoma）。

（二）恶性肿瘤的命名

1. 癌

来源于上皮组织的恶性肿瘤统称为“癌”(carcinoma)。其命名方式是上皮名称后加一个“癌”字。例如：来源于鳞状上皮的恶性肿瘤称为鳞状细胞癌(squamous cell carcinoma)，简称为鳞癌；来源于腺上皮和导管上皮的恶性肿瘤称为“腺癌”（adenocarcinoma）；由腺癌和鳞癌两种成分构成的腺癌称为“腺鳞癌”（adenosquamous carcinoma）；有些癌形态或免疫表型可以确定为癌，但缺乏特定上皮分化特征的癌称为“未分化癌”（undifferentiated carcinoma）。

2. 肉瘤

由间叶组织发生的恶性肿瘤统称为“肉瘤”(sarcoma)，间叶组织包括纤维结缔组织、脂肪、肌肉、脉管、骨和软骨组织等。其命名方式是在间叶组织名称后加“肉瘤”二字。例如：纤维肉瘤（fibrosarcoma）、横纹肌肉瘤（rhabdomyosarcoma）、骨肉瘤（osteosarcoma）等。有些肉瘤的形态或免疫表型可以确定为肉瘤，但缺乏特定上皮分化特征的肉瘤称为“未分化肉瘤”（undifferentiated sarcoma）。

3. 癌肉瘤

同时具有癌和肉瘤两种成分的恶性肿瘤称为“癌肉瘤”（carcinosarcoma）。真正的癌肉瘤罕见，多数为“肉瘤样癌”（sarcoid carcinoma）。

应当强调，在病理学上，癌是指上皮组织的恶性肿瘤。平常所谓“癌症”（cancer）泛指所有恶性肿瘤，包括癌和肉瘤。

（三）肿瘤的特殊命名

除上述一般命名方法以外，有时还结合肿瘤的形态特点命名，如：形成乳头状及囊状结构的腺瘤，称为乳头状囊腺瘤；形成乳头状及囊状结构的腺癌，称为乳头状囊腺癌。

由于历史原因，有少数肿瘤的命名已经约定俗成，不完全依照上述原则。主要包括以下几个方面：①有些肿瘤的形态类似发育过程中的某种幼稚细胞或组织，称为“母细胞瘤”（-blastoma），其中大多数为恶性，如视网膜母细胞瘤（retinoblastoma）、髓母细胞瘤（medulloblastoma）和肾母细胞瘤（nephroblastoma）等，也有良性者，如骨母细胞瘤、软骨母细胞瘤和脂肪母细胞瘤等。②有些肿瘤因成分复杂或由于习惯沿袭，则在肿瘤的名称前加“恶性”二字，如恶性畸胎瘤（malignant teratoma）、恶性神经鞘瘤（malignant schwannoma）和恶性脑膜瘤（malignant meningioma）等。③有些恶性肿瘤冠以人名，如尤因肉瘤（Ewing sarcoma）和霍奇金淋巴瘤(Hodgkin lymphoma)。④白血病、精原细胞瘤等，虽称为“病”或“瘤”，实际上都是恶性肿瘤。⑤有些肿瘤以肿瘤细胞的形态命名，如透明细胞肉瘤。⑥瘤病(-omatosis)常用于多发性良性肿瘤，如神经纤维瘤病（neurofibromatosis），或用于在局部呈弥漫性生长的良性肿瘤，如纤维瘤病（fibromatosis）、脂肪瘤病（lipomatosis）和血管瘤病（angiomatosis）。

⑦畸胎瘤（teratoma）是性腺或胚胎剩件中的全能细胞发生的肿瘤，多发生于性腺，一般含有两个以上胚层的多种成分，结构混乱，分为良性畸胎瘤和恶性畸胎瘤两类。

二、肿瘤的分类

肿瘤的分类主要依据肿瘤的组织类型、细胞类型和生物学行为，包括各种肿瘤的临床病理特征及预后情况。常见肿瘤的简单分类以组织学来源分类，主要包括上皮组织、间叶组织、淋巴造血组织、神经组织、性腺或胚胎剩件中的全能细胞，以及其他肿瘤组织来源。这些组织分类中均包含有良性肿瘤和恶性肿瘤两大部分。

在各种恶性肿瘤性疾病的分类中，不同组织来源的恶性肿瘤疾病包括：①上皮组织来源的鳞状细胞癌、基底细胞癌、腺癌、乳头状癌、囊腺癌、恶性多形性腺瘤和移行上皮癌。②间叶组织来源的纤维肉瘤、恶性纤维组织细胞瘤、脂肪肉瘤、平滑肌肉瘤、横纹肌肉瘤、血管肉瘤、淋巴管肉瘤、骨肉瘤、软骨肉瘤、滑膜肉瘤、恶性间皮瘤。③淋巴造血组织来源的淋巴瘤和白血病。④神经组织来源的神经纤维肉瘤、恶性神经鞘瘤、恶性胶质细胞瘤、髓母细胞瘤、恶性脑膜瘤、神经母细胞瘤。⑤性腺或胚胎剩件中的全能细胞来源的恶性畸胎瘤。⑥其他肿瘤组织来源的黑色素瘤、恶性葡萄胎，绒毛膜上皮癌、精原细胞瘤、无性细胞瘤、胚胎性癌等。每一器官系统的肿瘤有更为详尽的分类，如中枢神经系统肿瘤分类、乳腺及女性生殖器官肿瘤分类、消化系统肿瘤分类等。

肿瘤分类在医学实践中有重要作用。不同类型的肿瘤具有不同的临床病理特点、治疗反应和预后。肿瘤的正确分类，是拟订治疗计划、判断患者预后的重要依据。

由于肿瘤分类十分重要，世界卫生组织（World Health Organization，WHO）对各系统肿瘤进行分类，并根据临床与基础研究的进展，不断予以修订，形成世界广泛使用的 WHO 肿瘤分类。医护人员应当熟悉其专业涉及的肿瘤的最新分类。

第二节　肿瘤的分级和分期

肿瘤的分级（grade）和分期（stage）一般都用于恶性肿瘤。恶性肿瘤的分级是病理学上，根据恶性肿瘤分化程度的高低、异型性的大小及核分裂象的多少来确定恶性程度的级别。

一、肿瘤的分级

目前多数采用三级分类法。

Ⅰ级：高分化（well differentiated），分化良好，恶性程度低；

Ⅱ级：中分化（moderately differentiated），分化程度居中，中度恶性；

Ⅲ级：低分化（poorly differentiated），分化差，恶性程度高。

肿瘤的分期是指恶性肿瘤的生长范围和播散程度。肿瘤的体积越大、生长范围越宽，播散程度越广，患者的预后越差。对肿瘤进行分期，需要考虑以下因素：原发肿瘤的大小，浸润深度，浸润范围，邻近器官受累情况，局部和远处淋巴结转移情况，远处转移等。

二、肿瘤的分期系统

肿瘤分期目前有多种方案。有些是通用的（适用于多种类型的肿瘤），而有一些专门用于某些肿瘤。目前常用的分期的种类包括以下 10 种。

（1）TNM 分期系统：由 UICC 及 AJCC 推荐。

（2）SEER 综合分期系统：由美国国家癌症研究所（NCI）流行病学和远期结果监测计划（SEER）制定。

（3）FIGO 分期系统：由国际妇产科学联盟制定，用于女性生殖部位癌症。

（4）Duke 分期系统：基于肠壁的浸润深度和淋巴结累及与否用于结直肠癌的分期系统。

（5）Clark 分期系统：基于不同皮肤层浸润深度用于皮肤黑色素瘤的病理学分期系统。

（6）Breslow 分期系统：也是一种在毫米水平上测定肿瘤厚度的用于皮肤黑色素瘤的病理学分期系统。

（7）Jewett/Marshall 分期系统：基于膀胱壁的浸润深度用于膀胱癌的病理学分期系统。

（8）American/Whitmore 分期系统：基于肿瘤程度与部位的用于前列腺癌的病理学分期系统。

（9）Ann Arbor 分期系统：基于淋巴结和内脏累及程度的用于淋巴瘤（霍奇金病与非霍奇金病）的分期系统。

（10）Smith/Skinner 和 Jackson 分期系统：Smith/Skinner 分期系统用于睾丸癌的分期，Jackson 分期系统用于阴茎癌的分期系统。

三、肿瘤的 TNM 分期系统

目前，国际上最为广泛采用的是 TNM 分期系统。TNM 分类及临床分期是 AJCC 与 UICC 联合制定实行的，是得到国际公认的临床分期方法，对判定癌症预后也具有重要的指导意义。国际 TNM 分期为全球医学界客观评定癌的临床情况提供了统一标准，为指导临床医师恰当地选择癌症治疗方案提供了参考依据，也为国际的学术交流提供了可能。目前临床上恶性肿瘤的 TNM 分期系统采用的是第 7 版分期系统，包括 56 种恶性实体肿瘤的分期，在此分期中对于较多的恶性肿瘤依据目前循证医学的证据进行了必要的分期修改和变化。

（一）TNM 分期系统原则

1. 分期依据

在肿瘤临床观察上，可以看到局限期的肿瘤患者的生存率明显高于出现扩散和转移的肿瘤患者的生存率，在治疗的患者中，对于处于不同阶段的肿瘤患者通常称为“早期病例”和“晚期病例”。并且，随着时间的进展这些疾病还会有所发展，这些内容就是将肿瘤病例进行分组的事实基础，也即所谓分期的根据。

由于肿瘤的分期、分组、进展和肿瘤诊疗的时限之间具有一定的关系，也就意味着事实上这些分组肿瘤病例在诊断的时候，其临床的分期不仅反映了肿瘤的增殖和扩散，还反映了肿瘤的类型和肿瘤与宿主之间的关系。

2. 分期意义

肿瘤的解剖分期受到传统因素的影响，而且也有必要运用这种分期的方法对患者的不同群组进行分析。UICC 认为，在记录每一个部位的疾病解剖范围的准确信息时形成的共识是非常重要的，因为恶性肿瘤的确切的临床描述与病理组织学分类之间具有相关的意义：①帮助临床医生制定适宜患者的治疗方案。②提供一些患者的临床预后指标。③协助评估治疗的效果。④方便各个治疗、诊疗中心之间的信息交换。⑤有助于人类恶性肿瘤的持续性研究。⑥对恶性肿瘤的控制项目提供支持。

目前，国际上公认的原则，即依据病变的解剖学的侵及范围进行癌症的分类，其目的是提供一种在相互间交流临床经验时不会产生歧义的方法。

肿瘤的分级和分期是制定治疗方案和评估预后的重要指标。临床医学与临床流行病学研究上还常常使用“5 年生存率”（5-year survival rate）、“10 年生存率”（10-year survival rate）等统计指标来衡量肿瘤的恶性行为和对治疗的反应，这些指标与肿瘤的分级和分期密切相关。一般来说，分级和分期越高，生存率越低。

3. 分期的手段和要求

目前，在国际上有很多分类方法，包括：①疾病的临床和病理学侵及的范围。②临床所报告的症状与体征所持续的时间。③患者的性别和年龄。④组织学类型和分级等。这些分类的内容均可以代表已知的能够影响或能够预测患者预后的各种因素。但是，究其各因素的使用和适用情况，依据临床和组织病理学所确定的疾病的解剖学侵及范围而进行的分类，是 AJCC 和 UICC 所倡导的主要的分类方法。

临床医师在临床诊疗工作中的主要任务是选择最为有效的治疗手段和对预后加以评估，除了常规性工作内容以外，做出决定和判断时需要对疾病的解剖学侵及范围进行客观性的评估与评价。在各种分类系统中，需要符合：①无论采用何种的治疗方法，需要具有适合于所有解剖部位的基本原则。②允许利用随后通过手术、组织病理学和其他分期检查手段所获得的相关信息对于临床的评估进行总结和加以适当的补充。TNM 分期系统可以较完全地满足上述的全部要求。

（二）TNM 分期系统的基本原则

1. 表述方式

TNM 分期系统是一个完整的表述疾病解剖学侵及范围的方法，它可以根据 3 方面的情况对肿瘤疾患进行评估。

（1）T 指原发肿瘤的情况，随着肿瘤体积的增加和邻近解剖学组织受累范围的增加，依次用 T_0、T_1、T_2、T_3 和 T_4 来表示；T_{is} 代表原位癌；T_x 代表原发肿瘤无法评估；T_0 代表无原发肿瘤证据。

（2）N 指区域淋巴结（regional lymph node）受累情况，即存在或不存在区域淋巴结转移及转移范围。淋巴结未受累时，用 N_0 表示。随着淋巴结受累程度和范围的增加，依次用 N_1、N_2 和 N_3 表示；N_x 代表无法确定区域淋巴结转移。

（3）M 指远处转移，即是否存在有远处的转移发生。没有远处转移者用 M_0 表示，有远处转移者用 M_1 表示。

在此需要说明的是，临床出现远处器官转移的病例少有再进行组织病理学或细胞学确诊的，临床上多采用根据体格检查的结果进行诊断的，对此，有人建议以 M_x 的分级是不够恰当的，而且此种分级的标注也可能导致无法进行分期。

尽管根据 TNM 分期获得的疾病的解剖学范围对于恶性肿瘤患者来说是一个非常有用的预后指标，但是，人们在大量的临床工作中也逐渐认识到预测结果的指标也受到其他许多因素的显著的影响。其中的一些因素已经被纳入分期、分组的因素之中，如软组织肉瘤的分级和甲状腺的年龄。这些分期在第 7 版的肿瘤分期、分类中仍旧保持不变，在修订的食管癌和前列腺癌的分期中，对于疾病的解剖学范围的界定的分期保持不变，同时已经提出了其他预后因素的新的预后分组。

2. 基本原则

对于 TNM 肿瘤分期系统而言，该系统采用一系列的简化的符号来说明某一个部位，某一种肿瘤的临床和病理的侵及范围，对于其基本原则适合于所有部位的肿瘤，原则如下。

（1）所有的病例均需要采用相对固定、严格的评估时间对研究结果进行评估。评估时间以首次接受手术治疗的时间或者 4 个月以上的，较长的时间为准。

（2）临床上采用的包括临床分类在内的 TNM 肿瘤分期系统的所有病例均需要经过显微镜下的结构验证加以证实，对于极个别缺乏组织学活检或细胞学证据的肿瘤也可以进行分期，但是，对于分期的结果需要另行分析，而且不应该将此部分患者列在生存期分析的范围之内。

（3）每一个部位的分类方法均可以采用临床分类和病理学分类方法，也包括疾病发生变化的其他分类方式（有关不同分类的细节描述见后续内容单独阐述）。各种分类方式适用于全部各个部位。

临床分类：以 cTNM 或者 TNM 表示；

病理分类：以 pTNM 表示；

复发分类：以 rTNM 表示；

尸检分类：以 aTNM 表示。

（4）分期组合。在分期的确定过程中，当确定了 cT、cN、cM 和（或）pT、pN、pM 的分期以后，还需要将其加以组合，构成最终的分期的结果。无论是 TNM 分期还是分期的组合，当分期的结果被确定以后，就需要将分期结果记录在相关的医疗病历的记录中。

对于某一个具体病例的 T、N、M 分期有所怀疑或不能较为确定地确认时，记录时一般规定记录其“较低的”的期别。对于只能获得部分病理学分期和部分采用临床分类分期的分期组合，就需要将病理学和临床的数据结合起来，如 pT_2、cN_1、cM_0，这样的原则同样适用于其他分期组合。

对于采用 TNM 系统进行分期、分类的，对于疾病的解剖学侵及范围进行了相当精确的描述和记录，一种肿瘤的 T 有 4 个分期，N 有 3 个分期，而 M 有 2 个分期。这样就有 24 种的 TNM 组合。为了便于汇总和分析，除了非常大型的一组病例之外，都必须要将这些组合的结果压缩为一定数量的 TNM 分期组合。

对于原位癌（CIS）相对于分期组合而言是一种例外，根据定义确定，CIS 尚未累及原发器官任何结构，其肿瘤细胞也就不会侵犯到区域淋巴结或者远处器官，因此，将 pT_{is}、cN_0、cM_0 的临床分期组合确定为 0 期也是恰当的。

（5）多发肿瘤。在某一个器官同时存在多个肿瘤的病例中，应当选择 T 分期最高的肿瘤进行分类和分期，并需要在后边加注括号表示多发的肿瘤或肿瘤的数量，如 T_2（m）或 T_2（5）。

对于成对器官两侧同时存在的原发性肿瘤，应该对每一侧的肿瘤进行单独的分期。对于在不同的器官内同时出现双原发肿瘤来说，应该对不同器官内的肿瘤进行分别的分类、分期。在甲状腺、肝脏和卵巢同时发现肿瘤的病例中，多发应作为 T 分类的标准。对于肺部肿瘤，多发性可能涉及 T 或者 M 的分期。

（6）TNM 子集。出于研究的目的，可以将 TNM 的分期和分期组合的定义加以延伸（扩展为现有分类的子集），同时保持其原有的原始定义不变。例如，任何已经公布的 T、N 和 M 分类可以被细分为多个亚组进行检验，如果有效，可以提交给 AJCC 或者 UICC 的分期委员会，以便对其进行评估，以决定是否将其引入到分类系统中去。

（7）原发灶不详。在原发灶不详的患者中，只能根据临床上所怀疑的原发灶部位进行分期，如 $T_0N_1M_0$。

3. TNM 分类

（1）临床分类：临床分类是依据初次治疗前所获得的依据而进行的分类。临床评价也应该按照首次治疗前所获得的诊疗资料来进行，其内容包括并不仅仅限于以下各项：体格检查、影像学检查、内窥镜检查、组织学活检和手术探查结果。临床分期应该在患者进行任何的抗肿瘤治疗之前就给予确定，并且，不应该根据随后获得的临床资料而发生改变，临床上，一旦决定停止实施对患者的治疗措施，临床的分期工作也随之停止。应该说，临床分期对于患者进行治疗选择和评价初次治疗方案具有重要的意义。

（2）病理分类：病理学的分类、分期是基于治疗之前所获得的证据，再经过手术获得其他证据，特别是来自手术病理学诊断所获得的资料、证据加以修正和补充而得出的。病理学分期为评估预后和统计最终的疗效提供了更加准确的依据。

病理学分期、分类是肿瘤分期、分类中最为复杂的部分，由于具有了病理形态、结构学的资料支持，也是最为确切的分期资料，在这其中尚需要注意以下几点。

①对于原发肿瘤（pT）的病理诊断，必须切除足够的用以确定最高 pT 分期的原发肿瘤，对于一些切割成数块的肿瘤组织，则需要尽可能对其组织块进行合理的重建，以便最大限度地恢复到其术前的原始的大小。

②对于区域淋巴结（PN）的转移情况所进行的全面、准确的病理学分期，必须清扫足够数量的淋巴结，才可以得到最高 pN 分期级别的诊断。

对于某些疾病的特殊部位的淋巴结分期，如乳腺癌，进行前哨淋巴结的评估可能更加恰当。前哨淋巴结是指最先接收到原发肿瘤淋巴瘤回流的淋巴结，如果其中可以见到转移瘤，则提示其他淋巴结也有发生淋巴结转移的可能性，如果在其中未发现有转移，则其他淋巴结很可能尚无转移发生。由此说，前哨淋巴结可以不是只有一个。

评估前哨淋巴结的时候，采用以下命名模式。

pN_x（sn）：前哨淋巴结转移无法评估；

pN_0（sn）：无前哨淋巴结转移；

pN_1（sn）：有前哨淋巴结转移。

③对于淋巴结的病理检查诊断为阴性，但是所检验的淋巴结数量少于建议的淋巴结清扫的数量，应该对其 N 分期确定为 PN_0。

④孤立性肿瘤细胞（ITC）。ITC 是指单个的肿瘤细胞或其最大直径小于 0.2 mm 的微小细胞簇，这种细胞通过免疫组化或分子生物学手段能够检测到。目前在诊断上又增加了一条附加的标准，即把单独的组织切片少于 200 个细胞的细胞群包括在内。ITC 通常上并不能提供转移活性（如增殖或基质反应）或穿透血管壁或淋巴窦墙的证据。淋巴结或远处部位检测到的 ITC 的病例，应该将其分期分别确定为 N_0 或者 M_0。这一原则同样适用于通过非形态学技术，如流式细胞仪技术，DNA 分析技术等发现存在于肿瘤细胞或其成分的病例。对于这些病例需要进行单独的分析，其分级记录模式如下。

pN_0：组织学检查显示不存在区域淋巴结转移，未检查孤立性肿瘤细胞。

pN_0（i^-）：组织学检查显示不存在区域淋巴结转移，孤立性肿瘤细胞形态学检查结果为阴性。

pN_0（i^+）：组织学检查显示不存在区域淋巴结转移，孤立性肿瘤细胞形态学检查结果为阳性。

pN_0（mol^-）：组织学检查显示不存在区域淋巴结转移，孤立性肿瘤细胞非形态学检查结果为阴性。

pN_0（mol^+）：组织学检查显示不存在区域淋巴结转移，孤立性肿瘤细胞非形态学检查结果为阳性。

对于前哨淋巴结上存在或者检查过孤立性肿瘤细胞的病例，可以做如下分期记录。

pN_0（i^-）（sn）：组织学检查显示不存在前哨淋巴结转移，孤立性肿瘤细胞形态学检查结果为阴性。

pN_0（i^+）（sn）：组织学检查显示不存在前哨淋巴结转移，孤立性肿瘤细胞形态学检查结果为阳性。

pN_0（mol^-）（sn）：组织学检查显示不存在前哨淋巴结转移，孤立性肿瘤细胞非形态学检查结果为阴性。

pN_0（mol^+）（sn）：组织学检查显示不存在前哨淋巴结转移，孤立性肿瘤细胞非形态学检查结果为阳性。

⑤对于原发肿瘤和（或）淋巴结符合病理分期的标准时，远处转移的病理诊断既可以采用临床诊断，也可以采用病理诊断，如 $PT_2cN_1cM_0$，或者 $cT1pN_1cM_0$，或者 $pT_2cN_1pM_1$，或者 $cT_2pN_1pM_1$。

⑥对于缺乏病理学评估的淋巴结，切除活检不足以充分地评估 pN 分期的，其仅能作为临床分期使用，远处转移的病理评估需要在显微镜下检查以最后确定。

⑦肿瘤的种植（卫星病灶）。肉眼或镜下位于原发肿瘤的淋巴引流区的癌巢或癌结节，组织学检查显示结节内没有残留的淋巴结的证据，可能代表具有了跳跃转移、静脉侵犯（V1/2）或完全被取代的淋巴结。如果在病理学上认为一个结节是完全被取代了的淋巴结（通常会有一个平滑的边界），那么它应该被记作阳性淋巴结，同时，每一个这样的结节在最后的 pN 分期中都应该单独作为一个淋巴结计算。

⑧对于 pN 的几个特殊说明：原发肿瘤直接侵犯淋巴结时被归为淋巴结转移；对于特定肿瘤而言，除了特定的区域淋巴结以外，其他淋巴结转移均可以归为远处转移；当以大小作为 pN 的分期标准时，应该测量转移淋巴结而不是整个淋巴结；对于微转移病例，如转移小于 2 mm 时，需要在诊断后加注标记“mi”，即 pN_1（mi）；对于手术切除的淋巴结需要记录淋巴结总数和阳性淋巴结总数，例如，阳性淋巴结总数 / 手术切除的淋巴结总数。

（3）复发分类：复发分类是指按计划对经过无病生存期后复发的癌症进行进一步治疗，包括化疗、放射治疗等阶段进行的分类。复治时所能获得的全部信息都应该应用于肿瘤的复发分期（rTNM）。如果临床上是可行的，通过活组织检查的方法获得组织学病理并证实肿瘤的复发是十分有用的；而对于原发部位已经经过病理证实的，那么对于支持远处转移的，采用影像学检查技术或相关方法获得的临床证据也是切实可行的。

（4）尸检分类：尸检分类是指在患者死亡并对其进行尸体检验后，对肿瘤进行的分类，此类患者往往在生前未证实患有恶性肿瘤，这部分分类方法称为 aTNM，同时，它也涵盖了患者去世后所获得的全部的病理学信息。

（三）组织病理学类型

组织病理学诊断是一种定性诊断，它是根据正常组织或是与其最为相似的细胞类型对肿瘤进行划分的分类方法。在通常的情况下，WHO 的国际组织学分类法肿瘤学部分（International Histological Classification of Tumour）已经按照具体的解剖部位出版了多个版本的介绍，医疗工作者可以利用相关的书籍查询相关的病理组织学分类。在病理组织学分类的最后，都列出了一个获得公认的 ICD-0-3 的组织病理学编码列表，包括有数字编码和希腊字母的名称，如果某种特殊的组织学类型没有被列出，则意味着该种疾病尚无法通过该章节中的 AJCC 分类法进行分期。

（四）组织学分级

1. 分级的概念

组织学分级（G）是对肿瘤组织分化程度的一种定性评估，以肿瘤与其所侵犯部位的正常组织之间的相似度来加以表示。分级以数字表示，从分化程度最好的（1 级）直到分化程度最差的（4 级）。例如，在鳞状细胞癌中，中度分化就属于 2 级。当采用其他预测性的、以组织为基础的参数进行预测时，特别是在预测细胞核的分化程度和有丝分裂相的数量时，也会使用术语的分级。具体包括以下几种。

G_x：无法评估分化程度；

G_1：高分化；

G_2：中分化；

G_3：低分化；

G_4：未分化。

2. 分级原则

其他的分期系统确立了更加精确的分期原则，他们是将细胞核分化程度的特点和有丝分裂的活性运用到对组织学分化程度的评估之中。如果有证据显示肿瘤表现为多个分期或分化程度，则以分化程度最差的一级作为其组织学的病理分级，只会从 G_2 级到 G_4 级之间进行选择。例如，对于结直肠癌患者中，如果其组织中腺癌表现为以高分化为主，其中夹杂有中分化的组织成分，则其分级编码被确定为 2 级，即 G_2 级。通常情况下，不对肿瘤的生长边缘进行分级的评估，因为此部分的分级可能会出现分级较高的现象，相反，对于乳腺癌患者，肿瘤的边缘则是较好地反映出预后的主要区域。

3. 特殊的分级说明

对于某些解剖部位来说，会将组织学 3 级和 4 级合并为一个级别。例如，低分化至未分化（G_3 ~ G_4）。这种分级合并适用的肿瘤疾病包括子宫体癌、卵巢癌、前列腺癌、膀胱癌、肾癌、肾盂癌、输尿管癌、输尿管癌、尿道癌及乳腺癌。对于结膜和葡萄膜的恶性黑色素瘤，则只采用了三个级别。骨和软组织肉瘤的分类可以使用“高分化”和“低分化”的分级管理。

这种分级的方法不适用于甲状腺癌、眼睑癌和视网膜母细胞瘤，同时也不适用于恶性睾丸癌和皮肤恶性黑色素瘤。

G_4 用于表示那些与其生长所在的原发部位的正常组织之间没有表现出任何相似性的未经分化的肿瘤，在某些部位，WHO 组织学分类法中包括了未分化肿瘤。例如，在胃癌或者胆囊癌中，这些疾病病例中，肿瘤的分化程度可以是未分化的 G_4 级。

一些肿瘤组织学类型被定义为 G_4 是为了进行分期，而非出于对肿瘤进行疾病登记为目的，将其确定为 ICD–0–3 编码中的未分化一级，这些组织学类型包括任何部位的小细胞癌、肺的大细胞癌、骨和软组织的尤因肉瘤和软组织的横纹肌肉瘤。

按照惯例及上述的结果来看，实体瘤的组织学分级会受到分化程度的限制，其他的一些系统已经采用了更加复杂的分级方法，利用其他资料对于三个级别的患者的不同治疗疗效进行评估，这些工作是通过确定了相对有效和有效标准的组织学评估方法来进行的。在不断地分级研究、逐渐丰富的各版本中，针对前列腺癌、乳腺癌的分期系统均采用了最新的分期方法，尽管两者显著不同，但是，此种分级都非常有效。一个系统采用了分化、细胞构成和侵袭力的模式（前列腺癌）；而另一个系统采用了细胞核分化程度（细胞核的形状和大小）和有丝分裂像的实际数量来反映肿瘤的增殖速度。这些系统已经因此显著改善了这两种器官内癌症的自然病程。

（五）标志符

为了对特殊类型的 TNM 或者 pTNM 分期进行标记，使用了各种不同的补充标识符，这其中包括后缀的“m”和前缀的“y”“r”“a”，尽管不会对分期的结果产生影响，但是他们提示这些病例需要做另外的分析。

1. 后缀“m”

后缀的“m”表示在同一个部位存在多个原发肿瘤，并会在括号内加以体现，如 pT（m）NM。

2. 前缀“y”

前缀的“y”表示那些在接受初次综合治疗的过程中或之后完成分期的病例。其 cTNM 分期和 pTNM 分期均会以一个前缀的“y”加以标志。例如，ycTNM 或者 ypTNM 是根据检查时肿瘤实际的侵及范围而进行分类的，“y”分类方法并非是在实施综合治疗前用于对肿瘤的侵及范围进行评估的方法。

3. 前缀“r”

前缀的“r”表示经过无病生存期后复发的肿瘤所进行的分类，以一个前缀的“r”加以标志，如 rTNM。

4. 前缀

前缀的“a”表示尸检时所得出的分期的结果，如 aTNM。

第三节　肿瘤的转移

恶性肿瘤细胞从原发部位侵入淋巴管、血管或体腔，迁徙到其他部位，继续生长，形成同样类型的肿瘤，这个过程称为转移（metastasis）。通过转移形成的肿瘤称为转移性肿瘤（metastatic tumor，metastasis）或继发性肿瘤（secondary tumor）；原发部位的肿瘤称为原发肿瘤（primary tumor）。

转移是恶性肿瘤的确凿证据，但并非所有的恶性肿瘤都会发生转移。例如，皮肤的基底细胞癌，多在局部造成破坏，但很少发生转移。

恶性肿瘤的转移途径有以下三种。

一、淋巴道转移

上皮组织来源的恶性肿瘤多经淋巴道转移（lymphatic metastasis）。肿瘤细胞侵入淋巴管，随着淋巴流到达局部淋巴结（区域淋巴结），聚集于边缘窦，继续增殖发展为淋巴结内转移瘤。例如，乳腺癌常先转移到同侧腋窝淋巴结，肺癌首先转移到肺门淋巴结。转移瘤自淋巴结边缘开始生长，逐渐累及整个淋巴结，受累的淋巴结逐渐增大、变硬，切面呈灰白色。有时肿瘤组织侵入被膜而使多个淋巴结相互融合成团块。局部淋巴结转移后，可继续转移至下一站的其他淋巴结，最后经胸导管进入血流，发生血道转移。有的肿瘤可以发生逆行性转移或越过引流淋巴结发生“跳跃式转移”。在临床上最常见的癌转移淋巴结是左锁骨上淋巴结，其原发部位多见于肺和胃肠道。

二、血道转移

恶性瘤细胞侵入血管后，可随血流到达远处的器官，继续生长，形成转移瘤。由于静脉壁薄，同时管内压力较低，因此瘤细胞多经静脉入血，少数亦可经淋巴管—胸导管—静脉通路间接入血。血道转移（hematogeneous metastasis）的途径与栓子运行途径相同，即进入体循环静脉的瘤细胞经右心到肺，在肺内形成转移瘤，如绒癌的肺转移和骨肉瘤的肺转移。侵入门静脉系统的肿瘤细胞，首先发生肝转移，如胃、肠癌的肝转移等。进入肺静脉的瘤细胞或肺转移瘤通过肺毛细血管而进入肺静脉，可经左心随主动脉血流到达全身各器官，常见转移到脑、骨、肾及肾上腺等处。侵入椎静脉丛有吻合支的静脉内的瘤细胞，可引起脊椎及脑内转移，如前列腺癌的脊椎转移。

恶性肿瘤可以通过血道转移累及许多器官，但最常受累的脏器是肺，其次是肝和骨。故临床上恶性肿瘤患者必须作肺、肝和骨的影像学检查，判断其有无血道转移的发生，以确定临床分期和治疗方案。形态学上转移瘤的特点是边界清楚，常为多个，散在分布，多接近于器官的表面。位于器官表面的转移性肿瘤，由于瘤结节中央出血、坏死而下陷，可形成所谓的“癌脐”。

进入血管内的恶性肿瘤细胞，并非都能够迁徙至其他器官形成转移灶。单个肿瘤细胞大多数为自然杀伤细胞（NK cell）消灭。但与血小板凝集成团的肿瘤细胞，形成不易消灭的肿瘤细胞栓，可与血管内皮细胞黏附，穿过血管内皮和基底膜，形成新的转移灶。

三、种植性转移

发生于胸腹腔等体腔内器官的恶性肿瘤，侵及器官表面时，瘤细胞可以脱落，像播种一样种植在体腔其他器官的表面，形成多个转移性肿瘤。这种播散方式称为种植性转移（implantation metastasis）。

种植性转移常见于腹腔器官的恶性肿瘤。例如，胃肠道黏液癌侵及浆膜后，可在大网膜、腹膜、盆腔器官（如卵巢）等表面形成广泛的种植性转移。最为经典的“卵巢 Krukenberg 瘤”就是胃黏液癌经腹腔种植到卵巢表面浆膜再侵入卵巢所形成的肿瘤。而肺癌常在胸腔内形成广泛的种植性转移。

浆膜腔的种植性转移常伴有浆膜腔积液，可能为血性、浆液性积液。产生的原因是浆膜下淋巴管或毛细血管被肿瘤栓子堵塞，毛细血管通透性增加，血液漏出，或肿瘤细胞破坏血管引起出血。体腔积液中可含有不等量的肿瘤细胞，可提供细胞学检查，以发现恶性肿瘤细胞，是诊断恶性肿瘤的重要方法和途径之一。

转移是恶性肿瘤的生物学特点，与一些基因改变有关。上皮钙黏素（E–cadherin）和组织金属蛋白酶抑制物（tissue inhibitors of metalloproteinase，TIMP）基因，其产物有抑制肿瘤转移的作用，可视为转移抑制基因。黏附分子 CD44 过度表达可能与某些肿瘤的血道转移有关。转移抑制基因 *nm*23 表达水平降低与某些肿瘤的侵袭和转移能力有关。*Bmi*–1 基因是多梳基因（polycomb group genes，PcG）家族的核心成员之一。*Bmi*–1 基因在多种恶性肿瘤（如白血病、结肠癌、乳腺癌、肺癌、前列腺癌及黑色素瘤等）中高表达，并且与这些肿瘤的侵袭、转移、预后等一系列病理过程有关。

第四节　肿瘤分子生物学概述

一、肿瘤分子生物学

众所周知，所有的生命活动均是以细胞为结构和功能基础的。生命的基本特征之一是细胞增殖，即细胞数量的倍增。而肿瘤细胞的典型特征就是肿瘤组织逃逸了正常细胞增殖时机体对组织、细胞的调控体系而出现肿瘤组织、细胞自主的，无限制地生长。

肿瘤分子生物学研究始于20世纪70年代，开始于对病毒癌基因及细胞癌基因的发现。细胞癌基因的发现对于肿瘤学基础与临床诊疗具有积极的、重要的意义：首先，提示了基因是细胞癌变的内在的物质基础；其次，它的正常功能与细胞生命活动息息相关。迄今为止，发现并被确定的癌基因和抑癌基因的数目数以千计，癌基因中有各种生长因子、生长因子受体、蛋白激酶、G蛋白和转录因子等，而抑癌基因多与细胞周期调控或基因转录调控有关。所以，细胞癌基因和抑癌基因，都是维持细胞正常生命活动最重要的一些基因，控制细胞正常增殖、发育和分化过程。当它们的基因结构发生改变和（或）异常表达（抑癌基因不表达）时，正常增殖调控紊乱，细胞无限生长，使得细胞恶性转化而发生癌变。

癌基因和抑癌基因的发现验证了多基因、多步骤、多阶段的肿瘤发生理论和学说。因为发现细胞癌基因，Bishop和Vannus荣获诺贝尔生理学或医学奖。进入20世纪90年代，肿瘤细胞分子生物学的研究和细胞信号传导的研究进一步相互渗透、相互整合、相互促进，使得人们对肿瘤的认识日趋丰富和完善，也成为目前以及未来肿瘤治疗的主要研究热点、研究方向和诊疗依据。

二、肿瘤相关基因及其表达异常与肿瘤的形成

与肿瘤发生有关的原癌基因、癌基因和肿瘤抑制基因对细胞生长、分化起正向或反向调节作用，在保持机体的正常功能方面起着重要作用。几十年来的大量研究表明，肿瘤发生具有复杂的分子基础，包括原癌基因激活、肿瘤抑制基因的灭活或丢失、凋亡调节基因和DNA修复基因功能紊乱，以及近年来认识到的微小RNA（micro RNA，miRNA）调节紊乱等。遗传因素和环境因素通过影响这些基因的结构和功能导致肿瘤。

（一）癌基因

癌基因（oncogene）是指一段具有将正常细胞转化为肿瘤细胞的核酸片段。首先在逆转录病毒（RNA病毒）中发现，一些逆转录病毒能引起动物肿瘤或在体外实验中能使细胞发生恶性转化，在研究这些病毒与肿瘤的关系过程中发现，逆转录病毒基因组中含有某些RNA序列，为病毒致瘤或导致细胞恶性转化所必需，称为病毒癌基因（viral oncogene）。后来，在正常细胞DNA中亦发现了与病毒癌基因几乎完全相同的DNA序列，称为原癌基因（proto-oncogene），如*c-ras*、*c-myc*等。这些基因正常时并不导致肿瘤，它们编码的产物是对促进细胞生长增殖十分重要的蛋白质。一旦原癌基因被激活，其结构发生改变而成为癌基因。

（二）肿瘤抑制基因

肿瘤抑制基因（tumor suppressor gene）亦称抑癌基因，是指在细胞繁殖中起负调节作用

的基因，抑癌基因的丢失或灭活可促进细胞的肿瘤性转化。目前研究最多的是 *p*53 基因和 *Rb* 基因，它们的产物都是调控核转录和细胞周期的核蛋白。

恶性肿瘤的发生是一个长期的、多因素造成的分阶段过程，单个基因的改变不能引起细胞完全恶性转化，需要多个癌基因的作用，而且在癌变的不同阶段，可能有不同的癌基因起作用，癌基因的激活与抑癌基因的缺失或失活有关。

（三）凋亡调节基因

肿瘤的生长取决于细胞增殖与细胞死亡的比例。除了原癌基因和肿瘤抑制基因的作用，凋亡调节基因（apoptosis regulate gene）在某些肿瘤的发生上也起重要的作用。细胞凋亡受复杂的分子机制调控，通过促凋亡分子（如死亡受体家族成员、caspase 家族蛋白酶、Bcl-2 家族中的促凋亡分子Bax等）和抗凋亡分子（如凋亡抑制蛋白IAP家族成员、survivin、XIAP、c-IAP等）之间复杂的相互作用实现。在肿瘤中由于凋亡基因失活，而抗凋亡基因功能增强，使肿瘤迅速生长。

（四）DNA 修复基因

正常细胞内存在 DNA 修复调节基因，当 DNA 轻微损伤时，细胞内的 DNA 修复调节基因对其进行及时的修复。当 DNA 损伤严重，不能修复时，将发生凋亡。因此，DNA 修复基因对维持机体遗传基因组的稳定非常重要。在一些有遗传性 DNA 修复调节基因突变或缺失的人中，肿瘤的发病率极高，也证明了这一点。

（五）端粒、端粒酶和肿瘤

端粒（telomere）是真核生物染色体末端能够维持染色体稳定的脱氧核糖核酸 - 蛋白质复合体。由简单重复的富 G 序列及其相关蛋白组成，不同物种的端粒序列也各有差异，人的端粒序列一般为 GGATTT。端粒具有重要的生物学功能，包括：稳定染色体，避免染色体降解、重组和末端融合；保护核内染色体结构基因；参与基因的表达调控；作为分子钟控制着人类细胞的复制与衰老。人的端粒长度为 5 ~ 15 kb，随着每次细胞分裂端粒缩短 55 ~ 200 bp，细胞复制一定次数后，端粒缩短使得染色体相互融合，导致细胞死亡。因此，端粒可以被称为细胞的生命计时器。

端粒酶（telomerase）是一种核糖核蛋白复合体，能以自身 RNA 为模板通过逆转录在端粒末端加入 TTAGGG 的重复序列，正是端粒酶的存在维持了大多数组织的端粒长度，从而抵消了因细胞分裂而导致的端粒 DNA 的消耗。大多数体细胞没有端粒酶活性，体外培养细胞只能分裂 50 次左右。许多恶性肿瘤（80% 以上）细胞都含有端粒酶活性，使得端粒不再缩短，这一特点与肿瘤的永生化（immortalization）有关。

（六）微小 RNA

近年来，研究发现真核细胞内存在一类小 RNA 分子，它们由相应的基因编码，转录后通过一系列加工过程，形成成熟的 miRNA 分子。这些由 20 多个核苷酸组成的 miRNA 的功能并不是编码蛋白质，而是调节编码蛋白质的 mRNA 分子，抑制其翻译，或导致其降解。这种通过 miRNA 介导的转录后基因沉默（post transcriptional silencing），在一些肿瘤中发生紊乱。miRNA 在物种进化中相当保守，在植物、动物和真菌中发现的 miRNA 只在特定的组织和发育阶段表达，miRNA 组织的特异性和时序性决定了组织和细胞的功能特异性，表明 miRNA 在细胞生长和发育过程的调节过程中起多种作用。抑制癌基因的 miRNA 表达降低，可导致癌基因的过表达；而抑制肿瘤抑制基因的 miRNA 表达过度，可导致肿瘤抑制基因表达降低。一些特异的 miRNA 基因突变会引发癌症，但现在只有为数不多的 miRNA 功能被初步阐明，绝大部分 miRNA 的功能（特别是在哺乳动物中）还不清楚，尚待深入研究。miRNA 在基因和蛋白质表达调控方面的功能，是生物医学研究的一项重要进展，对于深入揭示肿瘤发生的分子机制具有重要意义。

三、癌变机制及细胞周期调控

（一）原癌基因激活的机制

癌基因激活的机制，包括点突变、染色体易位、重排及基因扩增。

1. 点突变

点突变（pointmutation）是指基因的某一位点的个别碱基发生变异，主要是指碱基替换，也可以是个别碱基的插入或缺失，尤其是密码子第一、第二位碱基的突变，往往会导致氨基酸的替换。蛋白质分子中关键氨基酸的替换会导致构象和功能改变。

当原癌基因发生点突变，使其表达产物构象与功能发生改变时，对细胞增殖的刺激增强；也可以使蛋白质本身的稳定性增加，导致该蛋白质在细胞内的浓度增加，对细胞增殖刺激的时间和强度也增加。*ras* 基因家族 *H-ras*、*K-ras*、*N-ras* 的激活均以点突变为主。*ras* 基因 12 号密码子 GGC 发生单个碱基置换，成为 GTC，导致 *ras* 蛋白的 12 号氨基酸（甘氨酸）变为缬氨酸。突变的 *ras* 蛋白不能将 GTP 水解为 GDP，因此一直处于活性状态。这种突变的 *ras* 蛋白称为 *ras* 肿瘤蛋白，不受上游信号控制，持续促进细胞增殖。

2. 染色体易位和重排

染色体易位（chromosomal translocation）是指两条非同源染色体同时发生断裂，所形成的断裂片段移至另一条染色体断端，并连接形成新染色体。染色体易位有多种类型：①相互易位。②单向易位（转座）。③同一染色体内易位（转座）。④整臂易位，即非同源染色体之间整个臂的转移或交换。⑤ Robertson 式易位，即近端部着丝点染色体在着丝粒处断裂的整臂易位。

染色体重排（chromosomal rearrangement）是指基因从所在的染色体的正常位置上易位至染色体的另一个位置上，这种位置改变使基因处于激活状态，产生异常基因产物或移动到另一条染色体上，这一过程称为染色体重排。

在许多肿瘤中均可见到染色体异常，通过基因分步定位（gene walking）研究已证明，在这些异常的染色体中某些部位发生了基因易位和重排。基因易位可使原来无活性的原癌基因转移到某些强启动子或增强子附近而被激活，从而使原癌基因产物量显著增加，而导致肿瘤发生。

3. 基因扩增

基因扩增（gene amplification）是指特定基因过度表达，其拷贝数增加，导致特定的基因产物过量表达。例如，神经母细胞瘤中发生的 *N-myc* 的扩增，乳腺癌中 *HER*2 基因的扩增等。

（二）抑癌基因失活的机制

肿瘤抑制基因是在细胞生长与增殖的调控中起重要作用的基因，抑制细胞过度生长、增殖从而遏制肿瘤的形成，如 p53 和 *Rb* 基因。这些基因的产物限制细胞生长。肿瘤抑制基因的两个等位基因都发生突变或丢失的时候，其功能丧失，可导致细胞的肿瘤性转化。近年来的研究表明，一些肿瘤基因的功能障碍不是因为基因结构的改变，而是由于基因的启动子过甲基化（hypermethylation）而导致了其表达障碍。

（三）细胞周期蛋白及细胞周期调控机制

细胞周期是指连续分裂的细胞从上一次有丝分裂结束到下一次有丝分裂完成所经历的整个过程。包含 G_1 期、S 期、G_2 期和 M 期四个阶段。

细胞周期是细胞生命活动的基本过程，最主要的事件是遗传信息的载体 DNA 复制成两份拷贝，并通过有丝分裂的方式将两份拷贝分配到两个子代细胞中。细胞增殖是一个严格控制和有特定顺序的过程。在细胞周期中，由细胞周期蛋白（cyclin）、细胞周期蛋白依赖性激酶（cyclin dependent kinase，CDK）和细胞周期蛋白依赖性激酶抑制剂（cyclin dependent kinase inhibitor，CKJ）组成的“驱动器”对把蛋白的磷酸化修饰及蛋白磷酸酯酶对它的去磷酸化，推动着细胞周期中各期的进展和各期之间的转变。

细胞周期的顺利进行同时还受 CKI 的调控，CKI 对细胞周期的进行起负性调节作用。它们通过蛋白表达量的变化或基因突变调节细胞的增殖程度，并在细胞由增殖向非增殖状态转变中起决定性作用。根据结构和功能的不同，CKI 分为两类：一类为 CKI4，包括 p15、p16、p18 和 p19，它们特异性抑制 CDK4 与 cyclin D1 形成的复合物及 CDK6 与 cyclinD1 形成的复合物；另一类为激酶抑制蛋白，包括 p27、p21 和 p57，它们对 cyclin 和 CDK 复合物有广泛的抑制作用。

（四）肿瘤相关基因在细胞周期调控中的作用

1. p53 肿瘤抑制基因在细胞周期调控中的作用

p53 基因是细胞分子信号级联指导发生致死性 DNA 损伤的细胞进行自我毁灭的关键。如果 p53 基因失活，细胞生长的检测和平衡都会无法进行，并且体细胞开始积累突变以至于最终导致癌症的发生。p53 在很多细胞凋亡信号通路中都扮演着十分重要的作用，包括膜凋亡信号，线粒体凋亡通路，以及在细胞核内影响着很多与凋亡相关的因子的转录与表达。

2. 肿瘤抑制基因在细胞周期调控中的作用

基因（retinoblastoma gene）又称视网膜母细胞瘤基因，是第一个被克隆的抑癌基因，定位于染色体 13ql4，其编码的蛋白在细胞周期调控中同样发挥着重要的作用。在 G_1 和 S 期的交界处，*Rb* 在 cyclin D1/CDK4 的作用下被磷酸化，磷酸化状态 *Rb* 与细胞内蛋白（如 E2F）形成复合物的能力丧失，释放出大量的转录因子（如 E2F），启动 DNA 的合成，使细胞进入增殖阶段。而非磷酸化的 *Rb* 可与 E2F 蛋白结合，并抑制其活化基因的表达，起到抑制细胞分裂增殖的作用。*Rb* 基因突变或缺失导致表达异常，细胞周期调节失控引发肿瘤。

第五节 肿瘤病理学诊断技术概述

一、细胞学诊断

细胞学诊断（diagnostic cytology）是取肿瘤组织中的细胞进行涂片，经染色（巴氏或 HE 染色）后观察细胞形态的一种诊断方法。

根据取材方法的不同，可分为脱落细胞学及穿刺细胞学。

（一）脱落细胞学

通过采集病变处的细胞，涂片染色后进行观察、诊断。细胞的来源可以是运用各种采集器在口腔、食管、鼻咽部、女性生殖道等病变部位直接采集的脱落细胞，也可以是自然分泌物（如痰、乳腺溢液、前列腺液），体液（胸腹腔积液、腹水、心包积液、脑积液）及排泄物中的细胞。它对于女性生殖系统肿瘤和呼吸系统肿瘤是较为普遍的检查方法。该方法设备简单，操作简便，患者痛苦少，易于接受，但最后确定是否为恶性肿瘤尚需进一步经活检证实。

（二）穿刺细胞学

用直径≤ 1 mm 的细针刺入肿瘤实体内吸取细胞涂片的方法。对体表可扪及的肿瘤可直接穿刺，包括淋巴结、甲状腺、涎腺、乳腺、前列腺及肢体的肿块穿刺。深部脏器的肿瘤，可在影像学协助下穿刺，如在B超、X线透视、CT引导下对纵隔、肺、乳腺、肝、腹腔内，甚至脑部肿瘤进行穿刺。

取材后，应将刮取物或穿刺物立即均匀涂于载玻片上，然后立即放入95%乙醇中固定15 min以上。也可以将穿刺物直接注入固定液中，再用膜式制片技术或细胞离心技术制片。

无论是脱落细胞学还是穿刺细胞学的标本，若有较多的细胞成分或有小的组织碎块时，也可做成细胞块（与组织学标本的制作相同），然后做石蜡切片、HE或免疫组化染色观察。

近年来，液基细胞学（Liquid–based Cytology）制片技术（如TCT、CCT）及计算机辅助细胞检测系统（如AutoPap）的应用，为提高制片质量、开展大规模细胞学筛查（如子宫颈细胞学筛查）与质量控制提供了技术保证，是20世纪末细胞学技术的新进展。

二、组织病理诊断（histopathology diagnosis）

（一）石蜡切片（paraffin–embedded tissue section）

将病变的组织取材后，以福尔马林（formalin，甲醛）溶液固定和石蜡包埋制成切片，经不同的方法染色后用光学显微镜观察。通过分析、综合病变特点，做出疾病的病理诊断。组织切片最常用的染色方法是苏木素–伊红（hematoxylin and eosin，HE）染色。

标本的种类有以下几种。

1. 活检标本

活检标本（biopsy specimen）包括切取、切除病灶取得的活检小标本。

（1）切取活检（incisional biopsy）：切取活检是取活体病变组织中的一部分做切片检查，以明确病变的性质，以及对肿瘤进行分类、分级，指导治疗方案的选择。

（2）切除活检（excisional biopsy）：切除活检是将肿块连同部分周围正常组织送检。如肿瘤为良性，则可达到治疗的目的。

决定做切除活检还是切取活检的主要因素是病灶的大小。如病灶体积较小，最好一次将病灶完整切除；如怀疑为恶性淋巴瘤，也最好将一个淋巴完整切除送检，以有利于诊断。

活检取材应注意：①所取组织能反映病灶的性质。避免取坏死、出血部位，避免挤压组织引起人为破坏。开腹、开胸手术若肿瘤未能切除，仅取活检时，应在确定已取到肿瘤组织（必要时做冷冻切片加以证实）后才关闭腹腔、关闭胸腔。②取材时尽量减少创伤、出血。有的部位不宜活检，如鼻咽纤维血管瘤的血管丰富而无弹性，活检易引起大出血；皮肤恶性黑色素瘤易因活检而促进肿瘤的转移，不宜活检，应整块一次性广泛切除肿瘤。③及时固定组织，活检后立即将组织放入足量的10%福尔马林液中固定，以免组织自溶。

2. 大体标本

无论术前有无病理诊断，手术切出的标本［肿瘤或器官，又称大体标本（gross specimen）］都应送病理检查。术前切取活检因取材局限不易诊断，甚至有误，最后诊断必须根据对大体标本的全面检查而定，更不能仅凭肉眼观察判断肿瘤的性质而将大体标本丢弃。恶性肿瘤根治术后的大体标本，应包括切出的肿瘤原发灶及所在器官、清扫出的全部淋巴结（分组送检）、切除器官组织的上下残段或基底部组织等。

病理医生应对大体标本做全面的肉眼观察，详细记录并按照不同部位组织器官、肿瘤种类的取材规范切取组织块，做石蜡包埋切片，镜检做出病理诊断结果。

大体标本送检目的是：①进一步明确肿瘤的性质、分类及分级。②明确肿瘤的大小、范围、浸润程度及周围组织器官的关系。③了解肿瘤有无转移。④手术切除范围是否足够。这些均对肿瘤的诊断、临床病理分期（pTNM 分期）及决定进一步的治疗方案（是否需要补充放射治疗及化疗）有重要意义。

（二）冷冻切片

冷冻切片（frozen section）方法是取新鲜组织一小块，不必固定，送病理科快速冷冻成形，切片染色诊断，一般过程需 30 min。

冷冻切片的作用是：①用于术前未能诊断、术中需要了解病变性质以确定治疗方案时，如肺肿块、乳腺肿块的诊断。②术中需明确病变侵犯范围，决定手术切缘时，如乳腺癌的保乳手术要了解切缘有无肿瘤。③了解肿瘤外的一些病灶是否属肿瘤的转移。④证明有无创伤正常组织（如有无伤及输尿管等）或证实活检已取到肿瘤组织等。

由于冷冻切片时间仓促，组织未经固定脱水等步骤的处理，导致切片染色不良等原因，其诊断准确率低于石蜡切片。因此，不应以冷冻切片来代表石蜡切片诊断，钳取、切取活检小标本不宜做冷冻切片。骨和钙化组织因组织太硬无法切片的也不宜做冷冻切片。

尽管目前病理诊断的方法很多，但是最古老的石蜡切片诊断，仍然是最主要的病理诊断方法，是下述其他诊断方法所不能取代的。

三、组织化学技术

组织化学技术（histochemistry technique）是利用各种细胞及其产物与不同化学染料的亲和力，用化学反应方法，显示细胞内的特殊成分或化学产物，以帮助对病变进行诊断及分类的方法。组织化学染色应用较多的几种技术有：①网状纤维染色。②纤维素染色。③横纹肌染色。④糖原染色。⑤黏液染色。⑥脂肪染色。⑦黑色素染色。⑧抗酸染色等。

四、免疫组织化学与免疫细胞化学

免疫组织化学（immunohistochemistry，IHC）与免疫细胞化学（immunocytochemistry，ICC）技术是利用抗原抗体的特异性结合反应来检测和定位组织或细胞中的某种化学物质的一种技术，由免疫学和传统的组织化学相结合而形成。免疫组化染色技术不仅有较高的敏感性和特异性，同时具有形态学改变与功能、代谢变化结合起来，直接在组织切片、细胞涂片及培养细胞爬片上原位确定某些蛋白质或多肽类物质的存在的特点。结合电子计算机图像分析技术或激光扫描共聚焦显微技术等，对被检测物质进行定量分析。

自单克隆抗体技术问世以后，大量制备多 / 单克隆抗体成为可能，从而为免疫组织化学技术提供了大量可用于研究的抗体。目前已有近千种抗体问世。染色技术亦几次更新。IHC 在病理诊断尤其是肿瘤的诊断上有重大作用，是近百年来病理技术上的重大突破。常用的免疫组织化学染色方法有 ABC/LSAB 多步法与 EnVision 两步法。

IHC 和 ICC 提供了形态与功能变化结合的研究新方法，使对疾病，尤其是对肿瘤本质的认识有了重大进展，其在肿瘤诊断上的用途主要有以下几点。

1. 肿瘤的诊断与鉴别诊断

由于同一肿瘤的异质性及不同肿瘤的相似性，许多肿瘤尤其是分化差的肿瘤，难以从形态学上决定其分化方向，如各种小细胞性肿瘤、多形细胞或梭形细胞肿瘤的诊断非常困难，应用 IHC 与 ICC 技术可对这些肿瘤做出较明确的诊断和分类。

2. 确定转移性恶性肿瘤的原发部位

淋巴结或其他部位的转移性肿瘤，有时仅依靠光镜形态难以确定其原发部位，应用 IHC 可助确定部分肿瘤的起源。例如，可用甲状腺球蛋白（TG）、甲胎蛋白（AFP）、前列腺特异性抗原（PSA）、胎盘碱性磷酸酶（PLAP）等确定甲状腺癌、肝癌、前列腺癌或生殖细胞源性肿瘤的转移。但是类似的组织特异性抗原还很少。

3. 恶性淋巴瘤的诊断和分类

IHC 在淋巴瘤的诊断中起着至关重要的作用。除少数形态很典型的霍奇金淋巴瘤和滤泡性淋巴瘤外，恶性淋巴瘤，尤其是非霍奇金淋巴瘤的诊断和分类基本都依靠 IHC。目前广泛应用 WHO 淋巴瘤分类方法，这种分类方法的优点在于将血液和淋巴肿瘤的形态学改变、免疫表型、基因异常、临床表现和预后相结合进行分类，对临床具有很好的指导意义。

4. 估计肿瘤的生物学行为并为临床提供治疗方案的选择依据

利用其可对各种癌基因、抑癌基因、多药耐受基因和激素受体表达检测。例如，目前有学者发现检测 p16 表达水平可以作为宫颈癌细胞的增殖指标之一，在临床肿瘤诊断中具有一定意义，并已被部分医院应用。

五、电子显微镜诊断

自从电子显微镜（电镜）（electron microscopic）问世和生物组织超薄切片技术建立以来，能用电镜进一步观察到细胞内部的各种细微结构（如肌微丝、黑色素小体、神经分泌颗粒），以及细胞之间的关系（如桥粒紧密连接、基板等），因此应用电镜有助于解决疑难肿瘤的诊断和鉴别诊断，还可探讨肿瘤的组织发生和研究肿瘤的生长特性。

六、尸体解剖

尸体解剖（autopsy）在病理学发展，甚至整个医学体系的发展中起着重大作用。在不明死因的尸检病例中，肿瘤致死亦占一定比例。尸体解剖对于了解肿瘤的发展、转移及诊断和鉴别诊断都有重要意义。有些隐匿的原发癌灶也只能在尸体解剖中被发现。

七、分子生物学技术

分子生物学技术（molecular biology technique）是指DNA重组的基因克隆技术、核酸杂交技术与PCR技术、DNA测序技术，以及在这些技术基础上发展起来的DNA/RNA芯片与组织芯片技术、流式细胞术等研究手段的总称。近年来的生命科学热潮就是在分子生物学技术飞速发展的基础上开始的，其对人类发展的意义极为深远。

近年来，许多新技术已应用于肿瘤的病理检查，这些新技术包括前述的免疫组织化学，以及免疫荧光、免疫电子显微镜、自动图像分析技术、流式细胞仪、细胞遗传学技术和原位分子杂交技术等。这些新技术的应用无疑大大促进了肿瘤病理诊断和研究水平的提高，而且为肿瘤的组织来源、功能状态、发病机制的探讨，肿瘤患者预后判断等提供了大量极有用的信息，为临床制订最佳治疗方案提供依据。

（一）原位杂交技术

原位杂交（in situ hybridization，ISH）是用标记了的已知序列的核苷酸片段作为探针（probe），通过杂交直接在组织切片、细胞涂片或培养细胞爬片上检测和定位某一特定靶DNA或RNA的存在，可应用于某些肿瘤的诊断。

（二）聚合酶链反应技术

聚合酶链反应（polymerase chain raction，PCR）是体外酶促合成特异DNA片段的一种方法，由高温变性、低温退火及适温延伸等几步反应组成一个周期，循环进行，使目标DNA得以迅速扩增，具有特异性强、灵敏度高、操作简便、省时等特点。它不仅可用于基因分离、克隆和核酸序列分析等基础研究，还可用于疾病的诊断或任何有DNA、RNA的地方。但PCR技术也存在一些不足，如不能进行组织学定位。经过几十年的努力，PCR方法被不断改进，它已从一种定性的分析方法发展到定量测定，从原先只能扩增几kb的基因到目前已能扩增长达几十kb的DNA片段。到目前为止，PCR技术已有十几种之多。

荧光定量PCR技术（fluorescent quantitative PCR，FQPCR），又称实时荧光定量PCR（real-time quantitative PCR），目前，国内外已将FQPCR技术广泛应用于肿痛的诊断和疗效的评价上。例如，胃癌手术后的腹膜播散是胃癌复发的常见原因。有文献报道，对胃癌手术患者实施腹腔灌洗，利用FQPCR技术检测灌洗液中CEA水平，结果显示CEA的Ct值与肿瘤的侵犯深度、淋巴结的转移、血管转移、肿瘤分期、存活率有高度的相关性。

（三）流式细胞术

流式细胞术（flow cytometry，FCM）是利用流式细胞仪进行的一种单细胞定量分析和分选的技术，是综合了免疫细胞化学、激光和电子计算机科学等学科的技术。

流式细胞仪具有精密、准确、快速和高分辨率等特性，具体表现在以下 4 个方面：①其测定细胞内 DNA 的变异系数最小，一般在 2% 以下。②能准确地进行 DNA 倍体分析。③借助于荧光染料进行细胞内蛋白质和核酸的定量研究。④快速进行细胞分选和细胞收集。流式细胞术在医学基础研究和临床检测中有多方面的应用，如外周血细胞的免疫表型测定和定量分析；某一特定细胞群的筛选和细胞收集；细胞多药耐药基因的检测；癌基因和肿瘤抑制基因的检测；细胞凋亡的定量研究；细胞毒功能检测及细胞内某些蛋白质和核酸的定量分析等。

（四）激光扫描共聚焦显微技术

激光扫描共聚焦显微镜（laser scanning confocal microscope，LSCM）是近代生物医学图像分析仪器研究最重要的成就之一，它是光学显微镜、激光扫描技术和计算机图像处理技术相结合而形成的高技术设备。其主要部件有激光器、扫描头、显微镜和计算机等。共聚焦成像利用照明点与探测点共轭这一特性，可有效抑制同一聚焦平面上非测量点的杂散荧光及来自样品的非焦平面荧光，从而获得普通光学显微镜无法达到的分辨率，同时具有深度识别能力（最大深度一般为 200 ~ 400 μm）及纵向分辨率，因而能看到较厚生物样本中的细节。

LSCM 的主要功能有以下 7 项：①细胞、组织光学切片：利用计算机及图像处理系统对组织、细胞及亚细胞结构进行断层扫描，因此被称为“细胞 CT”或“显微 CT”。②三维立体空间结构重建。③对活细胞长时间观察。④细胞内酸碱度及细胞离子的定量分析。⑤荧光漂白恢复技术：可用于细胞骨架的构成、生物膜结构和大分子组装等的研究。⑥细胞间通信的研究。⑦细胞膜流动性测定和光活化技术等。

（五）生物芯片技术

生物芯片技术（biochip technique）是近年来发展起来的生物医学高新技术，包括基因芯片、蛋白质芯片和组织芯片等，这种技术在肿瘤诊断中也起着重要作用，并在不久的将来会有更为广泛的应用。

1. 基因芯片

基因芯片（gene chip）又称 DNA 芯片（DNA chip），是指固着在固相载体上的高密度 DNA 微点阵，即将大量靶基因或寡核苷酸片段有序、高密度地排列在载体（如硅片、玻璃片、聚丙烯或尼龙膜等）上，形成基因芯片。

2. 蛋白质芯片

蛋白质芯片（protein chip；protein microarray）是将蛋白质或抗原等一些非核酸生命物质按微阵列方式固定在微型载体上所获得的。

3. 细胞芯片

细胞芯片（cell chip）是将细胞按照特定的方式固定在载体上，用来检测细胞间相互影响或相互作用。

4. 组织芯片

组织芯片（tissue chip）是将组织切片等按照特定的方式固定在载体上，用来进行免疫组织化学研究。

5. 芯片实验室

芯片实验室（lab on chip）是用于生命物质的分离、检测的微型化芯片。现在，已经有不少的研究人员试图将整个生化检测分析过程微缩到芯片上，形成所谓的“芯片实验室”。芯片实验室是生物芯片技术发展的最终目标。

从正常人的基因组中分离出 DNA 与 DNA 芯片杂交就可以得出标准图谱。从患者的基因组中分离出 DNA 与 DNA 芯片杂交就可以得出病变图谱。通过比较、分析这两种图谱，就可以得出病变的 DNA 信息。这种基因芯片诊断技术以其快速、高效、敏感、经济、平行化、自动化等特点，将成为一项现代化诊断新技术。

（六）肿瘤分子标志物的检测

随着研究的深入，发现越来越多的肿瘤与特异的染色体和基因异常有关。其检测手段依赖于以上叙述的病理诊断方式。众所周知，以往病理学家对某一特定肿瘤分型多是依赖于形态学，而这一局面正在被逐步打破。WHO 出版的肿瘤病理分类丛书引进了“遗传学诊断”这一概念，对肿瘤科医师来说，可以通过肿瘤分子标志物来细分同一肿瘤中的不同“亚群”。例如，在结直肠癌的靶向治疗中，根据 K–ras 基因状态，结直肠癌可以分为野生型和突变型两种疾病型。突变型结直肠癌约占 40%，患者不能从抗 EGFR 治疗中获益，反而增加不良反应和治疗费用；野生型占 60%，患者预后好于突变型，可以进行抗 EGFR 治疗。因此，K–ras 可以称得上是明星分子标志物。

HPV DNA 在宫颈癌诊断中的应用也是目前研究的热点。宫颈癌有一系列癌前病变，其分子生物学行为与宫颈癌相同，现已证明 HPV 是宫颈癌的明确病因。最近的研究发现，一些肿瘤相关因子的高表达，如 Ki–67 和 p16 分别检测肿瘤细胞增殖指数和抑癌基因突变蛋白质扩增等，通常提示宫颈细胞的肿瘤性增生，联合 HPV DNA 检测可有助于区分是否发生肿瘤性增生病变。

综上所述，肿瘤分子病理诊断在肿瘤病理诊断中的作用日益突显，其结果可以更加科学地指导治疗方案的制定及估计预后，在提高肿瘤诊断的准确率、增加疗效、降低毒性、节约治疗费用方面具有重要意义，使它成为临床肿瘤学领域个体化治疗取得突破的希望，也成为目前肿瘤学研究的热点。

第六节 组织病理染色

组织病理染色技术是医学领域中必不可少的基本实验方法，在教学、科研和临床病理诊断方面具有重要价值。组织病理染色技术主要利用各种染料的化学和物理学特性显示组织和细胞的形态结构，并研究疾病的病理变化及其发生发展过程。组织病理染色技术分为普通染色法和特殊染色法，普通染色法中主要为最常用的苏木素 - 伊红染色法。

一、苏木素 - 伊红染色

1. 原理

组织易被碱性或酸性染料着色的性质称为嗜碱性（basophilia）或嗜酸性（acidophilia）。构成组织蛋白质的氨基酸种类很多，具有不同的等电点，普通染色法中染色液的酸碱度（pH）为 6.0 左右时，细胞内的酸性物质（如细胞核染色质、腺细胞和神经细胞内的粗面内质网及透明软骨基质等）被碱性染料染色，称为嗜碱性；而细胞质中的其他蛋白质（如红细胞的血红蛋白、嗜酸粒细胞的颗粒及胶原纤维和肌纤维等）被酸性染料染色，称为嗜酸性。染色液的 pH 可直接影响染色反应：当染色液的 pH 升高时，原来的嗜酸性物质可被碱性染色液着色变为嗜碱性；当染色液的 pH 降低时，原来的嗜碱性物质可被酸性染色液着色变为嗜酸性。

苏木素 - 伊红染色法是石蜡切片的常规染色方法，能较好地显示组织结构和细胞形态，用于观察、描述正常和病变组织的形态，并可保存较长时间。碱性苏木素（hematoxylin）染料容易与带负电荷 / 呈酸性的脱氧核糖核酸（deoxyribonucleic acid，DNA）磷酸基以离子键方式结合，故细胞核内的染色质与胞质内的核糖体呈紫蓝色。化学合成的酸性伊红（eosin）染料在水中解离成带负电荷的阴离子，并与蛋白质氨基带正电荷的阳离子结合，将细胞浆、红细胞、肌肉、结缔组织、嗜伊红颗粒等染成不同程度的红色或粉红色。

2. 技术及应用

动物或人体中取新鲜组织，立即放入 10% 福尔马林或 4% 多聚甲酸（paraformaldehyde）固定液固定 24 h，根据组织大小可调节固定时间。

材料经过固定后，可采用流水冲洗或过夜。在取材时要目的明确，根据取材规范取病变组织和其周围正常组织，有疑问处重点取，变化不明显时全面取。尽量在短时间（24 ~ 48 h 为好）内取材，大小一般在 1.0 cm × 1.0 cm × 0.2 cm。固定组织要在流水中冲洗 1 h 以上后再取标本。为保护组织不被破坏，通常选用从低浓度至高浓度的梯度酒精进行脱水，置换组织内水分。组织脱水后，必须通过一种既能与酒精相混合又能溶解石蜡的溶剂的媒介作用使石蜡浸入组织块。在此过程中，因组织块中的水分被溶剂所取代，组织块变得透亮，因此称为透明过程，二甲苯是目前常用的透明剂。此后组织经透明后在溶化的石蜡内浸渍或浸透后，用石蜡、火棉胶、碳蜡和树脂等包埋剂包起来，制成含组织的块，这种包埋块可使组织达到一定的硬度和韧度，有利于切成薄片。石蜡包埋是病理日常工作中最常用的包埋方法。用于包埋的石蜡熔点一般为60℃左右。但在有些情况下，如某些酶染色时，则需采用低温石蜡包埋，以保存组织内酶的活性。

防脱片的制作主要是将普通载玻片浸泡于 84 消毒液中 1 ~ 2 h，洗洁精清洗后，蒸馏水清洗数次，此时注意需要一张一张地手洗，以确保片子上没有杂质。并在 56℃烤箱烘干至少 1 h，每张载玻片涂抹多聚赖氨酸若干（均匀铺平），56℃烤箱烘干 0.5 ~ 1 h。

二、特殊染色法

1. 原理及意义

特殊染色法是指专门用于显示某些特定目的物质的选择性染色方法。特殊染色法按所染目的物质进行分类，染色物有结缔组织、肌肉组织、神经组织、性染色质、骨、血液、造血组织、脂类、糖类、色素、内源性沉着物、病原微生物、内分泌物质、核酸和酶类等。

特殊染色的命名至今尚无统一的规定，命名方式各异，多数以发明者的姓名命名，如 VanGeison 染色等；部分按所用染色剂命名，如甲基绿 – 派若宁染色等；也有按所染目的物质命名，如网织纤维染色；还有采用混合命名，如试剂 + 人名等。

特殊染色法对目的物质的选择性染色具有相对性，一种方法可以显示多种目的物，一种目的物可以用多种方法显示，其中有些方法可能呈阳性，而有些方法则呈阴性。有些方法具有相对的特异性，如油红 O 等脂质染色，显阳性者可以肯定为脂质；有些则显示的是一类物质，如 PAS 呈阳性反应者有糖原、黏蛋白、网织纤维、软骨、阿米巴原虫、真菌等许多物质和组织结构，并不能确定具体是哪一种成分。

特殊染色的意义包括：它显示常规 HE 染色中不明显的目的物质，如当病变中霉菌数量较少时，可应用 Gridley 染色，容易发现霉菌。网织纤维、星形细胞的突起、结核杆菌、螺旋菌等，都可用相应的特殊染色法显示。其次，可以较好地区别胶原纤维和平滑肌纤维，苏丹染色可区别脑浆内的水池变和脂肪变。

2. 常见的几种特殊染色

（1）Van Gieson 染色法（VG 法）。

原理：酸性品红和苦味酸对胶原纤维和肌纤维都具有较强的亲和力，胶原纤维被酸性复红染成红色，肌纤维被苦味酸染成黄色。此方法是一种优良的传统方法。

用途：显示组织、器官的损伤修复及硬化情况，特别是用于鉴别肿瘤组织中的胶原纤维与平滑肌纤维，常用于平滑肌瘤的协助诊断。

结果：胶原纤维呈红色，肌纤维、神经胶质、胞浆、红血球呈黄色，细胞核呈黑色或棕蓝色。

酸性品红褪色较快，结果一般只能保存 3 ~ 6 个月。

（2）Masson 三色染色法。

染色结果：胶原纤维、黏液、软骨呈蓝色，胞浆、肌肉、纤维素、神经胶质呈红色，胞核黑蓝色。

（3）脂肪染色法 / 苏丹Ⅲ染色法。

原理：利用苏丹染料中的苏丹Ⅲ、苏丹Ⅳ或苏丹黑等溶于乙醚、氯仿、乙醇等脂溶性溶剂，使体内的脂肪酸的酯或酯相关物质显色。此法可证明脂肪变性，用于脂肪栓子和肿瘤的鉴别。

结果：细胞核呈蓝色，胆脂素呈淡红色，脂肪呈橙红色或鲜红色或黑色，脂肪酸不着色。此外，由于脂肪不溶于水，易溶于乙醇、苯、氯仿和乙醚等，因此制作脂类标本一般不用石蜡切片，而用冰冻切片或铺片法以保存脂类，固定多用甲醛类固定液。

（4）糖原染色法：糖原染色法又称过碘酸希夫（periodic acid Schiff，PAS）染色法。

原理：过碘酸（periodic acid）是一种氧化剂，能使细胞内的多糖乙二醇基氧化成二醛，再与希夫试剂的无色品红结合生成一种品红化合物，形成红色，定位于胞浆上。

应用：PAS 染色法主要用于组织细胞增生染色。组织细胞可被 PAS 染成紫红色。常用于多中心性网状组织细胞增生症，巨细胞性组织细胞瘤等的协助诊断。

结果：细胞核呈蓝色，糖原及其他 PAS 反应阳性物质呈红色。

（5）肥大细胞染色法 / 甲苯胺蓝染色。

原理：甲苯胺蓝是一种常用的醌亚胺类人工合成的碱性染料，一般含有两个发色团：胺基和醌型苯环来显色，还含有两个助色团。甲苯胺蓝中的阳离子有染色作用，组织细胞的酸性物质与其中的阳离子相结合而被染色，可使细胞核呈蓝色，肥大细胞胞质内含有肝素和组织胺等异色性物质遇到甲苯胺蓝可呈异染性紫红色。

结果：细胞核呈蓝色，肥大细胞呈紫红色。

（6）EVG 弹性纤维染色：弹性纤维染色用 Elastic Van Gieson（EVG）染色法。

Elastin 染色液的间苯二酚的酚基与弹性纤维成分结合形成氢键，使其染成蓝黑色，作为对比其他组织染色用 Van Gieson 染色液，胶原纤维染成红色，其他组织染为黄色。EVG 染色法主要用于检测肿瘤的血管内浸润，也可用于动脉粥样硬化时变薄和缺失的弹性纤维、其他血管疾病或弹性纤维的裂隙和破碎、松弛的皮肤和皱纹等的鉴别。

结果：胶原纤维弹性纤维染为黑褐色，胶原纤维染为红色，红细胞染为黄色，细胞核染为黑色。

（7）结晶紫染色。

原理及应用：结晶紫是碱性染料，能溶于水（溶解度 9%）和乙醇（溶解度 8.75%）。结晶紫在细胞学、组织学和细菌学等方面应用极广，是一种优良的染色剂，可用于检测细胞核，显示染色体的中心体，并可染淀粉、纤维蛋白、神经胶质等，淀粉样蛋白被染后可引起红色异染。常用于皮肤淀粉样变的协助诊断。

（8）镀银染色。

原理与应用：根据 Fontana 的螺旋体改良镀银染色法，Rhodes 建立了一种细菌鞭毛镀银染色法。试剂分为媒染剂和银染剂。Rhodes 镀银染色法有染色液成分复杂、操作烦琐的缺点。Blenden 等改良了细菌鞭毛镀银染色法的配方。一般用周生鞭毛菌（如普通变形杆菌），这类菌的鞭毛长而多，易于观察。染色结果为菌体呈深褐色，鞭毛呈浅褐色。

（9）真菌染色。

原理与应用：Grocott 法能使真菌的酵母细胞或菌丝的壁染呈深黑色，将真菌的轮廓像用沾墨的描图笔一般勾绘得一清二楚，与周围组织的反差很强，最适于拍照，并且组织中的真菌一目了然，暴露得很清楚。对未确定诊断的病例，需要寻找组织是否有真菌时应首选这种方法。

（10）天狼星红染色（Ⅰ型胶原）。

原理与应用：天狼星红是一种很强的酸性染料，每个分子内有 6 个磺酸基，它可以和胶原分子碱性氨基酸反应，有较强的双折光现象，较好地提高Ⅰ、Ⅱ、Ⅲ、Ⅳ型胶原的分辨率。Ⅰ型胶原染色后呈黄色，因天狼星红与胶原分子吸附反应极稳定，故染色后不易褪色。因此它是目前对胶原显示的最好染色法。

（11）铜染色。

原理与应用：铜若丹明法比红氨酸法更敏感，然而，若丹明法被证实是蛋白与铜相结合而不是与铜本身结合。因此，尽管我们认为此法具有更高的敏感性，但是有可能因其特异性低于若丹明法从而得到假阳性结果。染色结果铜颗粒亮红，细胞核淡蓝色。组织中铜浓度低，染色后盖上盖玻片会稍微褪色。

（12）革兰染色法。

原理与应用：革兰染色法是细菌学中广泛使用的一种鉴别染色法，通过结晶紫初染和碘液媒染后，在细胞壁内形成了不溶于水的结晶紫与碘的复合物，革兰阳性菌遇乙醇或丙酮脱色处理后呈紫色；而革兰阴性菌遇脱色剂后呈无色，再经沙黄等红色染料复染，就使革兰阴性菌呈红色。染色后细菌与环境形成鲜明对比，可以清楚地观察到细菌的形态、排列及某些结构特征，而用以分类鉴定。

第七节　免疫组织化学染色

一、原理与方法

免疫组织化学染色法利用免疫学的抗原抗体反应的原理，已知抗体上标记荧光或可呈色的化学物质，抗体作为探针检测待测组织或细胞标本中相应的目的抗原。此法可检测目的抗原的表达量，也可观测目的抗原的表达位置。蛋白质、核酸、多糖、病原体等能够与抗体发生免疫反应的分子都可通过此法检测。

目前，免疫组化染色法较常用的是二步法和三步法。二步法又称非生物素酶法，以特异性的抗体与辣根过氧化物酶通过多聚糖骨架联接成一个多聚体的二抗为特点。PV 系列二步法免疫组化检测试剂替代传统方法中的二抗和三抗，直接放大抗原抗体结合的信号，然后通过 DAB 呈色反应来检测抗原的表达部位和量。二步法阳性率普遍偏高，但背景染色较重。三步法又称生物素酶法。较常用的 SP 超敏试剂盒是根据链霉素抗生物素蛋白 – 过氧化物酶（streptavidin–peroxidase）链接系统而设计的。三步法虽然相对烦琐，但其染色结果明确易读，更加可靠。

三步法染色：目前一般以 SP 试剂盒使用为主。对石蜡切片常规脱蜡、水化，经过 PBS 缓冲液（pH 7.4）冲洗和甲醇处理后进行常规抗原修复。常规的抗原修复技术包括柠檬酸钠缓冲液（pH 6.0）煮沸 6 ~ 8 min，室温，放置使其降温至 70 ~ 80℃，载玻片放入柠檬酸钠缓冲液冷却至室温（约 30 min），抗原修复尚有其他方法进行，在后文另行介绍。修复后的标本可以依据实验试剂盒的要求和实验步骤进行染色。对于一抗、二抗的稀释比例需要参照所购买抗体的说明书要求使用。对于部分反应条件也需要根据具体标本和抗体不同而不同，建议事先做预实验来摸索实验适合的条件。

二步法染色与三步法染色基本相似，只是少了三步法中的“除去 PBS 液，每张切片加 150 μl 链霉菌抗生物素 – 过氧化酶溶液（试剂 D），室温孵育 10 min，以及再次 PBS 液冲洗，3 min × 3 次”的过程。

二、抗原修复法

常用的修复方法有热修复法和酶消化修复法，热修复法又分为真空负压修复法、微波热修复法、高压热修复法、煮沸热修复法等。下面介绍几种抗原修复的方法。

1. 真空负压修复法

0.01 mol/L 柠檬酸盐缓冲液（pH 6.0），真空负压干燥箱预先调至 95℃，真空负压处理 10 min，待修复液降至室温，PBS 液洗 3 次。

2. 微波热修复法

0.01 mol/L 柠檬酸盐缓冲液（pH 6.0），于微波炉内微波辐射 10 min，如检测 ER 和 PR 则需要加热 20 min 左右。待修复液降至室温，PBS 液洗 3 次。

3. 高压热修复法

切片放入抗原修复液中，连同容器放入高压锅中加热至沸腾，盖上压力阀至喷气，持续 1 ~ 4 min，待修复液恢复至室温，PBS 液洗 3 次。

4. 煮沸热修复法

切片放入 0.01 mol/L 柠檬酸盐缓冲液（pH 6.0）中，连同容器一起放入水浴锅中加热，达到有效修复温度（超过 92℃）后，继续加热 40 min，待恢复至室温，PBS 液洗 3 次。

5. 胃蛋白酶消化修复法

采用PBS液冲洗1 min，重复3次，滴上胃蛋白酶，处理20 min，PBS液冲洗2 min，重复3次。

6. 胰蛋白酶消化修复法

PBS 液冲洗 1 min，重复 3 次，滴上胰蛋白酶，处理 20 min，PBS 液冲洗 2 min，重复 3 次。

第八节　细胞实验

细胞是机体的基本结构与功能单位。细胞与细胞或细胞与细胞外基质黏附，参与构成组织或器官（除了血液的红细胞、白细胞、血小板和淋巴细胞外）。不同种类的细胞，其形态和结构特征、特异性标志物、代谢特点和功能活动等都有所不同。

一、细胞实验基础

细胞培养（cell culture）泛指体外培养，包括器官培养（organ culture）、组织培养（tissue culture）和细胞培养。组织培养是从人或动物体内提取组织，模拟体内生理环境，在保证无菌、适宜条件（温度和营养）下，使之生存和生长并保持其结构和功能的方法。一般将组织处理大小为 0.5 ~ 1 mm^3 的或切成厚度为 0.2 mm 的组织片进行培养。器官培养是应用和组织培养相似的条件，培养器官原基或一部分器官或整个器官，使之在体外生存、生长并保持一定功能的方法。细胞培养是模拟体内的生理条件，体外培养单个细胞或单一细胞群，使其在适宜条件下生存、生长、繁殖，并保持其特性的技术，包括原代（初代）细胞培养、二倍体细胞株培养和传代细胞系培养。这是目前体外培养中最常用的方法。

细胞培养技术是细胞生物学研究的最有价值的技术之一，也是生物技术中最核心、最基础的技术，它在现代生物学和医学的各个领域已经成为极其重要的研究手段。通过细胞培养，人们可以在体外直接观察细胞的增殖、分化、衰老过程中的形态和功能变化，可以在体外研究各种物理、化学、生物信号对细胞生长发育和分化等的作用，广泛应用于分子生物学、细胞生物学、遗传学、免疫学、肿瘤学等学科的研究。细胞培养的关键在于无菌环境下无菌操作，因此所用仪器、耗材都需要无菌或灭菌条件。

二、原代细胞培养

原代细胞培养又称初代细胞培养（primary culture）是指直接从生物体内获取的细胞、组织或器官在体外进行的首次培养，是建立细胞系的第一步。原代细胞因刚从组织中分离出来，生物学特性未发生很大变化，仍保留原来的遗传特性，也最接近体内生长特性，很适合进行药物测试、细胞分化等研究。原代细胞往往有多种细胞组成，比较混杂，即使从形态上为同一类型（上皮样或成纤维样），但细胞间仍有很大差异。

细胞的生长需要营养环境，用于维持细胞生长的营养基质称为培养基（medium）。常用细胞培养基的组成成分包括维持体外细胞生存所需的无机盐、微量元素、氨基酸、维生素、抗氧化剂、碱基、核苷、能量代谢物、脂类及前体等，按其物理状态可分为液体培养基和固体培养基。

以下主要以小鼠的肺动脉内皮细胞的原代培养方法，介绍肺动脉内皮细胞原代培养技术。

一般说来，幼稚状态的组织和细胞，如动物的胚胎、幼仔的脏器等更容易进行原代培养。内皮细胞呈单层连续性衬在血管内面，在炎症反应、损伤及免疫应答时内皮细胞被细菌毒素或炎性因子激活，生成细胞因子，调节黏附因子表达，生成的细胞因子又可调节外周循环中性粒细胞的黏附和迁移。内皮细胞因所在的血管床和器官的不同，表达不同的细胞学和生化学特性，以适应局部环境的需要。肺微血管内皮细胞在急性肺损伤、肺血管通透性异常、血管通透性肺水肿和脓毒症等病理过程中起着重要作用，是体外研究相关病症机制不可缺少的细胞模型。

小鼠的肺动脉内皮细胞的原代培养技术主要包括肺动脉内皮细胞分离技术，对3周龄小鼠处死，常规取出完整肺组织，在预冷DMEM培养液中去除周围结缔组织，反复冲洗并将肺组织剪成1 mm^3大小组织块，制备组织培养液混匀，再经过一系列的处理对分离的单细胞液进行AutoMACS磁珠分选，分选出肺动脉内皮细胞，形成细胞单层，细胞融合80%，内皮纯度达95%时可以进行传代。

三、细胞的功能实验

体外细胞培养不仅可以直接观察到细胞的形态学改变，还可以观察到细胞功能变化。因此，被广泛应用在分子生物学、细胞生物学、遗传学、免疫学、肿瘤学等学科的多种因素对细胞生长、发育、分化及死亡（凋亡和自噬）等方面的研究。本节重点介绍肿瘤细胞的生物学特性和实验室里常用到的几种细胞功能学实验方法。

（一）肿瘤细胞生物学特性

肿瘤细胞除具有永生化、迁移性和失去接触抑制的基本特征外，生理、生化和形态特征上与正常细胞也有许多不同。

1.形态和性状

形态学和性状的观察主要包括以下2项。

（1）光学显微镜观察：包括对肿瘤细胞的观察，肿瘤细胞的大小形态不一，呈多边形上皮样细胞，比二倍体细胞清晰，折射率高，核膜、核仁轮廓明显，核糖体颗粒丰富。

（2）扫描电镜观察：肿瘤细胞表面微绒毛细、多而密，微丝走行不如正常细胞规则，可能与肿瘤细胞具有不定向运动和锚着不依赖性有关。

2. 生长增殖

肿瘤细胞具有不受控增殖性，可以自分泌促增殖因子，故在低血清环境中仍能生长。正常细胞转化获得不死性或恶性变后，也能在低血清培养基中生长，因此，细胞对血清的需求成为检测细胞恶变与否的一个指标。癌细胞或培养中发生恶性转化后的单个细胞进行克隆培养时，形成集落（克隆）的能力比正常细胞强，说明细胞独立生存能力强。正常细胞在体外生长汇合时，细胞相互紧密接触会导致细胞不生长，即发生接触抑制（contact inhibition），而肿瘤细胞增殖时，失去接触抑制，细胞能相互重叠向三维空间发展，形成堆积物。

常用于检测肿瘤细胞生长情况的指标有细胞生长曲线、细胞核分裂指数、细胞群体倍增时间、细胞周期、集落形成率或贴瓶率等。

3. 细胞分化

肿瘤细胞不仅增殖异常，分化也异常，大多数肿瘤细胞维持原来的组织表型，但分化程度也不全相同，有的仍能表达某些性状和产物，可作为别个别肿瘤的标志。

4. 永生性

永生性也称不死性，体外培养时细胞可无限传代而不发生凋亡（apoptosis）。体外培养的细胞系或细胞株，尤其是肿瘤细胞都表现为永生性，永生性也可能是细胞恶变的阶段。

5. 浸润性和迁移

浸润性是指肿瘤细胞扩张性增殖，在体外与正常组织混合培养时，不仅能浸润其他组织，也有穿透人工隔膜继续生长的能力。肿瘤细胞的浸润性与肿瘤细胞表达破坏组织基质酶及细胞的运动性有关。

肿瘤细胞侵袭正常组织过程中重要的环节是迁移（migration），常用细胞划痕实验、Tratiswell 小室迁移实验和侵袭实验等检测肿瘤细胞的侵袭能力。

6. 异质性

细胞异质性也称细胞差异性，即肿瘤细胞群均由增殖能力、遗传性、起源、周期状态等性状不同的细胞组成。同一肿瘤细胞活力是有差别的，处于瘤体周边的细胞获得血液供应多，易于生长和增殖，而中心区有的细胞衰老退化，有的处于细胞周期阻滞状态，增殖活跃的细胞称干细胞（stem cell）。

7. 细胞遗传

肿瘤细胞大多数都有遗传学改变，如失去二倍体核型、呈异倍体或多倍体等，可通过检测核型特点、染色体数量、有无标记染色体、染色体代行等确定肿瘤细胞的遗传性。

8. 其他

肿瘤细胞体外培养时不易增殖生长的原因可能有以下三种情况。

（1）依赖性，肿瘤细胞生长有一定的群体性，即与其他细胞相依赖，培养时细胞密度过低，细胞过于疏散，会影响细胞增殖。

（2）肿瘤细胞种植密度过低时，细胞自分泌的促增殖因子被稀释，降低细胞的增殖。

（3）肿瘤细胞体外培养时需要与体内相似的特殊生存环境。

（二）体外培养细胞生物学检测方法

各种稳定的细胞系（株）培养后，为了证明其具有肿瘤特异性，需要做一系列的细胞生物学测定，下面介绍常用的生物学检测方法。

1. 形态观察

光学显微镜观察大体形态、核质比例、染色质和核仁大小等一般形态，电子显微镜观察细胞骨架、微丝和微管的排列状态等。

2. 细胞生长增殖检测

检测细胞生长曲线、细胞分裂指数、倍增时间和细胞周期时间。

3. 细胞核型分析

检测细胞核型特点、染色体数量、染色体畸变和标记染色体带型等。

4. 克隆实验

克隆实验包括：平板克隆实验，即检测单个细胞贴壁生长增殖形成集落的能力；软琼脂集落（克隆）实验，即检测单个细胞没有贴壁，切断与周围细胞的联系时增殖形成集落的能力。

5. 抗原标记免疫荧光染色检测

抗原标记免疫荧光染色检测用于检测特异性抗原。

6. 分化状态

用蛋白印迹法检测分化标记物蛋白或聚合酶链反应检测分化标记物 mRNA 的表达。

7. 动物体内荷瘤模型制备

肿瘤细胞悬液接种于动物（裸鼠）皮下或尾静脉，观察细胞成瘤能力。

8. 分子生物领域

利用转染 siRNA 或制备质粒，检测癌基因、抗癌基因的激活、突变和缺失等。

9. 其他

根据实验需要，可做放射性核素标记、组织化学成分分析、荧光显微镜观察等。

（三）细胞增殖检测——MTT 实验

细胞增殖检测（cell proliferation assay）是一种以比色法为基础检测细胞存活和生长的方

法。噻唑蓝，即 3-（4，5- 二甲基 -2- 噻唑基）-2，5- 二苯基 -2H- 四氮唑鎓溴化物 [3-（4，5-dimethyl-2-thiazolyl）-2，5-diphenyl-2H-tetrazolium bromide，MTT]，是一种黄色的染料，能被活细胞线粒体中的琥珀酸脱氢酶还原为不溶的蓝紫色结晶甲臜（formazan）并沉积于细胞中。DMSO 能溶解甲臜，490 nm 处测吸光度可间接反映活细胞数量，在一定范围内，MTT 结晶形成的量与细胞数呈正比。MTT 实验法广泛用于生物活性因子活性检测、细胞毒性实验、大规模的抗肿瘤药物筛选及肿瘤放射敏感性测定等，具有灵敏度高、经济的特点。

进行 MTT 实验时，需要注意以下事项：注意选择适当的细胞接种密度；血清干扰实验结果时，可选择含低血清（低于 10% 的胎牛血清）培养液进行试验，呈色后尽量吸尽孔内残余培养液；应设空白对照：设无细胞只加培养液的空白对照，实验操作与给药组一致，最后比色时以空白对照调零；测定的吸光度值应在 0 ~ 0.7，超出范围，细胞增殖就不是直线关系；为使 DMSO 完全溶解甲臜颗粒，应尽量去掉培养液后再加 DMSO。

（四）细胞转染

细胞转染（tansfection）技术是指将 DNA 或 RNA 等外源分子导入真核细胞的技术，是研究和控制真核细胞基因功能的常规工具，广泛应用于基因功能、基因表达的调控、突变分析和蛋白质生产等科学研究。

1. 技术分类

常规转染技术可分为两大类，瞬时转染和稳定转染（即永久转染）。瞬时转染是外源 DNA 或 RNA 分子不整合到宿主染色体，一个宿主细胞中可存在多个拷贝数，产生高水平的表达，但通常只持续几天，多用于启动子和其他调控元件的分析。一般来说，超螺旋质粒 DNA 转染效率较高，转染后 24 ~ 72 h 内可分析结果，常用荧光蛋白、β－半乳糖苷酶等报告蛋白来帮助检测。稳定转染是使外源 DNA 既可以整合到宿主染色体中，也可作为一种游离体（episome）存在。尽管线性 DNA 比超螺旋 DNA 转入量低，但前者整合率高。外源 DNA 整合到染色体中的概率很小，大约 $1/10^4$ 转染细胞能整合，通常需要通过氨丙基转移酶（aminopropyl transferase，APH）等一些选择性标记反复筛选，得到稳定转染的同源细胞系。

2. 转染方法

转染技术的选择对转染结果影响很大，许多转染方法需要优化 DNA 与转染试剂比例、细胞数量、培养及检测时间等。一些传统的转染技术，如 DEAE- 右旋糖酐法、磷酸钙法、电穿孔法、脂质体法各有利弊，可根据实际实验要求选择不同的转染方法。

（1）磷酸钙法：采用磷酸钙 DNA 复合物吸附细胞膜，通过胞饮作用进入靶细胞。此技术操作简便，用于稳定和瞬时性转染的测定。其缺点是重复性差，不适用于原代细胞。

（2）DEAE- 右旋糖酐法：以带正电的 DEAE- 右旋糖酐与核酸带负电的磷酸骨架相互作用形成的复合物胞饮入细胞。用于瞬时性转染，相对简便、结果可重复。其缺点是对细胞有一定的毒副作用，转染时需去除血清。

（3）电穿孔法：利用高脉冲电压可逆地击穿细胞膜形成瞬时的水通路或膜上小孔，促使DNA分子进入胞内。用于稳定和瞬时性转染，适用于所有细胞。某些脂质体转染效率很低或几乎无法转入时建议用此法。此技术的缺点是高电场强致细胞死亡率高（50% ~ 70%），DNA和细胞用量大，需根据不同细胞类型优化电穿孔实验条件。

（4）病毒介导法（病毒感染）：通过侵染宿主细胞将外源基因整合到染色体中。用于稳定转染，适用于难转染的细胞、原代细胞、体内细胞等，快速100%感染，检测成功率高。

（5）阳离子脂质体法：利用带正电的脂质体与核酸带负电的磷酸基团形成的复合物被细胞膜吸附，再通过融合或内吞进入细胞。该法用于稳定和瞬时性转染，适用于所有细胞，是目前实验室最方便的转染方法之一，具有转染效率高、重复性好等特点。其缺点是转染时需去除血清，因脂质体对细胞有一定的毒性，转染时间一般不超过24 h。

（6）Biolistic 颗粒传递法：DNA用显微重金属颗粒沉淀，再将包被好的颗粒用弹道装置投射入细胞，DNA在胞内逐步释放、表达。该法用于瞬时性转染，适用于人表皮细胞、纤维原细胞、淋巴细胞及原代细胞。

（7）显微注射法：用显微操作将DNA直接注入靶细胞核。该法用于稳定转染和瞬时转染。其转染细胞数有限，多用于工程改造或转基因动物的胚胎细胞。

（五）划痕实验

肿瘤细胞在体外仍具有迁移能力，划痕实验借鉴体外细胞致伤愈合实验模型，利用细胞划痕（scratch）实验测定肿瘤细胞的运动特性。当细胞生长融合成单层状态时，在融合的单层细胞上人为制造一个空白区域，称为“划痕”。划痕边缘的细胞会逐渐进入空白区域使“划痕”愈合。细胞划痕实验是检测细胞运动的一种简单易行的方法，具有实验操作简单、成本低的特点。

（六）集落（克隆）形成实验

1. 平板克隆形成实验

集落（克隆）形成（colony formation）实验原理：当有增殖能力的单个贴壁细胞在体外增殖6代以上，其后代所组成的细胞群体称为集落或克隆，每个克隆含有50个以上的细胞，大小为0.3 ~ 1.0 mm。克隆（集落）形成率反映细胞群体依赖性和增殖能力，各种理化因素可能导致细胞的克隆形成能力发生改变。

注意：根据细胞的生物学性状不同，克隆形成率差别也较大。一般初代培养细胞和二倍体细胞的克隆形成率弱，相反传代细胞和转化细胞系的克隆形成率强，正常细胞的克隆形成率弱，肿瘤细胞的则强。克隆形成率与接种的细胞密度有一定关系，消化细胞一定要充分，接种细胞一定要分散，直接接种在培养皿中，持续培养1 ~ 2周，随时观察，一旦细胞形成克隆即终止培养。

2. 软琼脂集落（克隆）形成实验

软琼脂集落（克隆）形成（soft agar colony formation）实验一般制备2层不同浓度的琼脂层，底层0.50%低熔点琼脂层完全切断细胞贴壁所需的环境，上层0.33%低熔点琼脂层中充分分散的单细胞完全孤立生存，此实验方法常用于检测肿瘤细胞和转化细胞系的生存能力。琼脂与细胞相混时，温度不宜超过40℃，接种的细胞密度每平方厘米少于35个细胞，一般直径6 cm的平皿接种1000个细胞。正常细胞在悬浮状态下不能增殖，不适用于软琼脂克隆形成实验。

（七）迁移实验和侵袭实验

1. 迁移实验

实验原理：迁移实验主要检测肿瘤细胞的迁移能力或肿瘤细胞在特定情况下的迁移能力。实验一般常用带有8.0 μm或12.0 μm微孔膜的24孔或12孔Transwell小室细胞培养板，上室接种肿瘤细胞，下室加入FBS或实验设定的药物，或其他影响因子。肿瘤细胞可穿过隔膜转到下室，计数进入下室的细胞数可反映肿瘤细胞的迁移能力。

2. 侵袭实验

实验原理：研究肿瘤细胞的侵袭（invasion）能力或特定情况下肿瘤细胞的侵袭能力。在聚碳酸酯膜上涂上一层基质胶，模仿细胞外基质，上室种肿瘤细胞，下室加入FBS或实验设定的药物或影响因子，肿瘤细胞在侵袭能力较强的情况下，会分泌相关酶类消化基质胶，从而从上室迁移到下室，通过计数进入下室的细胞量测定细胞的侵袭能力。

（八）细胞内抗氧化活性测定

活性氧（reactive oxygen species，ROS）是指一类在生物体内由氧形成的、基态氧化学性质活泼的含氧代谢产物和易形成自由基的过氧化物的总称。常见氧化损伤的活性氧有超氧阴离子、过氧化氢、羟自由基、脂过氧自由基等。活性氧与机体氧化损伤密切相关，参与许多生理和病理过程，并扮演重要角色，包括信号转导、衰老、黄斑变性、动脉硬化症、败血症、神经衰退性疾病（如阿尔茨海默病、帕金森病等）、糖尿病及肿瘤发生。细胞内一旦产生活性氧自由基，就会损伤细胞的组成成分，包括蛋白质、脂质和DNA等。

活性氧检测试剂盒是一种基于荧光染料探针DCFH-DA，即二氯二氢荧光素-乙酰乙酸酯（2，7-dichlorofluorescin diacetate）的荧光强度变化，定量检测细胞内活性氧水平的最常用方法。DCFH-DA本身没有荧光，可自由穿过细胞膜。进入细胞后，被细胞内的酯酶水解生成不能通透细胞膜的DCFH，从而使探针很容易积聚在细胞内。细胞内的活性氧能氧化无荧光的DCFH，产生有绿色荧光的DCF，即绿色荧光强度与活性氧的水平呈正比，通过检测DCH的荧光强度就能知道细胞内活性氧的水平。在最大激发波长480 nm，最大发射波长525 nm处，使用荧光显微镜、流式细胞仪或激光共聚焦显微镜等检测荧光信号，并根据阳性对照Rosup（一种混合物，50 mg/ml）的荧光信号来分析活性氧的真正水平。

ABAP 是一种 ROS 诱导剂，能自由进入细胞，并自发降解为过氧自由基，且氧化细胞内无荧光的 DCFH 产生绿色荧光的 DCF。这时，如果细胞内含有抗氧化剂就能减少或消除细胞内的 ROS，从而抑制 DCF 的形成。抗氧化剂的抗氧化能力越强，细胞内荧光强度越弱。

（九）细胞凋亡和自噬检测

细胞死亡方式主要是细胞凋亡、自噬（autophagy）和坏死（necrosis）等。本部分主要介绍细胞凋亡和自噬的几种检测方法及在病理学检验、检查中常用的相关抑制剂和诱导剂。

1. 细胞凋亡

细胞凋亡又称细胞程序性死亡，是指细胞在一系列内源性基因的调控下发生的自然或生理性死亡的过程。常用的细胞凋亡检测方法有形态学检测、DNA 片段化的检测等。

（1）形态学检测。

细胞凋亡的形态学检测方法有光学显微镜检测、倒置相差显微镜检测、荧光显微镜检测和透射电子显微镜检测等。

①光学显微镜检测：方法有 HE 染色和 Giemsa 染色。结果评判：凋亡细胞染色质浓缩、边缘化，核膜裂解、染色质分割成块状和有凋亡小体。

②倒置相差显微镜检测：方法有观察未染色的培养细胞。结果评判：凋亡细胞的体积变小、变形，细胞膜完整但出现发泡现象，贴壁细胞出现皱缩、变圆、脱落。

③荧光显微镜检测（共聚焦显微镜）：常用的核染色试剂有 Hoechst 33342、Hoechst 33258、4′，6–二脒基–2–苯基吲哚（4′，6–diamidino–2–phenylindole dihydrochloride，DAPI）。三种染料主要结合在 DNA 的 A–T 碱基区，紫外光激发时呈蓝色突光。结果评判：细胞凋亡过程中细胞核染色质的形态学变为三期：Ⅰ期的细胞核呈波纹状或折缝样，部分染色质出现浓缩状态；Ⅱ a 期细胞核的染色质高度凝聚、边缘化；Ⅱ b 期的细胞核裂解为碎块，产生凋亡小体。

④透射电子显微镜检测：结果评判：凋亡细胞体积变小，细胞质浓缩。凋亡Ⅰ期（pro–apoptosis nuclei）的细胞核内染色质高度盘绕，出现许多称为气穴现象（cavitations）的空泡结构；Ⅱ a 期细胞核的染色质高度凝聚、边缘化；细胞凋亡的晚期，细胞核裂解为碎块状，产生凋亡小体。

（2）DNA 片段化的检测。

凋亡细胞 DNA 片段化的检测方法有 DNA 梯状条带（DNAladder）检测、TUNEL 法、原位缺口转移法（ISNT）、ssDNA ELISA 方法、脉冲场凝胶电泳（pulse–field electrophoresis）等。

① DNA 梯状条带（DNA ladder）图谱检测：检测原理为细胞凋亡时，DNA 分解酶被活化使其发生断裂，胞质内出现 DNA 片段，出现 180 ~ 200 bp 不同整倍数的核苷酸片段，而坏死细胞的 DNA 断裂为无特征的杂乱片段。

② TUNEL 法：TUNEL 法（terminal deoxynucleotidyl transferase（TdT）–mediated dUTP biotin nick end labeling）又称 DNA 断裂的原位末端标记法。TUNEL 法对 DNA 分子断裂缺口

中的 3′ -OH 进行原位荧光素等标记，通过荧光显微镜等观测标记物，特异性检测双链 DNA 切断部位。

检测原理：DNA 双链断裂或只要一条链上出现缺口时 DNA 的 3′ -OH 末端暴露，在脱氧核糖核苷酸末端转移酶（terminal deoxynucleotidyl transferase，TdT）的作用下，将脱氧核糖核苷酸和荧光素、过氧化物酶、碱性磷酸酶或生物素形成的衍生物标记到 DNA 的 3′ - 末端，进行凋亡细胞的检测。技术优点：可用于石蜡包埋组织切片、冰冻组织切片、培养的细胞和从组织中分离的细胞的凋亡测定，并可检测出极少量的凋亡细胞，灵敏度远比一般的组织化学和生物化学测定法要高，因而在细胞凋亡的研究中已被广泛采用。

注意：培养细胞的预处理，设阳性和阴性细胞对照。阳性对照切片可使用 DNase 部分降解的标本，也可使用 1 μmol/L 地塞米松处理 3 ～ 4 h 的大鼠胸腺细胞、小鼠胸腺细胞或人外周血淋巴细胞。阴性对照不加 TdT 酶，其余步骤与实验组相同。

③原位缺口转移法：原位缺口转移法（ISNT）与 TUNEL 法不同，非特异性检测单链 DNA 的切断部位。采用光学显微镜、荧光显微镜的检测方法。其优点：可用于石蜡包埋组织切片、冰冻组织切片、培养的细胞和从组织中分离的细胞的凋亡检测，其灵敏度比 TUNEL 测定法高。DNase 的混入可能导致假阳性，因此使用器具最好经过高压灭菌，操作时戴手套。

④酶联免疫吸附法：甲酰胺（formamide）是一种温和的变性剂，致凋亡细胞的 DNA 变性，但对坏死细胞或凋亡以外的 DNA 分解的片段无效。酶联免疫吸附法（enzyme-linked inununo sorbent assay，ELISA）检测细胞凋亡是根据甲酰胺对凋亡细胞的 DNA 感受性，选择性定量检测凋亡细胞中的单链 DNA（single-strand DNA，ssDNA）的方法。

（3）流式细胞仪检测细胞凋亡。

在此主要介绍流式细胞仪检测细胞凋亡中的 annexin V-PI 染色、细胞色素 C 的检测和 DNA 片段的检测。

① annexin V-PI 染色：磷脂酰丝氨酸（phosphatidylserine，PS）位于细胞膜脂质双层结构的内侧。细胞凋亡的早期，PS 可从细胞膜的内侧外翻转到膜表面暴露于细胞外环境。annexin-V 是一种分子质量为 35 ～ 36 kDa 的 Ca^{2+} 依赖性磷脂结合蛋白，与 PS 有高度亲和力，与暴露在细胞膜外的 PS 特异性结合，可检测早期细胞凋亡。碘化丙啶（propidium iodide，PI）是一种核酸染料，不能透过完整的细胞膜。但细胞坏死或中、晚期凋亡时，细胞膜破坏、膜通透性增加，PI 就能透过细胞膜染细胞核。因此，annexin-V 与 PI 匹配使用，可检测和区分早期凋亡或中、晚期凋亡及坏死细胞。

此实验过程中因细胞没有固定，测定时细胞凋亡一直在进行。因此，从染色到测定，时间管理非常重要。重复实验时，为保证实验结果的稳定性，要保持一致的诱导时间和测定时间。

②细胞色素 C 的检测：主要适用于检测悬浮细胞的凋亡。细胞色素 C 作为一种信号物质，在细胞凋亡中发挥着重要的作用。正常情况下，细胞色素 C 存在于线粒体内膜和外膜之间的腔中，凋亡信号刺激使其从线粒体释放至细胞浆。但无法弄清楚每个细胞浆内的细胞色素 C 含量的变化。使用只增加细胞通透性，而不影响线粒体外膜的洋地黄皂苷（digitonin）和链球

菌溶血素（streptolysin）等试剂，可使凋亡细胞的细胞色素 C 流出细胞外，用细胞色素 C 抗体染色时凋亡细胞呈阴性，而未引起凋亡的细胞则呈阳性。

③ DNA 片段的检测：DNA 片段检测原理与经典 TUNEL 法原理基本一致，利用 TdT 能将荧光素标记的 dUTP 标记到断裂的 DNA 末端，进而检测凋亡细胞。但是由于在细胞内进行标记，细胞需要进行固定处理，操作类似免疫组织化学法，容易造成假阳性。建议使用进口的原装试剂盒，并严格设立对照组。经预实验，操作方法和结果稳定后再进行大规模样本的检测。标本处理后，均可用荧光显微镜进行观察、拍照，用流式细胞仪检测后，可进行精确的凋亡百分比计算。这一点优于经典 TUNEL 法。该法主要包括利用 PI 染色的 DNA 片段化检测，利用 TUNEL 法的 DNA 片段化检测。

（4）线粒体膜电位变化检测细胞凋亡。

检测原理为线粒体膜电位下降是早期细胞凋亡的标志性事件。氧化应激、射线、化疗药治疗等细胞凋亡诱导信号作用于线粒体膜，使线粒体膜电位（mitochondrial membrane potential）明显下降、膜转换孔开放，引起线粒体膜通透性增高，促进线粒体内凋亡启动因子释放到胞质，启动线粒体介导的细胞凋亡通路。

（5）免疫组织化学染色检测细胞凋亡。

在免疫组织化学染色检测细胞凋亡过程中，常用的抗体包括 Bcl–2（B–cell lymphoma–2）、Bax（Bcl–2 associated X protein）、p53、p63、Survivin 和 ssDNA 等。

2. 细胞自噬

自噬（autophagy）是细胞的自食现象，是指细胞在外界环境因素的影响下，细胞内部分受损的细胞器、错误折叠的蛋白质和侵入其内的病原体与溶酶体结合，进行降解的生物学过程。细胞自噬与营养饥饿、细胞刺激、发生过程的程序性细胞死亡和细胞的肿瘤抑制、病原微生物的排除、免疫调节等多种生理过程相关，其调节涉及众多的基因表达和信号转导，自噬水平和调节紊乱则导致一系列的疾病状态。

细胞自噬的过程可分成动态发展的四个不同的连续阶段。第一阶段是细胞内膜包裹损伤的细胞器、错误折叠的蛋白分子或侵入的病原体，形成独立有核的囊泡结构并逐渐延伸，成为囊泡核（vesicle nucleation）结构和囊泡的延伸（vesicle elongation）。这一囊泡结构也称携带细胞自噬消化内容的自噬囊泡，简称自噬囊泡或自噬泡（phagophore）。第二阶段是自噬囊泡之间边缘融合形成自噬小体（autophagosome），或称自体吞噬泡（autophagic vacuole），也就是囊泡形成阶段，即把细胞内容物进行隔离，形成双层膜包裹的自噬吞噬泡。第三阶段是自噬体与细胞内吞的吞噬泡、吞饮泡融合。第四阶段是自噬体与溶酶体融合形成自噬溶酶体（autolysosome），自噬囊包括的内容物、自噬囊泡双层膜结构的内膜部分被溶酶体降解，产生的生物大分子及能量进入细胞的正常代谢过程，重新发挥生物大分子的生物学作用。自噬囊泡和自噬体是自噬发生的关键性标志。

（1）电子显微镜观察。

普通电子显微镜检测，在超微结构水平上可见空泡状双层膜结构包裹着尚未消化的胞内细胞器，如线粒体或内质网片段。所以，在电子显微镜下观察到双层膜自噬体结构是确认自噬体结构的“金标准”。自噬包括三种类型：巨自噬（macroautophagy）、微自噬（microautophagy）和分子伴侣介导的自噬（chaperone-mediated autophagy，CMA），其中研究最广泛的是巨自噬。巨自噬形成后，自噬体与溶酶体融合后形成自噬溶酶体，自噬体（AV_1）的特征为双层或多层膜的液泡状结构，内含胞浆成分，如线粒体、内质网、核糖体等。自噬溶酶体（AV_2）的特征为单层膜，胞浆成分已降解。

（2）荧光显微镜检测。

由于电镜耗时长，不利于监测自噬形成。对自噬的研究来说，荧光显微镜观察既方便又有效，是一种非常有利的方法。荧光显微镜不仅可以检测自噬体的数量、形态、细胞内分布，而且也可以在活细胞中时时观测自噬体从形成到溶解消失为止的时间变化及运动规律。

①间接荧光免疫法：固定的细胞或组织中抗原抗体反应特异性标记自噬特异性目的蛋白。

②荧光蛋白标记法：活细胞或活体内可检测 GFP 标记的自噬特异性蛋白，如 GFP-LC3。

③免疫荧光染色常用抗体：自噬标记物：酵母 Atg8 的哺乳动物同源蛋白微管相关轻链蛋白 3（microtuble-as-sociated protein light chain 3，LC3），特别是 LC3B 是最常用的指标。其作用原理：LC3 存在于隔离膜、自噬体、自噬溶酶体内，贯穿自噬整个过程，并能出现在晚期自噬溶酶体中，因此 LC3 作为自噬体的特异性标志物受到广泛的重视。LC3 分为两型：LC3-Ⅰ（分子质量为 18 kDa）和 LC3-Ⅱ（分子质量为 16 kDa），两者的含量和比值可以反映细胞自噬活性。

自噬初期标记物：Atg5、Atg16Ll、ULK1 这些初期因子与隔离膜结合，呈斑点状，但是随着自噬溶酶体的完成，这些因子随之扩散到细胞浆。

（3）蛋白印迹法检测。

常用的检测自噬的抗体有 LC3、p62/SQSTMl、beclin 1 等。

LC3：LC3-Ⅱ与脑磷脂（phosphatidyl ethanolamine，PE）结合后实际分子质量大于 LC3-Ⅰ，由于其疏水性较强，在聚丙烯酰胺凝胶中的泳动速度要快于 LC3-Ⅰ。由于在自噬时细胞内 LC3 蛋白总的表达水平并无上调，仅仅是一部分 LC3-Ⅰ转变成了 LC3-Ⅱ，理论上自噬时应表现为 LC3-Ⅰ的减少和 LC3-Ⅱ增加，通过 LC3-Ⅱ /LC3-Ⅰ或者 LC3-Ⅱ /（LC3- Ⅰ +LC3-Ⅱ）即可反映自噬水平。

p62/SQSTM1：选择性自噬底物 p62 蛋白是一种多功能的泛素化结合的折叠蛋白，存在于受到破坏泛素化的细胞器内。

beclin 1：哺乳动物 beclin 1 是酵母 *Apg*3/*Vps*30 基因的同源物，是自噬的调控基因，也是 bcl-2 的一个相互作用蛋白。

四、三维细胞培养

（一）三维细胞培养的优势

体内组织和细胞在一定内环境条件下的生长，体外建立适合的微环境进行细胞和组织的培养至关重要。传统的单层平面细胞培养，即二维培养具有费用低、操作方便、应用广等优点，但无法建立立体微环境，细胞在形态、结构和功能等方面均与体内生长时存在差异，影响细胞的基因表达和分化等过程。一种新兴的既能保留细胞生长所需微环境物质基础，又能体现细胞培养直观性和条件可控性的细胞培养技术，即三维细胞培养（three-dimension cell culture，TDCC）为再生医学、肿瘤研究、组织工程及药物载体和筛选等研究提供了新的技术和平台。三维细胞培养将体外共同培养三维结构载体和细胞，最大限度地模拟体内生长环境，使细胞能在三维立体空间结构中生长、迁移。三维细胞培养结合了传统细胞培养和动物模型的优点，实验中对三维细胞培养材料可进行多种因子修饰，如可溶性因子、固定化处理因子、功能域蛋白、融合蛋白、黏连蛋白、阳性信号因子或隐性信号因子等。

（二）三维细胞培养模型及方式

常用的三维细胞培养模型包括自发性细胞聚集、基质覆盖培养、旋转烧瓶培养、微载体培养、预置支架培养、旋转细胞培养、细胞拉应力加载培养、细胞压应力加载培养、细胞流体切应力加载培养和三维细胞水凝胶支架培养等。三维培养方式主要有成球培养、支架培养、基质胶培养和芯片培养等。三维细胞培养条件下培养的肿瘤细胞比二维细胞培养条件下的肿瘤细胞生长更为活跃、具有更强的肿瘤特性及更少的实验假阳性结果等优点。下面主要介绍实验室方便开展的两种三维细胞培养方法。

1. 三维成球培养

三维成球培养主要通过悬滴培养法、自发性细胞聚集法和基质覆盖培养法等三种方法获得。悬滴培养法是倒置培养滴有细胞原液的培养皿，细胞在液滴底部聚集生长成球，三维细胞球的大小通过调控液滴大小来控制。自发性细胞聚集法是将细胞培养于不停摇摆的装置中，使细胞自发聚集生长的方法。基质覆盖培养法是用细菌培养级别的皮氏培养皿或细胞培养皿表面覆盖琼脂糖凝胶等非贴附表面培养细胞，由于细胞不能贴壁，悬浮生长的细胞最终聚集成球状。

2. 三维胶原支架材料细胞培养

三维细胞培养支架材料一般为多孔结构材料，已有聚乳酸羟基乙酸、壳多糖等生物高分子微纤维支架，胶原蛋白支架、Matrigel 及聚酯羊毛为材料的“人工脉管”等支架材料。细胞接种到支架可有效地扩展培养体积，增强细胞之间、细胞与基质之间的联系。支架材料能为细胞的黏附、增殖和分化提供足够的空间，并且要求要有良好的生物相容性和一定的机械支撑能力，还要有利于营养物质的运输和交换。胶原是细胞外基质的主要成分，赋予组织一定张力和弹性，是三维培养的一种理想材料。根据实际培养细胞种类不同可选用不同种类、不同孔径大小的支架材料。

三维胶原支架培养细胞的观察包括荧光素双醋酸酯（FDA）染色观察，FDA 染色是测定活细胞的一种方法，不发光的 FDA 进入细胞内产生荧光素，在 488 nm 蓝光激发显绿色，因此活细胞产生荧光。FDA 染色是简便的三维细胞染色法。

第九节　分子生物学实验诊断

一、质粒技术

质粒（plasmid）是一种双链共价闭合的环状 DNA，是染色体以外稳定的遗传因子。已经在细菌、真菌及部分动植物细胞中发现质粒，以细菌中存在质粒最为普遍。

在基因工程中主要作用为载体的是细菌质粒。质粒的制备与提取是分子克隆的基本技术，主要依赖于限制性核酸内切酶、DNA 连接酶和其他修饰酶的作用，分别对目的基因和载体 DNA 进行适当切割和修饰后，将二者连接在一起，再导入宿主细胞，实现目的基因在宿主细胞内的正确表达。

克隆的目的基因只有通过表达才能探索和研究基因的功能及基因表达调控的机制，明了其利用价值和途径。质粒包括基因过表达质粒、干扰质粒、启动子质粒等多种类型，主要的差别在于其载体和克隆片段的不同，实验方法多样。

质粒提取主要是从细菌中提纯，方法多样，但均主要包括三个步骤：细菌培养物生长；收获细菌并裂解；质粒 DNA 纯化。

二、分子提取方法

生物大分子是构成生命的基础物质，主要包括活性成分的分子质量达到上万或更多的有机分子，包括蛋白质、核酸、碳氢化合物等。分子生物学从分子水平研究核酸和蛋白质等生物大分子的结构与功能角度来阐明各种生命现象。

核酸的提取和纯化是核酸处理的基本技术。本节以真核培养细胞和体内组织核酸为例，介绍核酸的抽取、分离和纯化。

分离核酸最常用苯酚、氯仿抽提法。酚和氯仿是蛋白变性剂，酚不能抑制核糖核酸酶（RNase）的活性，尚能溶解于 10% ~ 15% 的水，损失 DNA，溶解部分 poly（A）核糖核酸（ribonucleic acid，RNA），而氯仿有加速有机相和水相的分离、去除植物色素和蔗糖等作用，其变性作用不如酚，故一般应用酚和氯仿两者反复抽提，达到去除与核酸相混的蛋白质的目的。

抽提末再用氯仿处理，除去痕量的酚，然后用水饱和乙醚抽提一次，除去样品中痕量的酚和氯仿，最后以 68℃水浴孵育 10 min 挥发乙醚，便可获纯净的核酸。

获得核酸后，尚需要进行浓缩和纯化，核酸沉淀是浓缩核酸常用方法。核酸是多聚阴离子的水溶性化合物，能与 Na^+、K^+、Mg^{2+} 等阳离子形成盐类而沉淀，在许多种有机溶剂中不溶解，也不会被变性。最常用的沉淀剂为乙酸钠、氯化钠、氯化锂、氯化钾、氯化镁等，其中 Mg^{2+} 的沉淀效率最高。常用的有机沉淀剂有乙醇、异丙醇、乙二醇和精胺等。在培养细胞或组织中提取核酸后，也可用核酸浓缩仪物理方法进行浓缩。

（一）总 RNA 提取

分子生物学研究中要了解目的基因的存在和表达，可通过提取组织或细胞中的总 RNA，检测该基因的信使 RNA（messenger RNA，mRNA）。总 RNA 的构成比较复杂，包括核内 RNA［核仁 RNA、mRNA 及前体不均一核 RNA（heterogeneous nuclear RNA，hnRNA）］和胞质 RNA［核糖体 RNA（ribosomal RNA，rRNA）、转运 RNA（transfer RNA，tRNA）和 mRNA］。此外 RNase 是一类活性非常稳定的酶，可存在于细胞、空气尘埃、各种试剂和试验器皿、人的汗液和唾液等环境中。RNase 具有耐热、耐酸碱的特性，煮沸也不能灭活，一般处理不易去除。因此，提取 RNA 时操作不慎易导致 RNase 混入而降解 RNA。

1. 总 RNA 提取方法

总 RNA 提取的方法大致有 2 种，即 Trizol、RNA trip 等溶解后有机溶剂提取法和生物公司 RNA 提取试剂盒提取法。Trizoh、RNA trip 等提取法经济、效率高，纯度依赖于样品的处理和实验操作的熟练度。试剂盒提取法纯度高，但价格昂贵，每个公司试剂盒的具体提取方法有所不同，应按试剂盒实验操作进行。目前新开发的 Direct-zol™RNA 试剂盒等，无须离心分相，把样本的 Trizol 裂解物直接加入分离柱即可提取 RNA。

2. 注意事项

RNA 提取时需注意：①人的皮肤、手指、唾液等所有组织中均存在 RNase，试剂、容器等中也含有 RNase，RNA 极易被降解，因此提前准备非常重要，实验台及移液器等最好专用。②操作中戴口罩和手套。③在清洁无尘环境中操作，实验台、移液器要用 75% 乙醇擦拭消毒，也可使用 RNase 抑制剂处理，操作时避免大声喧哗和频繁走动。④玻璃器皿常规洗涤后，应用 0.1% 焦磷酸二乙酯（diethyl pyrocarbonate，DEPC）浸泡处理，然后再用灭菌双蒸水漂洗几次，高压灭菌去除 DEPC，160 ℃烘烤 4 h。⑤移液器枪头和离心管要经 DEPC 处理水处理、高压灭菌后使用。⑥提取后的总 RNA 定量后部分用于逆转录，剩余 RNA 样品标记并用封口膜封口后 -80℃可保存数月。

（二）DNA 提取

1. DNA 提取技术

（1）培养细胞 DNA 提取（DNA extraction）：细胞裂解液中含有去污剂十二烷基硫酸钠（sodium dodecyl sulfate，SDS），它可溶解细胞膜、核膜，破坏细胞并释放出来 DNA。蛋白酶 K 是广谱蛋白酶，能在 SDS 和 EDTA 存在下保持高活性。SDS 破坏细胞，并将组氨酸从组蛋白分子中拆下，而 EDTA 能抑制 DNase 的活性，蛋白酶 K 将所有蛋白降解成为肽或小片段氨基酸，遂使 DNA 分子能完整地被分离出来，再用 RNase 去掉 RNA，通过酚 / 氯仿反复抽提获得纯净 DNA。

（2）实体组织中提取 DNA：这是主要的从新鲜组织或冰冻组织中提取 DNA 的方法和技术。在无菌条件下，将组织切成适当小块，液氮中冷冻保存，在需要的时候取出，置乳钵中迅速磨成粉末，加入含 10 倍体积的裂解液和蛋白酶 K，融化组织，若组织块不易裂解时可适当延长作用时间。以后的操作步骤同培养细胞 DNA 提取方法。

（3）血液中提取 DNA：可用新鲜血、储存血、运送血，也可用于羊水中提取 DNA。

2. DNA 定量与保存

（1）DNA 定量：DNA 定量技术目前多采用超微量核酸定量仪直接测定核酸浓度和紫外分光光度计间接测定核酸浓度的方法，其技术与 RNA 定量相同。

溴化乙啶（EB）荧光测定法：有时样品中含核酸量不足（低于 250 ng/ml），难于用分光光度计测定，或含有其他吸收紫外光的物质，妨碍 DNA 等的测量时，可利用嵌入 DNA 中的 EB 分子受紫外光激发发射的荧光来进行测定。此时，总荧光强度与 DNA 总量呈正比，通过比较待测样品和标准样品的荧光强度，可测出样品 DNA 的含量。此法可测出 1 ~ 5 ng DNA。要注意的是 EB 是一种有毒的致癌剂，使用时应戴手套，移液器也最好专用。

（2）DNA 的保存：DNA 的保存最好溶于 TE 缓冲液（pH 8.0）中，4℃环境可保存数日，在 –20℃环境可保存数月至数年，在 –70℃环境可保存 5 年以上。EDTA 可螯合Ⅱ价离子，抑制 DNA 酶活性，减少 DNA 的脱氨反应。

（三）蛋白提取

1. 蛋白提取（protein extraction）试剂

在蛋白提取过程中，常用的蛋白提取试剂包括蛋白裂解液、蛋白酶抑制剂和磷酸化蛋白酶抑制剂。分别简介如下。

（1）蛋白裂解液：可选用商品化的裂解液，如 tissue protein extraction reagent（T–PER）等，也可以使用配制的蛋白裂解液，包括 TNE buffer（1）、TNE buffer（2）、TNE buffer（3）、RIPA buffer 和 SDS buffer。其中前三者相对较为温和，仍残留细胞骨骼、细胞内复合蛋白；RIPA buffer 的裂解能力较强，基本可裂解所有的细胞内复合体；SDS buffer 可以裂解和变性染色质在内的所有的蛋白复合体，裂解蛋白只能用于蛋白印迹实验，不能用于免疫共沉淀实验。蛋白溶解后加入 5% 2-mer-captoethanol。

（2）蛋白酶抑制剂：常用的蛋白酶抑制剂及其相对分子质量包括苯甲磺酰基氟化物（PMSF，174.20）、AEBSF-HC1（239.50）、亮肽素（leupeptin，475.60）、抑肽酶（aprotinin，6511.50）、胃蛋白酶抑素 A（pepstatin A，685.90）、抑氨肽酶（bestatin，308.38）、焦磷酸钠（sodium pyrophosphate，221.90）、E-64（357.40）和 EDTA-Na2（372.24）。

（3）磷酸化蛋白酶抑制剂：可以选用商品化的磷酸化蛋白酶抑制剂混合液和磷酸化蛋白酶抑制剂，也可以采用配制的磷酸化蛋白酶抑制剂，常用的抑制剂及其相对分子质量为氟化钠、原矾酸钠、甘油磷酸钠和焦磷酸钠。

2. 蛋白提取

蛋白的提取包括贴壁细胞总蛋白提取和组织样本总蛋白提取两部分，其基本技术相似。

3. 蛋白定量方法

常用的蛋白定量方法很多，简要介绍如下。

（1）UV 法：主要利用蛋白质分子中所含酪氨酸和色氨酸残基的苯环含有共轭双键，使蛋白质在 280 nm 波长处有最大吸收值的原理进行检测，可以测定 A_{280nm} 下 0.1 ~ 1 mg/ml 范围内的蛋白，具有迅速、简便、不消耗样品的优点，低浓度盐类不干扰测定。但是存在误差，受到样品中核酸的干扰和影响。

（2）Biuret 法：利用碱性条件下肽键与 Cu^{2+} 反应，形成紫红色化合物的原理进行检测，测定 A_{540nm} 下 1 ~ 10 mg/ml 范围内的蛋白，受界面活性剂的影响较少，但是灵敏度较低。

（3）Lowry 法：利用碱性条件下肽键与 Cu^{2+} 螯合形成铜 - 蛋白质复合物，加入 folin 试剂，形成蓝色化合物的原理，可以检测 A_{650nm} 下 0.2 ~ 2 mg/ml 范围的蛋白，是将 Biuret 法改进的新型方法，容易受界面活性剂、EDTA 和 DTT 等还原剂的影响。

（4）BCA 法：利用在碱性环境下蛋白质与 Cu^{2+} 配位并将 Cu^{2+} 还原成 Cu^{+} 进行检测。BCA 与 Cu^{+} 可结合形成稳定的紫蓝色复合物，可以检测 A_{562nm} 下 0.1 ~ 1 mg/ml 范围内的蛋白，是目前最广泛应用的方法，很少受到各种杂质的影响。

（5）Bradford 法：以考马斯亮蓝 G-250 染料，在酸性溶液中与蛋白质结合，使染料的最大吸收峰的位置由 465nm 变为 595nm，溶液的颜色也由棕黑色变为蓝色为原理，检测 A_{595nm} 下 0.02 ~ 0.1 mg/ml 范围内的蛋白，此法简单，迅速，高灵敏度，很少受还原剂和 EDTA 影响，但易受界面活性剂影响，含大量脂质的样品易产生沉淀。

三、聚合酶链反应

聚合酶链反应（polymerase chain reaction，PCR），是近年来发展起来的一种快速的体外扩增特异 DNA 片段的技术，是在靶 DNA 序列侧翼上所结合的两个寡核苷酸引物指导下，在体外由 DNA 聚合酶催化合成特定 DNA 模板片段的扩增方法，模拟体内 DNA 复制过程。

PCR 技术的主要目的是从生物体的整个基因组 DNA 中获取足够量的特异性片段，以供进一步分析。PCR 技术具有操作简单、快捷、灵敏度高、特异性强等特点，广泛应用于 DNA 作图、DNA 测序及分子系统遗传学等研究。

（一）反应体系

1. 模板 cDNA 或 DNA

模板是 PCR 的起始底物，对于 PCR 产物的特异性、产量等有重要影响。扩增单拷贝基因时，基因组 DNA 常用量为 0.05 ~ 1.00 μg，含 10^2 ~ 10^5 个模板 DNA 分子。在一定范围内，适当增加模板 DNA 量，可提高 PCR 产量，但模板 DNA 量过高，容易出现非特异性产物。

2. 引物

引物（primer）是指 DNA 聚合酶启动 DNA 合成时必需的一段寡核苷酸。PCR 扩增的靶 DNA 在基因组中的位置及长度是由引物限定的，因此引物的优劣直接关系到 PCR 的特异性与能否成功扩增目标片段。

3. PCR 引物设计的基本原则

PCR 引物设计是为了找到一对合适的核苷酸片段，使其能有效地扩增模板 DNA 序列。引物的优劣直接关系到 PCR 的特异性与能否成功扩增目标片段。PCR 反应中有两条引物，即 5′ 端引物和 3′ 端引物。设计引物时以一条 DNA 单链为基准，5′ 端引物与位于待扩增片段 5′ 端上的一小段 DNA 序列相同，3′ 端引物与位于待扩增片段 3′ 端的一小段 DNA 序列互补。设计引物建议使用 primer 3、PP 5、Oligo 6、DNA star 等引物设计软件。设计原则如下：①引物的特异性要好，与非特异扩增序列的同源性不能超过 70% 或有连续 8 个互补碱基同源，特别是 3′ 端与模板 DNA 一定要配对。②引物的长度要适当，以 15 ~ 30 bp 为宜（常用为 20 bp 左右）。引物过短会使特异性降低，过长则增加成本，并降低特异性。③引物的碱基组成分布尽可能随机，避免出现 5 个以上嘌呤、嘧啶成串排列堆积，5′ 端和中间区为 G 或 C，引物序列中 G+C 的含量宜在 40% ~ 60%，G+C 的含量太少，扩增效果不佳，G+C 的含量过多，易出现非特异条带。④引物自身不应有互补序列，防止叠成发夹结构。⑤两引物间不应有互补序列，以防引物二聚体的形成，抑制扩增，尤其应避免 3′ 端的互补重叠。⑥引物与非特异扩增区的序列的同源性不要超过 70%，引物 3′ 端连续 8 个碱基在待扩增区以外不能有完全互补序列，否则易导致非特异性扩增。⑦引物 3′ 端的碱基，特别是最末及倒数第二个碱基，应严格要求配对，最佳选择是 G 和 C，避免富含 GC，保证最后 5 个核苷中含有 3 个 A 或 T。⑧引物的 5′ 端可以修饰。如附加限制酶位点，引入突变位点，用生物素、荧光物质、地高辛标记，加入其他短序列，包括起始密码子、终止密码子等。⑨反应体系中引物的浓度为 0.2 ~ 1.0 Mmol/L，引物浓度过高会异位引导合成，使非特异扩增产物增加，过低则扩增产物产量降低。

4. Taq DNA 聚合酶

Taq DNA 聚合酶是一种从嗜热性真菌中分离出来的，分子质量约为 93 kD 的 DNA 聚合酶，其突出特点是对合成DNA具有比较高的最适温度（70 ~ 75℃）。Taq DNA聚合酶具有5′→3′催化活性，可依碱基互补原则，催化引物按5′→3′方向合成DNA链。一般在20 μl PCR反应体系中Taq DNA聚合酶的用量为1.0 U，酶量过多会使非特异性产物增加，而酶量过少，则会使目的产物产量降低。

5. dNTP

PCR反应需要三磷酸脱氧核苷酸，即dNTP（dATP、dGTP、dTTP和dCTP）。反应体系中各种dNTP的浓度为50 ~ 200 μmol/L。dNTP浓度过高会使碱基错误掺入，过低会影响扩增产物的产量。

6. 反应缓冲系统

标准PCR缓冲液中含有55 mmol KCl、15 mol Tris-HCl（pH 8.4）和1.5 mmol $MgCl_2$。PCR缓冲液的变化通常会影响扩增结果，特别是Mg^{2+}，其浓度对扩增的专一性和扩增量都有重大影响，应按要求予以严格控制。

（二）PCR操作注意事项

在进行PCR操作过程中，需要注意以下事项：① PCR操作应在没有DNA污染的环境中进行。最好设立专用PCR实验室或实验台。②应戴手套操作，防止核酸酶的污染。③ PCR试剂配制应使用新鲜灭菌双蒸水。④试剂或样品准备都要使用一次性灭菌反应管，以免发生污染。⑤ PCR反应样品应在冰浴溶化、混匀后使用。⑥向PCR仪中放置反应管时，样品基座四角的孔中先放空的反应管，保证加盖后的平整。

（三）PCR产物的分析方法

根据扩增片段多态性产生的分子学基础不同，常用的DNA分型技术主要有以下几类。

1. AMP-ELP技术

扩增片段长度多态性（amplified fragment length polymorphism，AMT-FLP）指不同个体基因组DNA经PCR扩增获得的DNA片段长度不同而形成的遗传多态性。

2. PCR-ASOA技术

将PCR扩增产物变性后，通过斑点印迹试验使解链的扩增产物固定在尼龙膜上，再用等位基因特异性寡核苷酸（allele specific oligonucleotide，ASO）探针，分别与尼龙膜上的PCR扩增产物杂交，依据探针标记物（同位素、酶或生物素）进行显谱。PCR-ASO技术具有准确、结果可靠、操作简易可行的优点，是检测等位基因序列多态性中应用最早、最成熟的技术。

3. AS-PCR技术

等位基因特异性PCR（allele specific PCR，AS-PCR）技术是根据等位基因中某一碱基的差异，设计一系列3′端第一个碱基分别与各等位基因的特异性碱基相匹配且长度各不相同的引物，进行扩增反应。引物3′端末位碱基必须与模板DNA碱基互补才能进行DNA扩增，通过扩增产物长度的分析，简单地进行等位基因分型。

4. PCR-SSP 技术

PCR-SSP 技术是根据等位基因中某一碱基的差异，设计一系列 3′ 端第一个碱基分别与各等位基因的特异性碱基相匹配的序列特异性引物（sequence specific primer，SSP），进行扩增反应。引物 3′ 端末位碱基必须与模板 DNA 碱基互补才能进行 DNA 扩增，通过扩增产物的有无，简单地进行特异性等位基因分型。

5. PCR-PFLP 技术

选择能识别靶 DNA 序列中特定碱基序列的限制性核酸内切酶，消化 PCR 扩增产物，由于不同个体扩增产物碱基序列的差异，导致酶切位点产生或消失，继而导致消化后 DNA 片段的数目和长度不同。通过电泳分离，根据电泳谱带的位置和数目可判定基因型。

6. MVR-PCR 技术

小卫星变异作图（minisatellite variant repeat mapping，MVR）-PCR，即 MVP-PCR，是根据一些小卫星内部存在的碱基差异，设计分别扩增两种重复单位的下游引物，而上游引物为共同引物。两个扩增体系均扩增出一系列不同长度的片段，经电泳分离检测，按片段长度依次排列，比较两泳道相应位置有无片段进行分型。MVR-PCR 最大的特点是高度的多态性，且信息数字化利于计算机管理和保存。

7. DNA 序列测定法

PCR 扩增的 DNA 片段，可以用多种方法进行碱基序列测定，常用的方法是在 PCR 技术上发展起来的耐热聚合酶双脱氧核苷酸末端终止法。其原理是以待测单链 DNA 为模板，在 4 种寡核苷酸（dNTP）和双脱氧核苷酸（ddNTP）以一定比例存在的条件下，引物和模板 DNA 结合，在 TaqDNA 聚合酶催化下，按碱基互补原则从 5′ 端向 3′ 端延伸，合成新的 DNA 链。随着反应的进行，ddNTP 掺入到新合成 DNA 链中，它们虽可通过 5′→3′ 磷酸基团结合到延长着的 DNA 链上，但由于 3′ -OH 已被脱氧，下一个 dNTP 不能与之形成磷酸二酯键，故 DNA 链不能继续延伸。ddNTP 与 dNTP 竞争随机掺入到 DNA 链中并终止反应，产生一系列具有相同 5′ 末端，而 3′ 端分别以模板链的每一个 A、C、T 或 G 处为终止末端的不同长度的 DNA 片段。最后进行变性聚丙烯酰胺凝胶电泳分离，可精确分辨长度仅相差一个碱基的不同片段。

（四）反转录 PCR

反转录 PCR（reverse transcription PCR，RT-PCR）又称逆转录 PCR，是聚合酶链反应的一种广泛应用的形式，由一条 RNA 单链逆转录成为互补 DNA，即 cDNA，再以 cDNA 为模板进行 DNA 扩增，获得目的基因或检测基因表达。RT-PCR 使 RNA 检测的灵敏性提高了几个数量级，使一些极为微量 RNA 样品的分析成为可能。RT-PCR 技术因灵敏度高，可广泛用于基因分析、获取目的基因、合成 cDNA 探针、构建 RNA 高效转录系统、检测细胞或组织中基因表达水平、细胞中 RNA 病毒的含量和克隆特定基因 cDNA 序列等的研究。

（五）实时荧光定量 PCR

实时荧光定量 PCR（real-time quantitative polymerase chain reaction，real-time PCR）通过对 PCR 扩增反应中每一个循环产物荧光信号的实时检测，从而实现对起始模板定量。检测 RNA 样本的定量 PCR 称为逆转录实时 PCR（real-time RT-PCR）。实时突光定量 PCR 技术的原理是在反应体系中引入了一种荧光化学物质，随着 PCR 反应的进行，PCR 反应产物不断累计，荧光信号强度也等比例增加。每经过一个循环，可收集一个荧光强度信号，通过荧光强度变化来监测产物产量的变化，从而得到一条荧光扩增曲线。实时定量 PCR 技术不仅实现了 PCR 从定性到定量的飞跃，并且与常规 PCR 相比具有特异性更强、自动化程度更高等特点。该方法已广泛应用于基础研究、临床诊断及药物研发等领域。

1. 荧光探针与荧光染料

荧光标记是实现 PCR 反应实时定量的基础。定量 PCR 所使用的荧光化学物质可分为两种：荧光探针和荧光染料。实验时可根据实验条件和需要，选择适合的荧光化学物质。SYBR 荧光染料的价格相对低于 TaqMan 荧光探针，但特异性不如 TaqMan 荧光探针。两种荧光化学物质的使用原理简单介绍如下。

2. TaqMan 荧光探针

PCR 扩增时同时加入一对引物和一个特异性的寡核苷酸荧光探针，探针两端分别标记一个报告焚光基团（reporter，R）和一个淬灭突光基团（quencher，Q）。探针完整时 R 发射的荧光信号被 Q 吸收，PCR 扩增时 Taq 酶的 5′→3′ 外切酶活性将探针酶切降解，使 R 和 Q 分离，从而荧光监测系统可接收到荧光信号，即每扩增一条 DNA 链就有一个荧光分子形成，实现了荧光信号的累积与 PCR 产物形成完全同步。新型 TaqManminor groove binder（TaqMan-MGB）探针使该技术既可进行基因定量分析，又可分析基因突变（SNP），TaqMan-MGB 探针精确到能够分辨 1 个碱基的差别。

3. SYBR Green 荧光染料

SYBR Green 能结合到 DNA 双螺旋上。在加入过量 SYBR 荧光染料的 PCR 反应体系中，特异性地掺入 DNA 双链上的 SYBR 荧光染料会发射荧光信号，而未掺入 DNA 链中的染料不会发射任何荧光信号，从而保证荧光信号的增加与 PCR 产物的增加完全同步。

（六）DNA 的 PCR 扩增

DNA 的半保留复制是生物进化和传代的重要途径。双链 DNA 在多种酶的作用下可以变性解旋成单链，在 DNA 聚合酶的参与下，根据碱基互补配对原则复制成同样的两分子拷贝。

四、DNA 检测

（一）DNA 测序

DNA 测序（sequence）是分析特定核酸一级结构碱基序列，即腺嘌呤（A）、鸟嘌呤（G）、胸腺嘧啶（T）和胞嘧啶（C）排列序列的方法，是现代分子生物学中进一步研究和改造目的基因的一项重要技术。常用的测序技术有双脱氧链终止法和 Maxam-Gilbert 化学降解法。双脱氧链终止法（又称 Sanger 双脱氧链终止法）是英国生物学家 Sanger 发明。

DNA 测序技术经历了从 20 世纪 70 年代的第一代技术和 21 世纪初的第二代技术到近几年的第三代技术的过程。第一代测序技术是以传统的双脱氧链终止法和化学降解法为基础发展来的一种 DNA 测序技术；第二代测序技术具有高通量、速度快、准确度高等特点，一次能对几十万到几百万条 DNA 分子进行序列分析，包括 Solexa Genome Analyzer 测序平台、GS FLX 测序平台和 SOLiD 测序平台等；第三代测序技术的特点是针对单分子进行测序，无须扩增，如 HeliScope 单分子测序仪、SMRT 芯片测序和纳米孔单分子技术等。

1. 原理

（1）双脱氧链终止法原理：DNA 体外合成反应中，DNA 聚合酶以待测序样本为模板，以 4 种 2′ – 核苷酸单体（dNTP）即 dATP、dGTP、dTTP 和 dCTP 为材料，延伸结合在带有 3′ –OH 尾端的引物，合成与模板 DNA 互补的多核苷酸链的过程。反应中 DNA 聚合酶不能区分特殊的 2′，3′ – 双脱氧核苷酸（ddNTP），ddNTP 缺乏 3′ –OH 不能与后续的 dNTP 形成磷酸二酯键，DNA 合成的互补链可随机在不同位置终止反应。反应可得到共同的起始点，但终止在不同的核苷酸上，相差 1 bp 的单链 DNA 混合物。产物通过高分辨率变性凝胶电泳，分离出大小不同的片段，或通过 4 种不同荧光染料标记的 ddNTP 在激光激发下发出的不同波长的荧光，在自动测序仪中读取待测 DNA 分子的顺序。

（2）Maxam-Gilbert 化学降解法测序原理：在 DNA 片段的 5′ 端磷酸基作放射性标记，标记的 DNA 分为 G、A+G、C+T 和 C 等 4 个反应体系，再用专一性化学试剂对 DNA 进行特异性降解，使 DNA 链在 1 个或 2 个碱基处发生特异性切割，从而获得 4 套含有长度不一的 5′ 端被标记的 DNA 混合物。DNA 分子的长度取决于反应所针对的碱基在待测 DNA 片段的位置，通过凝胶电泳分离和放射线自显影，读出待测 DNA 片段的碱基序列。

（3）自动化测序原理：用不同的荧光标记 ddNTP，ddATP 标记红色荧光、ddGTP 标记黄色荧光、ddTTP 标记绿色荧光、ddCTP 标记蓝色荧光，四种荧光染料在激光激发下发出不同波长的荧光，延伸的 DNA 互补链分别终止于不同荧光标记的 ddNTP，每种 ddNTP 带有各自特定的荧光染料，可简化为由 1 个泳道同时判读 4 种碱基。

2. DNA 测序的应用

DNA 测序可用于对已知序列进行验证和鉴定，如 PCR 克隆测序验证、载体构建中 DNA

插入方向和定点突变分析、缺失突变体检测、基因序列分析、基因差异性比较等。也可用于未知 DNA 序列的准确长度和核苷酸排序的研究，如新基因测序、全基因测序、系统发育及物种鉴定等。DNA 片段分离还可用于个体识别、亲缘鉴定、微生物与病毒的分型与鉴定、SNP 关联分析及疾病诊断等方面。

（二）单核苷酸多态性检测

单核苷酸多态性（single nucleotide polymorphism，SNP）是指在基因组水平上由单个核苷酸的变异所引起的 DNA 序列多态性。SNP 是人类可遗传的变异中最常见的一种，占所有已知多态性的 90% 以上，在人类基因组中广泛存在，一般每 500 ~ 1000 个碱基对中就有 1 个，其总数可达 300 万个甚至更多。

限制性片段长度多态性聚合酶链反应（PCR-RFLP）技术是用特异设计的 PCR 引物扩增目标材料时，由于特定位点的碱基突变、插入或缺失数很少，以至于无多态出现，往往需要对相应 PCR 扩增片段进行酶切处理，以检测其多态性。

PCR-RFLP 的基本原理：PCR-RFLP 是用 PCR 扩增目的 DNA，扩增产物再用特异性内切酶消化切割成不同大小片段，直接在凝胶电泳上分辨。不同等位基因的限制性酶切位点分布不同，产生不同长度的 DNA 片段条带。此技术大大提高了目的 DNA 的含量和相对特异性，且方法简便，分型时间短。

（三）甲基化特异性聚合酶链反应

1. 原理

甲基化特异性聚合酶链反应（methylation-specific PCR，MSP）是一种简便、特异、敏感的检测单基因甲基化的方式。其基本原理是用亚硫酸盐处理基因组 DNA，未甲基化的胞嘧啶变成尿嘧啶，而甲基化的胞嘧啶不变，然后用 3 对特异性的引物对所测基因的同一核苷酸序列进行扩增。扩增产物用 DNA 琼脂糖凝胶电泳，凝胶扫描观察分析结果。此原理的关键在于 3 对特异引物的设计。引物序列设计在富含胞嘧啶区域以区别亚硫酸氢钠处理后转化的非甲基化的 DNA 与未转化的甲基化的 DNA，在引物的 3′ 端，至少含有 3 个 CpG 位点，以保证区别甲基化与非甲基化 DNA。野生型引物对直接根据基因组的待测序列设计。甲基化引物对与非甲基化引物对分别根据待测序列的 CpG 位点甲基化与非甲基化时，经亚硫酸氢钠转化后的序列设计。野生型引物只能扩增出未经亚硫酸氢钠处理的基因片段，甲基化引物对与非甲基化引物对只能分别扩增甲基化与非甲基化的基因片段，由此达到检测基因甲基化的目的。该技术用于检测 DNA 中 CpG 位点的甲基化状态。基本流程包括基因组 DNA 样品制备、DNA 修饰（或 DNA 亚硫酸盐处理）过程、PCR 扩增、电泳分离、结果分析等。

2. PCR 扩增及结果鉴定

基因组 DNA 完成亚硫酸盐处理后即可作为 PCR 的模板，用预先设计好的特异性引物进行 PCR 扩增。而引物的设计则需根据待测区域合成针对 DNA 发生甲基化的引物及未发生甲基化的引物，两者分别进行扩增，从而判断该区域的 DNA 是否发生甲基化。

五、蛋白质检测

（一）酶联免疫吸附试验

酶联免疫吸附试验是目前应用最多的免疫酶技术，具有灵敏度和特异性高、操作简便、应用广泛等特点，可用于检测抗体和抗原。其方法为将已知抗体或抗原结合在某种固相载体上，并保持其免疫活性，将待检标本和酶标抗体或抗原与固相载体表面吸附的抗原或抗体发生反应，抗原 - 抗体复合物与其他游离物成分用洗涤的方法分离，标本中待检物的量和结合在固相载体上的酶量呈一定的比例，然后加入底物显色，有色产物的量与标本中待检物的量直接相关，故可根据颜色反应的深浅进行定性或定量分析。最常用的酶为辣根过氧化物酶（horseradish peroxidase，HRP），底物为 H_2O_2，催化时需供氢体，常用的供氢体有联大茴香胺（OD）、邻苯二胺（OPD）、邻苯甲苯胺（TMB）等。根据检测目的和操作步骤的不同，通常将 ELISA 法分为间接法、双抗体夹心法和竞争法。现以双抗体夹心法为例介绍。此法常用于检测抗原，将已知抗体吸附于固相载体上，加入待检标本（含相应抗原）与之结合，温育后洗涤，加入酶标抗体（抗体）和底物进行测定。

（二）蛋白印迹法

蛋白印迹（western blot，WB）是分子生物学、生物化学和免疫遗传学中常用的一种实验方法，是将蛋白通过 SDS-PAGE 电泳后，再转移到杂交膜上，然后通过抗原 - 抗体复合物对特定蛋白质进行特异性检测的方法。

其检测原理包括：待测蛋白根据其性质（分子质量、分子大小、电荷及等电点）采用电泳方法进行分离，通过电流将凝胶中的蛋白质转移到聚偏二氟乙烯膜（PVDF）上，利用抗体与抗原特异性结合的原理，以抗体作为探针钓取目的蛋白。

（三）凝胶迁移或电泳迁移率实验

凝胶迁移或电泳迁移率实验（electrophoretic mobility shift assay，EMSA）是一种研究 DNA 结合蛋白和其相关的 DNA 结合序列相互作用的技术，可用于定性和定量分析。通常将纯化的蛋白或细胞粗提液和标记的 DNA 探针一同保温，在非变性的聚丙烯凝胶电泳上，分离复合物和非结合的探针，DNA 复合物比非结合的探针移动慢。常用实验手段有核素 ^{32}P 法和非核素法（化学发光法）。标记探针根据研究结合蛋白的不同，可以是双链或是单链。当检测如转录调控因子一类的 DNA 结合蛋白，可用纯化蛋白、粗蛋白或核细胞抽提液。竞争实验中采用含蛋白结合序列的 DNA 片段、寡核苷酸片段（特异）和其他非相关的片段（非特异）

来确定 DNA 结合蛋白的特异性。在存在竞争的特异和非特异片段的情况下，依据复合物的特点和强度来确定特异结合。

（四）体外 SUMO 修饰实验

小泛素相关修饰（small ubiquitin-like modifier，SUMO）是生物体内极为重要的一种蛋白质翻译后修饰方式，是一类广泛存在于真核生物中且高度保守的蛋白质家族，它在调节蛋白质间相互作用、定位、转运、转录、细胞周期及拮抗泛素化等方面均发挥着重要的作用。本小节简要介绍 SUMO 修饰的体外研究方法。

体外 SUMO 修饰实验是指 SUMO 共价结合于靶蛋白的赖氨酸残基上，类似于泛素化但又不同于泛素化。SUMO 通常是以非活性的前体形式存在，在酶的作用下水解几个氨基酸，暴露出 C 端双甘氨酸残基，成为具有活性的 SUMO 分子。当 ATP 存在时，经 SUMO 活化酶 El、SUMO 结合酶 E2、SUMO 连接酶 E3 的连续作用，最终与靶蛋白底物偶联形成异肽键，完成底物的 SUMO 修饰。

（五）免疫共沉淀

1. 原理

免疫共沉淀（co-immunoprecipitation，Co-IP）是研究蛋白质相互作用的经典方法，其原理基础为抗体和抗原之间的专一性作用。在分子病理生物学研究领域，Co-IP 是用以确定两种蛋白质在完整细胞内生理性相互作用的常用方法。其技术原理为当细胞在非变性条件下被裂解时，完整细胞内存在的许多蛋白质 - 蛋白质间的相互作用被保留下来。如果用蛋白质 N 的抗体免疫沉淀 N，那么与 N 在体内结合的蛋白质 M 也能沉淀下来。目前多用精制的 proreinA 预先结合固化在琼脂糖的珠子（bead）上，使之与含有抗原的溶液及抗体反应后，bead 上的 prorein A 就能吸附抗原达到精制的目的。Co-IP 主要用于测定两种目标蛋白质在体内的结合情况，也用于确定一种特定蛋白质的新的结合蛋白。

2. 技术特点

技术优点：①于天然状态下研究相互作用的蛋白质。②蛋白的相互作用是在自然状态下进行的，可以避免人为的影响。③分离得到相互作用蛋白的天然复合物。

技术缺点：①低亲和力和瞬间的蛋白质 - 蛋白质相互作用可能检测不到。②两种蛋白质的结合可能有第三者参与，而非直接结合。③实验前预测可能结合蛋白非常重要，以此选择最后检测的抗体，若预测不准确，实验就得不到结果，方法本身存在风险。

（六）免疫荧光染色及共聚焦显微镜观察

大量研究表明，细胞培养中支原体感染发生率高。支原体污染细胞后，培养液不发生浑浊，镜下细胞形态正常。支原体污染严重时，培养细胞增殖缓慢，并易从培养皿脱落。细胞样本进行免疫黄光染色（immuno fluorescencc staining）时，培养的细胞应没有支原体感染，否则得不到理想的照片。建议用于免疫荧光染色的细胞先进行支原体检测及污染的清除。

支原体检测试剂盒：Myco Probe Mycoplasma Detection Kit 采用标记了碱性磷酸酶的寡核苷酸探针与 16S 核糖体 RNA 杂交，随后通过检测底物可以证实支原体是否存在。其灵敏度高，检测时间仅需要 4.5 h。

支原体污染的清除：Plasmocin™ treatment 对真核细胞没有毒性，能强烈地作用于感染支原体的细胞，杀灭细胞内和细胞外支原体，并且不影响细胞本身的代谢。在培养液中加入 Plasmocin™ treatment 处理 2 周就能清除支原体污染，处理过的培养细胞，不会重新感染支原体。同时，Plasmocin™ treatment 能以一种较低的作用浓度发挥广谱的抗革兰阳性和革兰阴性的细菌作用，如能作用于耐青霉素与链霉素的细菌。使用浓度为 25 μg/ml，例如：10 ml 培养液中加入 10 μl 的 Plasmocin（25 mg/ml），每次换液，都要加入 Plasmocin，处理 2 周就能够清除支原体。

组织免疫荧光染色：如果是组织石蜡切片，染色前应做脱蜡、双氧水封闭、抗原修复等过程，荧光染色步骤同细胞免疫荧光染色。

（七）双荧光素酶报告基因检测

双荧光素酶报告基因系统是以荧光素（luciferin）为底物来检测萤火虫荧光素酶（firefly luciferase）活性的一种报告系统。荧光素酶可以催化荧光素氧化成氧化荧光素，在荧光素氧化的过程中，会发出生物荧光（bioluminescence）。然后可以通过荧光测定仪（也称化学发光仪，luminometer）或液闪测定仪测定荧光素氧化过程中释放的生物荧光。荧光素和荧光素酶这一生物发光体系可以极其灵敏、高效地检测目的基因的表达，也是检测转录因子和目的基因启动子区 DNA 相互作用的一种检测方法。本节介绍的双报告基因，用于实验系统中作相关基因的呈比例检测，通常一个报告基因作为内参，使实验目的的报告基因检测均一化。通过生物信息学预测找到目的基因的启动子后，将其克隆到 pGL 载体系统，即可使用双荧光素酶报告基因系统检测。该方法快速、灵敏、简便，可减少内在变化因素对实验准确性的影响。

六、染色质免疫共沉淀

真核生物基因组 DNA 以染色质的形式存在。因此，阐明真核生物基因表达机制的基本途径是研究蛋白质与 DNA 在染色质环境下的相互作用。目前，唯一研究体内 DNA 与蛋白质相互作用的方法是染色质免疫沉淀（chromatin immunoprecipitation，ChIP）技术，其基本原理是在活细胞状态下固定蛋白质 –DNA 复合物，并用超声波将其随机切断为一定长度范围内的染色质小片段，然后通过免疫学方法沉淀该复合体，特异性地富集目的蛋白结合的 DNA 片段，通过对目的片段的纯化与检测，从而获得蛋白质与 DNA 相互作用的信息。ChIP 不仅可以检测体内反式因子与 DNA 的动态作用，还可以用来研究组蛋白的各种共价修饰与基因表达的关系。

（一）实验原理

保持组蛋白和DNA结合的同时，通过运用对应的特定组蛋白标记的生物抗体，染色质被切成很小的片段，并沉淀下来。免疫沉淀（immunoprepitation，IP）是利用抗原和抗体特异性结合及细菌蛋白质的protein A特异性结合到免疫球蛋白FC片段的现象开发出来的方法。目前，常用精制的protein A预先结合固化在琼脂糖珠（agarose bead）上，使之与含有抗原的溶液及抗体反应后，珠子上的prorein A就能吸附抗原达到精制的目的。

（二）实验注意点

1.抗体的性质

最需要注意的点，抗体不同，与抗原结合能力也不同。免疫染色能结合的抗体未必能用在IP反应中，试验前须认真阅读抗体的说明书，特别是多抗的特异性问题。

2.溶解抗原的缓冲液的性质

多数抗原是细胞构成的蛋白，特别是骨架蛋白，缓冲液必须使抗原溶解。因此，尽管可能影响一部分抗原抗体的结合，必须使用含有强界面活性剂的缓冲液。不建议用含有弱界面活性剂的缓冲液溶解细胞，因其不能充分溶解细胞蛋白。即便溶解也会产生与其他蛋白结合的结果，抗原决定簇被封闭，影响与抗体的结合，即使IP成功，也有很多蛋白与抗体共沉淀的失败结果。

3.加蛋白酶抑制剂

为防止蛋白的分解、修饰，溶解抗原的缓冲液里必须加入蛋白酶抑制剂，低温下进行实验。

4.抗体/缓冲液的比例

抗体过少就不能检出抗原，过多则不能沉降在琼脂糖珠子上而残存于上清中。缓冲液太少则不能溶解抗原，过多则抗原被稀释。

（三）基本流程

甲醛处理细胞→收集细胞超→声破碎→加入目的蛋白的抗体，与靶蛋白–DNA复合物相互结合→加入Protein A，结合抗体→靶蛋白–DNA复合物，沉淀→对沉淀下来的复合物进行清洗，除去一些非特异性结合→洗脱，得到富集的靶蛋白–DNA复合物解交联，纯化富集的DNA片段→PCR分析。

PCR分析常用半定量PCR或荧光定量qPCR进行，还有一些由ChIP衍生出来的方法。例如，RIP就是用ChIP的方法研究细胞内蛋白与RNA的相互结合，具体方法与ChIP类似，只是实验过程中要注意防止RNase，最后分析时需要先将RNA逆转录成为cDNA；还有ChIP–chip，即ChIP富集得到的DNA片段，做芯片分析，做法在ChIP的基础上有所改变，不同的公司有不同的做法，要根据公司的要求来准备样品。

七、流式细胞仪检测

流式细胞术是20世纪70年代发展起来的一种快速、准确、客观地定量检测和分选单个生物微粒或细胞，并能同时检测单个细胞的多项参数的先进分析技术。流式细胞仪又称激光活细胞分选仪（fluorescence activated cell sorting，FACS）。

（一）流式细胞仪应用简介

1. 流式细胞仪常用应用范围

（1）细胞结构的研究：FACS可检测细胞的结构、大小、粒度、表面面积、核浆比例、DNA含量与细胞周期及RNA和蛋白质含量。

（2）细胞功能的研究：FACS常应用于细胞表面、胞浆及核的特异性抗原的表达，细胞活性、细胞因子、酶活性、激素结合位点、细胞受体及细胞内钙离子的检测等研究。

（3）临床应用：临床上FACS常用于HIV免疫分型、CD4绝对计数、网织红细胞计数、干细胞计数、阵发性血红蛋白尿PNH、HLA-B27检查、淋巴细胞亚群分析、白血病和淋巴瘤的免疫分型、肿瘤的细胞周期和倍体分析、细胞移植的免疫状态监测、血小板功能及相关疾病的检查。

（4）科研应用：FACS广泛应用于免疫功能分析、血小板分析、细胞周期和倍体分析、细胞凋亡检测、肿瘤相关基因表达、抗肿瘤药物作用机制、癌症患者的多药耐药性、放疗/化疗疗效分析、干细胞研究和树突细胞研究等领域。

2. FACS检测数据显示方式

FACS检测数据显示方式主要有直方图（histogram）、二维点图（dot plot）、等高线图（contour plot）、密度图（density plot）和三维图（3D plot）等。

3. FACS检测常用荧光染料

常用的488 nm激梵管染料有碘化丙啶等几种染料，包括异硫氰酸荧光素（fluorescein isothiocyanate，FITC，发射光峰值525 nm）、藻红蛋白（P-phycoerythrin，PE，发射光峰值575 nm）、碘化丙啶（发射光峰值630 nm）、叶绿素蛋白（peridinin chlorophyll protein，PerCP，发射光峰值675 nm）和花青素（CY5，发射光峰值525 nm）。常用的633 nm激光管染料主要有APC、APC-Cy。

（二）细胞周期检测

细胞周期检测是流式细胞术中重要的组成部分，其原理是利用早期死亡细胞膜通透性状态的不同这一区分细胞凋亡和坏死的重要指标进行检测。凋亡细胞在进入最终溶解阶段前，细胞膜通透性并无明显改变，相对分子质量大的与DNA结合的荧光染料（如PI）不能进入凋亡细胞内，而相对分子质量小的荧光染料（如Hoechest 33342或Hoechst 33258等）则仍能被细胞摄取。因此，应用流式细胞仪或荧光显微镜可区分坏死细胞，细胞内 DNA 出现 Hoechest 33342 标记而不出现 PI 标记的为凋亡细胞。

（三）DNA 倍体检测

流式细胞仪主要用于分析大量细胞的细胞周期及 DNA 倍体，在肿瘤研究进程中已日益成为一种重要的诊断、分析方法。

正常人静止体细胞有 46 条染色体，相当于 7×10^{-2} pg DNA/ 细胞核，称为二倍体细胞，在正常增殖的细胞中则存在 DNA 的含量不同。在细胞周期（G_0、G_1、S、G_2、M）的各个时期，DNA 的含量随周期的变化而变化；进入 S 期后，DNA 开始合成，此时细胞核内 DNA 的含量在 G_1 和 G_2 期之间；当 DNA 复制结束成为四倍体时，细胞则进入 G_2 期，在 G_2 期细胞继续合成 RNA 及蛋白质，最后进入 M 期。因此，仅从 DNA 含量上是不能确切区分 G_2 期和 M 期的；一旦有丝分裂出现，细胞分裂成为两个子细胞，这两个子细胞或进入静止期（G_0 期），或进入下一个细胞周期，而从 DNA 含量上同样无法区分 G_0 期与 G_1 期。因此，整个复制周期可以这样来描述：G_0/G_1、S、G_2/M 期。

用核酸染料标记 DNA 通过流式细胞仪的分析，可观察细胞各个时期的分布状况，计算出 $G_0/G_1\%$、S% 及 $G_2/M\%$，由此了解细胞的增殖能力，通常以 S 期细胞比率作为判断肿瘤增殖状态的指标。正常细胞中的 DNA 含量较恒定，而癌变细胞中常出现结构和（或）染色体的异常。此种变化在流式分析中常以 DNA 倍体指数的形式表现出来，这一指数可作为肿瘤早期诊断、间叶组织肿瘤良恶性判断、交界瘤的重要参考指标。

值得注意的是，只有检测出由染色体数目的变化导致 DNA 含量的差异时，才可能会检测出 DNA 异倍体。因此，DNA 含量的异常不能排除恶性染色体异常存在。另外，正常细胞在衰老过程中的多倍体化、肿瘤治疗后导致的 DNA 含量的增加及细胞凋亡和坏死导致 DNA 含量的降低，都是分析 DNA 直方图时需考虑的必要因素。

1. DNA 测定

在研究报告中至少可以获得以下信息：① DNA 倍体，包括所有群体的 DI。②主要 G_1 峰的 CV。③ S 期比例。④必要的简单评价，如细胞数的不足碎片较多、CV 太高等资料。

2. 其他组织样本制备

新鲜的、冰冻或固定保存的骨髓、体液、灌洗液、外科手术活检、细针穿刺等获得的细胞，或常规固定包埋用于组织检查的样本均可用来做 DNA 分析。通常最好的结果来自新鲜或冰冻的标本。用组织切片的好处是可以通过观察常规染色来选择感兴趣的区域，缺点是不能再用抗体染色来鉴别肿瘤细胞和正常基质细胞。做肿瘤细胞研究时，应该尽可能通过特异性抗体来鉴别，样本应通过常规染色和光学显微镜来保证足够的肿瘤细胞含量，检测 S% 时建议的最小可接受比例是 20%。

（1）固定：可用乙醇和甲醛。其他用于常规组织病理学的固定剂，如 Bouins、Zenkers、氯化汞等应避免使用，应保证样本完全浸没在固定剂中。若同时使用抗体鉴别肿瘤细胞，应选择对抗原无损的固定剂。对许多细胞表面抗原来说，固定只能在抗体标记之后进行。

（2）制备：目的是获得含尽可能少碎片和聚集体的单细胞或核。制备方法取决于样本及其保存方式。

新鲜或冰冻标本：可在含去污剂（如 0.1% Nonidet-P40）的缓冲液中手工机械分散实体肿瘤细胞；trypsin 可用来辅助组织分散；亚精胺（spermidine）可用来稳定核；BD 公司的自动化机械分离系统 Medimachine™ 为流式 DNA 检测快速、标准化的实体动物或植物组织细胞分离技术。

新鲜固定标本：酒精或甲醛固定。标本切成 1 ～ 2 mm^2 的小块，与 pepsin 在 0.1 mol/L HC1 中孵育或用 trypsin 来释放核。

甲醛固定石蜡包埋的标本：所有方法都源自 Hedley 的最早文献。从包埋组织上切片至少 50 μm 厚，太薄的切片会含有太多切碎的核，从而增加 DNA 直方图的碎片干扰。脱蜡水化之后，用蛋白水解酶来释放核。

（3）染色：染料的选择取决于流式激光的配置。488 nm 的激光下应用碘化丙啶，由于碘化丙啶也与双链 RNA 结合，所以分析前样本应用 RNase 处理。若是 UV 激光，只做 DNA 检测时，DAPI 是最佳的选择。DAPI 与 DNA 特异结合后的荧光增强 200 倍，样本可在加入 DAPI 之后立刻上机检测。重要的是染料要足够以保证饱和结合。碘化丙啶的推荐浓度至少是 50 $\mu g \times 10^6$ 个细胞 /ml。

细胞浓度：单细胞的最终浓度每毫升约 10^6 个细胞。浓度太低，上机时样本的流速不得不提高，这样就会影响检测的 CV。浓度太高，则可能导致染料的相对不足，最终使染色不饱和，同样影响 CV 和检测结果。

3. DNA 的参考标准

标本的倍体是根据二倍体细胞峰的标准来计算的。临床标本中常常有一些正常的二倍体核存在，可用来作为标准。但问题是如何判断哪个峰是正常的二倍体细胞。事先加入标准参照细胞（如鳖或鸡红细胞）会有助于判断。特殊细胞类型的特异性抗体标记也有助于检测出肿瘤群体。标准参照细胞应尽可能早加入标本，与样本一起制备。

4. DNA 检测

（1）DNA 检测采用线性放大。应检查放大器的线性度（如用标准荧光微球、多倍体的肝细胞、有聚集体固定的淋巴细胞，鸡和鲑鱼红细胞等）。

（2）应每日通过检测标准微球或固定、染色的淋巴细胞的 CV 来检查仪器调校情况，此 CV ≤ 2%。

（3）DNA 直方图的道数值应至少为 512。应以正常二倍体细胞的 G_1 峰位置来调节 PMT 电压值；G_1 峰道数应不低于最大道数的 1/5，即 1024 道时的 200，512 道时的 100。

（4）阈值应设在 DNA 荧光参数上。

（5）所有的信号都应被收集，包括从二倍体细胞 G_1 峰道数值 1/10 处以上的碎片。

（6）收集的细胞总数应在 DNA 直方图中足够提供 10 ～ 20000 个核（除外碎片）。DNA 直方图越复杂，需要收集的细胞数量越多。若需报告 S 期数值，则 S 期区域至少应有 100 个细胞。

（7）为获得最佳 CV，流速应保持在低速（通常每秒 100 ～ 300 个粒子）。

5. DNA 直方图的评估和分析

倍体检测：与正常人细胞位置一致的 DNA 单峰定义为 DNA 二倍体；在淋巴瘤和白血病中，正常细胞可能很少。偏移预期正常二倍体位置 5% 的峰应疑为异倍体。在有正常标准参照选择性抗体加入时更能确认异倍体。否则应谨慎报告；若有一个 4c 位置的峰，同时出现 8c 峰和两峰之间的 S 期，肿瘤应报告为四倍体。但同时一定要保证 G_2/M 期细胞比例的标准差（SD）的三倍，则可谨慎地报告四倍体。同时也一定要保证 G_2/M 处的细胞不是细胞聚集的人为假象。四倍体峰的 DI 应为 1.90 ～ 2.10，落在此范围外的应报告为 DNA 异倍体；精确判断肿瘤 DNA 倍体的关键在于 G_1 峰的 CV 值。CV 越小，可能检测到的偏移就越小。

（四）表面抗原检测

用流式细胞仪检测细胞时，脾脏、血液、骨髓、腹腔洗涤液、贴壁细胞等样品要求呈单细胞悬液状态，对检测的各种组织需要制备成单细胞悬液再进行检测。按流式细胞仪的操作手册进行样本检测。

1. 免疫荧光探针的选择

用不同颜色的荧光素标记不同种类的单克隆抗体，可以在一个细胞上同时分析多种不同的抗原，在多色免疫荧光染色中，免疫荧光探针的合理选择是保证实验成功的关键因素之一。选用不同荧光器组合时应选择荧光干扰最小的荧光抗体，亮度应根据流式细胞仪的类型及荧光光谱选择。荧光探针的亮度也依赖于流式细胞仪的类型，同一样本在不同仪器上的荧光强度有差异，这种差异来自流式细胞仪喷出的单细胞液柱在石英玻璃内或空气中，从而导致荧光信号强度的改变。

2. 影响表面抗原表型分析的问题

（1）抗体的用量：它是影响抗原表型分析的最重要的因素之一。大多数的使用者依赖生产厂商说明书中推荐的用量，但有时因为运输问题、保存问题或标定抗体所选用的细胞的不同等因素，可使测定结果出现误差。最佳的抗体浓度一般为 0.01 ～ 1 μg/ml。

（2）非特异性染色：非特异性结合（nonspecific binding，NSB）是指非特异性抗原、抗体的结合。抗体结合到细胞上的 Fc 受体是导致非特异性结合的重要因素。任何细胞只要存在未被结合的 Fc 受体，都可能导致非特异性结合。除 T 淋巴细胞和红细胞外，所有的造血细胞都有 Fc 受体。Fc 受体阻断剂用于消除非特异性的结合。

（3）反应温度：未固定细胞的染色最好在冰浴中进行，其主要理由是处在室温中的细胞仍然具有功能，可增加非特异性结合。

（五）细胞因子检测

细胞因子（cytokine，CK）是指一类能在细胞间传递信息、具有免疫调节和效应功能的蛋白质或小分子多肽。20 世纪 80 年代以来随着分子生物学技术的迅猛发展，相继发现了许多新的细胞因子，并对其来源、生物学特性和功能进行了大量的研究，阐明细胞因子在介导机体多种免疫效应方面发挥重要作用，如肿瘤免疫、抗感染免疫、移植免疫、自身免疫以及造血功能等。因此，细胞因子的研究已成为当前十分活跃的领域。

流式细胞术检测细胞因子是近年来建立的一种新方法，该方法的优点在于可从单个细胞水平检测不同细胞亚群所产生的细胞因子，而且可在一种细胞内测定多种不同的细胞因子。活化免疫细胞内的细胞因子的检测，对于研究产生细胞因子的细胞类型、产量、所产生细胞因子的种类、细胞免疫应答功能具有重要价值。

1. 基本原理

被活化的细胞合成细胞因子并分泌到细胞外发挥作用。因此，要检测活化细胞内产生的细胞因子，应阻断细胞因子分泌至细胞外。常用的蛋白分泌抑制剂有布雷菲德菌素 A（brefeldin A，BFA）和莫能菌素（monensin）。细胞因子在合成后需经高尔基体的加工和转运，才能到达细胞膜，然后通过高尔基体膜与细胞膜的融合作用将细胞因子分泌至细胞外。BFA 和莫能菌素阻断高尔基体介导的转运作用，使其不能分泌到细胞外并累积在细胞内。因此，可以通过细胞因子特定的单克隆抗体进行细胞内免疫荧光染色。

2. 检测方法

细胞内或核内抗原的检测与表面抗原检测的主要区别是需要对细胞膜和核膜进行透化（permeabilization）处理。穿透处理可使细胞膜上出现微孔，荧光素标记的单克隆抗体自由地通过微孔，并可保持靶抗原的抗原性不变。其主要的实验步骤可概括为膜表面抗原荧光染色、细胞的固定与透膜处理、细胞内细胞因子的免疫荧光染色、流式细胞分析等。

3. T 细胞常用刺激剂

已有多种刺激剂应用于体外激活 T 细胞。T 细胞常用的刺激剂为佛波酯（phorbol 12–myristate 13–acetate，PMA 或 TPA）+ 离子霉素（ionomycin）。其中，PMA 为蛋白激酶 C（protein kinase C，PKC）的激活物，PKC 则可激活下游众多的蛋白激酶的磷酸化，形成级联反应，导致许多蛋白的表达，进而引起 T 细胞的活化。在细胞内，PKC 可被二脂酰甘油（diacylglycerol，DAG）和 Ca^{2+} 的共同作用而激活，因此在离子霉素（Ca^{2+} 转运剂，可将细胞器内的 Ca^{2+} 转运至胞浆）的参与下，T 细胞内 PKC 可被进一步激活。可见，PMA 与离子霉素协同活化 T 细胞。

也有研究选用其他刺激剂来活化 T 细胞，如 CD3/CD28 协同刺激、PHA 刺激等。实验表明，PMA 为广谱性刺激，即 T 细胞中的各亚群均会被 PMA 同等激活，而 CD3/CD28 协同刺激和 PHA 刺激，则是通过 T 细胞受体（T cell receptor，TCR）的作用，仅对部分 T 细胞亚群有效。所以，可根据实验的需要来选择刺激方式。

（六）细胞分选

Cell Quest Pro 双色淋巴细胞亚群分析样本制备。

使用双色组合标记抗体对人外周血中淋巴细胞亚群进行检测，了解人的免疫状态，从而指导临床诊断和治疗。利用荧光技术，在不同的鼠抗人的抗体上标上荧光素，此荧光抗体就同人淋巴细胞表面的 CD 分子特异性地结合；然后用流式细胞仪检测，结合分析软件的自动分析，便可以得出各亚群细胞的百分比。

八、基因芯片扫描检测

基因芯片（gene chip）技术发展于 20 世纪 90 年代，是一种对大量遗传信息进行快速、高通量检测的多学科交叉融合技术。目前，其广泛应用在基因表达分析、突变检测、核酸多态性分析、基因测序、医学检验和药物筛选等众多领域。

基因芯片是指采用原位合成或显微打印方法，将大量 DNA 探针固化于支持物表面，产生二维 DNA 探针阵列，然后与标记的样本杂交，通过检测杂交信号来实现对生物样品快速、高效的检测。

实验所需要的仪器包括微量分光光度计、PCR 仪器、凝胶成像系统、真空离心浓缩仪、紫外交联仪、基因芯片扫描仪等。采用的实验试剂包括 Trizol 试剂（RNA 提取）、RNA 纯化试剂盒、DNA 纯化试剂盒、真核生物 RNA 通用扩增试剂盒、基因芯片外参试剂盒、生物芯片通用标记试剂盒（Cy3/5）、生物芯片杂交液试剂盒（Cy3/5）和各种相应的检测试剂盒等。

通过相应的技术进行总 RNA 提取、纯化及检测，反转录合成单链 cDNA，second-strand cDNA 合成，体外转录合成 cRNA，aRNA 纯化，aRNA 质量检测，反转录，cDNA 纯化，荧光标记，芯片的挑选及预处理，芯片杂交，芯片清洗、扫描等技术的实施和检测。

九、微卫星不稳定性检测

遗传物质的突变是导致人类许多疾病的主要原因，而引起遗传物质突变的直接诱因是不同类型的 DNA 损伤。其中，多种原因造成的 DNA 双链分子的碱基错配是导致突变的主要 DNA 损伤类型之一。研究表明，从细菌、酵母到人体细胞都存在一种能修复 DNA 碱基错配的安全保障体系，这种保障体系是由一系列特异性修复 DNA 碱基错配的酶分子组成，称为 DNA 错配修复系统（mismatch repair system，MMR）。由于 MMR 系统的存在，可保持遗传物质的完整性和稳定性，避免遗传物质产生突变，保证高保真 DNA 复制。

微卫星（microsatellite，MS）是 DNA 基因复制或细胞减数分裂过程中染色体不对等交换产生的小于 10 个寡核苷酸的简单重复序列，又称短串联重复（short tandem repeat，STR），其缺失或插入造成微卫星不稳定性。MS 一般为 2 ~ 6 个碱基重复。

微卫星具有以下特点：①广泛存在于原核及真核细胞基因组，约占人类基因组的 10%。

②具有丰富的多态性、高度的杂合性和较低的重组率。MS 长度由重复单位的拷贝数决定，MS 是一类高度多态的遗传标记，可用于基因组遗传连锁图的构建、基因定位与克隆，还可用于遗传性疾病的连锁分析和基因诊断。

微卫星不稳定性（microsatellite instability，MSI）是指由于复制错误（replication error，RER）引起的简单重复序列的增加或丢失，也称 RER（+）或 RER 表型。Altonen 等首次在遗传性非息肉性结直肠癌细胞（HNPCC 细胞）中发现高频率的 MSI，之后很多学者在结直肠癌、胃癌、子宫内膜癌等多种肿瘤中发现 MSI，目前 MSI 已作为肿瘤遗传不稳定的一个敏感检测指标。

研究证实 RER（+）是 HNPCC、肺癌、乳腺癌、食管癌、膀胱癌的早期分子标志，也是慢性髓细胞性白血病和肾母细胞瘤的晚期分子标志，并与恶性度相关；是胃癌的早期分子标志，并与恶性转移相关，MSI 存在于阴性瘤旁组织。

MSI 的研究方法目前主要以 PCR 技术为基础，步骤为：①需确定特定染色体上特定微卫星位点标记，并根据其序列合成特异性引物。引物序列一般可根据特定位点直接从基因库中查询。②收集肿瘤组织及相应正常组织标本，酚、氯仿抽提，乙醇沉淀，提取基因组 DNA。③ PCR 扩增。④进行扩增产物检测，常进行凝胶电泳，之后溴化乙啶染色后在紫外灯下观察，或放射自显影及银染等方法观察。

阳性判定标准：以对照组 DNA 的 PCR 扩增产物作为正常对照，与实验组标本的扩增产物在相邻的条带上于同一条件下进行 PAGE 电泳，若实验组的条带与正常组相比出现等位基因条带的差异即判定为 MSI，各位点阳性表达。若肿瘤组织较正常对照组织出现某一基因条带消失或密度减少 50% 以上可判断为杂合性丢失，若肿瘤组织出现基因条带的增多，即判断为不稳定性改变。

第三章　肿瘤并发症及不良事件的诊断

肿瘤并发症是指由肿瘤疾病本身或在肿瘤诊断、治疗过程中由医疗行为的干预所引起的一个、多个甚至是一系列的症状、体征及其他疾病的总称。人体肿瘤发病组织、器官来源广泛，临床肿瘤患者自身所具有的临床症状、体征较为复杂，导致肿瘤并发症的表现也多种多样。应该说，肿瘤并发症的诊断与恶性肿瘤的诊断一样，是直接关系到肿瘤患者疾病诊疗的主要内容，因此，本章对肿瘤并发症进行专门介绍，以引起临床医务工作人员的足够重视。此外，本书对肿瘤并发症的评价定义进行了较为细致的介绍，其具体的定义标准、不良反应分级、范围等内容可以参照我国和国际上的相关规定。

第一节　肿瘤并发症发病机制分类

肿瘤并发症发生原因、发病机制、临床表现具有多样性的特点，其分类标准也具有多样性和困难性。以往对肿瘤并发症的分类多根据研究者的研究角度、研究重点、研究方法和方向进行。实际上，这种分类对于指导临床诊疗而言意义不大。目前，对肿瘤并发症分类学的研究还进行得不够深入，也未能充分利用肿瘤并发症分类学来指导临床的诊疗工作。

一、肿瘤自身因素直接引发的并发症

（一）肿瘤压迫或梗阻重要脏器

肿瘤压迫或梗阻重要脏器是指肿瘤瘤体、转移淋巴结、转移病灶等对机体重要组织、器官的压迫，或占位性病变所导致的梗阻性病变。此类并发症的发生多数为临床肿瘤“急症”，又主要以肿瘤淋巴结转移、转移病灶及其他特异性、特征性表现为多见，主要包括上腔静脉综合征、下腔静脉综合征、脊髓压迫症、神经和（或）神经丛压迫、颅内压增高症、肠梗阻、阻塞性黄疸、泌尿道梗阻和阻塞性肺炎等。

（二）肿瘤直接侵及

肿瘤直接侵及是指肿瘤直接侵蚀血管、淋巴管、空腔脏器及其脏器间连接、延续，主要

表现为肿瘤组织直接侵袭性生长引发的血管破裂、淋巴管溢漏、空腔脏器穿孔及其脏器间异常的连通：血管破裂性出血、血尿、血便、乳糜性胸、腹水、食管瘘、气管瘘、食管气管瘘、直肠阴道瘘、直肠膀胱瘘、肠穿孔等。这些症状和相关体征具有提示疾病部位、生长类型、病情、疾病分期和预后等作用。

（三）病理性骨折

病理性骨折主要是指原发病灶的肿瘤细胞直接侵犯或肿瘤转移至四肢长骨、脊髓组成骨，破坏骨及周围组织器官的结构，限制骨、关节的功能。临床上骨转移性病灶一般可导致四肢长骨、脊椎承重骨、骨盆组成骨的结构和功能受损，其引发的病理性骨折或压缩性骨折的临床表现和影响更加明显、更加突出。

（四）肿瘤代谢相关并发症

肿瘤代谢相关并发症是由于肿瘤特殊的生物学行为所导致的由其直接或间接所引发的与其或与诊疗相关的表现。具体包括：多种肿瘤（多见肝癌患者）可以产生、分泌的类胰岛素样细胞因子所引发的低血糖或低血糖昏迷；与骨转移或血液性疾病相关的高钙血症；垂体瘤引起的生长发育异常；白血病引起的高尿酸血症；化疗敏感性肿瘤治疗中所引发的肿瘤溶解综合征等。

（五）肿瘤相关的免疫功能异常

肿瘤可以直接造成机体的防御功能下降，也可引发各种自身免疫性疾病。

二、肿瘤间接引起的并发症

（一）肿瘤对神经系统的远隔效应

肿瘤对神经系统的远隔效应是指神经系统没有转移的情况下出现的神经精神症状。其产生机制与多种因素相关，包括肿瘤影响代谢及内分泌功能、肿瘤代谢产物毒性作用、免疫反应、病毒感染、维生素缺乏等。临床表现为亚急性小脑变性、癌性灰质性脑脊髓炎、进行性多灶性白质脑病、光感受器变性、亚急性坏死性脊髓病、类运动神经元疾病、多发性肌炎、癌性周围神经病等。

（二）异位激素综合征与代谢紊乱

异位激素综合征与代谢紊乱主要是由于部分内分泌组织、器官发生恶性肿瘤占位或肿瘤细胞侵及、转移所导致的内分泌异常表现，包括嗜铬细胞瘤危象、异位促肾上腺皮质激素综合征、抗利尿激素分泌异常综合征、高血糖素瘤综合征、肾上腺危象、类癌综合征、佐林格－埃利森综合征等。

（三）肿瘤的非特异性皮肤、肌肉表现

肿瘤的非特异性皮肤、肌肉表现包括与肿瘤相关的带状疱疹、皮肌炎、类癌综合征的皮肤改变、重症肌无力、药物性皮肤黏膜反应。

三、肿瘤造成的心理与精神并发症

肿瘤造成的心理与精神并发症主要包括反应性焦虑症和反应性抑郁症。

（一）反应性焦虑症

反应性焦虑症包括急性焦虑障碍（惊恐发作）和广泛性焦虑。

（二）其他精神问题

肿瘤相关性精神问题的内容相当广泛，包括肿瘤诊疗前、中、后患者的各种精神改变。在这些问题中，一些问题常与非肿瘤患者特殊性心理状态的表现相接近或一致，因而不被人们重视，极易引发更为严重的精神性疾病。其主要包括易激惹、孤独感、失助感、被动依赖、多疑、条件反射性呕吐、性心理及性功能障碍、投射反应、记忆障碍、情感障碍、知觉障碍、幻觉状态、急性痴呆、神游、类木僵状态、缄默状态、类躁狂状态、兴奋状态、思想奔逸、情感高涨、认同问题、自杀。

四、肿瘤的医源性并发症

肿瘤的医源性并发症主要是肿瘤诊疗过程中由于医疗行为的干预而导致的与治疗目的无关或治疗所引发的一系列不良反应、伴随综合征等。它是肿瘤诊疗过程中最为常见的，多数情况下可以采取积极、有效的措施将其发生率降到最低、程度减轻甚至完全可以避免。这也是可控的肿瘤并发症。

（一）手术治疗相关并发症

手术治疗相关并发症主要包括倾倒综合征、术后血栓形成、术后所致的管腔狭窄等。

（二）放射治疗相关并发症

放射治疗相关并发症主要包括放射性脑病、放射性脊髓病、放射性皮肤黏膜损坏、放射性中耳炎、放射性水肿、放射性气管炎、放射性食管炎、放射性肺炎、放射性肠炎等。

（三）化学治疗相关并发症

化学治疗相关并发症主要包括化疗药物所导致的消化道恶心、呕吐、腹泻、便秘，骨髓抑制，

化疗药物所导致的心、肺、肝、肾等药物性损害。此外，尚包括由于化疗药物本身特殊的化学结构、作用特点所引发的药物性并发症。

（四）生物治疗相关并发症

生物治疗相关并发症主要包括药物性发热、骨痛、全身不适、类上感样反应、水钠潴留及血液性不良反应等。

（五）内分泌治疗相关并发症

内分泌治疗相关并发症主要与内分泌制剂使用过程中激素水平调节失衡、激素药物性并发症相关，包括子宫内膜增厚、肾上腺增生、类皮质醇增多症、水钠潴留、性功能异常或障碍等。

（六）中医药治疗相关并发症

传统概念的中医药治疗常把人们带入中医中药治疗无毒或低毒的误区。其实，中医药治疗与西医药治疗一样，可以发生由于药物性因素及诊疗手段所引发的各种并发症。由于中药的成分复杂，组方变化多样，又具有同病异治、异病同治等特点，药物性毒性更难以具体、明确，也不易量化。

（七）各种侵入性操作相关并发症

各种侵入性操作相关并发症主要包括治疗相关性损伤、副损伤等。

（八）诊断相关并发症

诊断相关并发症与诊断性操作技术及诊断性药物、器械性损伤相关，包括各种诊断性操作过程中引发的机体有创性损伤，如出血、感染、血管损害、淋巴管损害、神经副损伤、造影引发的血管损伤、造影剂过敏、造影剂肾病等。

五、肿瘤伴发症

伴发症又称夹杂症。严格地说，伴发症不属于肿瘤并发症的范畴，肿瘤伴发症是存在于肿瘤患者但与肿瘤无关的一类疾病，如糖尿病、高血压、心脏病、肌肉骨骼系统的慢性疾病等，这些疾病和肿瘤伴发存在时，对于它们的症状、体征、辅助检查、治疗及由于伴发症的存在引发的并发症也存在着与肿瘤并发症在诊断和鉴别诊断上的重要意义，对于伴发症的诊断、治疗也直接影响肿瘤的治疗和疗效，是肿瘤诊治过程中需要注意和处理的主要内容之一。

许多肿瘤并发症是上述各种因素综合作用的结果，如肿瘤疼痛综合征、肿瘤患者的性功能障碍、食欲不振的恶病质综合征等可能是器质性因素、心理性因素和医源性因素的总和。

第二节　肿瘤并发症的其他系统分类

一、按照肿瘤并发症所累及的系统分类

依照系统进行的肿瘤并发症的分类也经常被临床上所采用。临床上常见的并发症依照其所累及的系统主要分为心血管系统、消化系统、泌尿系统和呼吸系统等。这种分类的优势在于，针对一个系统的解剖学、组织学、组织、器官功能的特点，可以形成体系化的预防和治疗。但是，肿瘤具有广泛转移和侵袭的特点，发生发展过程多变且不确定性因素较多，临床难以预料，肿瘤可以先后或同时侵犯多个系统，对晚期患者尤其如此，绝对的系统分类意义不大，这也是此种分类方法值得进一步考虑的原因。

二、按照肿瘤并发症产生的时间分类

按照肿瘤并发症产生的时间分类是从发生时间角度划分，包括肿瘤近期并发症、肿瘤中期并发症和肿瘤远期并发症，其时间界限依照不同并发症的病理性特点而有所不同。这些时间的界定往往不能依照单一的时间标准进行，临床上的时间标准差异极大，近期可能是立即发生、几小时或几天以内发生；远期也可能是几天、几个月或几十年。肿瘤并发症以即刻或近期并发症多见，也是临床上需要处理的主要问题和内容。远期并发症主要发生在肿瘤治疗效果较好、能够较长期生存甚至痊愈的患者身上。随着现代肿瘤学治疗水平的不断提高，诊疗技术手段的发展，人们对肿瘤的认识不断获得突破性进展，肿瘤及相关远期并发症诊疗技术飞速进步，肿瘤的疗效不断提高，远期并发症的发生率和重要性也逐渐成为人们关注的新焦点。

三、按肿瘤并发症的主要临床表现分类

按肿瘤并发症的主要临床表现分类即以临床单一表现的并发症或综合征进行分类，如肿瘤疼痛综合征、肿瘤食欲不振恶病质综合征、化疗相关的恶心呕吐等。部分已经系统化或成为较为成熟的特殊的临床问题，如肿瘤疼痛综合征、肿瘤食欲不振恶病质综合征、原发灶不明的转移癌、化疗的远期并发症、肿瘤生物治疗的并发症也是主要临床表现分类的主要内容。

第三节　抗肿瘤药物的不良反应

抗肿瘤药物的不良反应是抗肿瘤药物反应的主要内容之一。肿瘤的化学治疗是恶性肿瘤治疗中的重要内容。从某种意义上说，化学治疗和生物免疫调节治疗是目前肿瘤全身治疗的主要手段。目前，化疗的目标已经由姑息治疗转到了根治性化疗和靶向药物治疗。随着肿瘤学基础研究的不断深入及临床诊疗观念、方法及临床多学科协作的开展，很多新的肿瘤内科技术不断地应用于临床诊疗中，使得肿瘤化学治疗发生根本性的变化。

一、抗肿瘤药物的不良反应概述

任何药物在具有其治疗性作用的同时也具有不良反应，抗肿瘤的化疗药物也是如此。抗肿瘤的化疗药物具有广泛的细胞毒性作用，对肿瘤细胞具有杀伤作用，但是对人体的正常的组织、器官也具有一定的损伤性作用，也就是其不良反应的发生。目前，临床上所使用的化疗药物的主要不良反应包括对胃肠道、骨髓造血系统、生殖细胞等的毒性作用，这些不良反应很多都是药物所共有的，即具有共性的反应。此外，一些化疗药物，由于其具有独特的化学结构和作用特点，因而具有可以引发某些特定的组织、器官、系统损伤的特有的不良反应。一般来说，化疗药物的不良反应的程度与抗肿瘤药物的剂量、强度有密切的关系，即药物的使用剂量越大，使用的强度越大，药物的不良反应也就越大。目前临床上尚无治疗作用不良反应作用等同的化疗药物。

目前，化疗药物的不良反应是制约其临床疗效的主要因素之一。由于化疗药物属于细胞毒性药物，因此，临床上对于它的使用必须足够重视，切不可以滥用！临床医生必须严格掌握药物的使用指征，熟悉各种药物的药理作用、作用机制和不良反应，合理地选择化疗药物及其使用剂量，并且对于化疗及化疗药物所造成的不良反应给予充分的估计，从而有针对性地开展预防性措施及治疗手段。

近年来随着临床应用与基础研究的深入，很多化疗药物所特有的不良反应已经得到了更加广泛的认识，这些都为更好地预防和治疗化疗药物的不良反应奠定了基础，也使得进一步提高肿瘤化疗疗效有了更加丰富的手段。

抗肿瘤药物多数属于细胞毒性药物，因此以具有共同的不良反应为特点。这些共同的不良反应中，以消化道恶心、呕吐反应，骨髓抑制，脱发最为普遍，也是临床上最为常见的。另外，药物对肿瘤患者肝、肾、肺、泌尿系统、神经系统的毒性作用也是临床上多见的不良反应。

二、常用抗肿瘤药物的不良反应和注意事项

任何药物在发挥治疗作用的同时，都会伴发一定程度的不良反应。不同药物的不良反应不尽相同，多数与治疗作用不相关。但是由于部分药物的作用剂量和毒性剂量十分接近，治疗中发生毒性反应的概率很大，如洋地黄类药物。还有一类药物，如抗肿瘤的化疗药物，由于其作用的靶向性较差，药物作用于靶细胞的同时也会对正常组织、器官产生一定的损害和毒性，从而引发一系列的化疗药物不良反应。

（一）药物的常见不良反应

抗肿瘤药物在使用过程中缺乏特异性，即在抗肿瘤细胞的同时也会对机体的正常组织、器官产生不同程度的损害作用。抗肿瘤药物多属于细胞毒性药物，其常见的不良反应包括骨髓抑制引发的血细胞（如白细胞、血小板、血红蛋白）减少，这也是目前化疗最主要的剂量限制性毒性反应。消化道的恶心、呕吐也是化疗中最为常见的不良反应；脱发是大多数患者可能发生的另一个不良反应，主要是由于药物对毛囊细胞的损害。此外，化疗药物对肝、肾的毒性反应也是发生频率较高的不良反应。

（二）不良反应的分类

抗肿瘤药物的不良反应具有很多分类标准，具体如下。

1. 按发生时间分类

这是最为常见的不良反应分类，可以分为即刻反应、早期反应、中期反应和后期反应。即刻反应包括过敏性休克、心律不齐和注射部位疼痛等；早期反应包括恶心、呕吐、发热、过敏反应、流感样综合征和膀胱炎等；中期反应包括骨髓抑制、口腔炎、腹泻、脱发和周围神经炎等；后期反应包括皮肤色素沉着、重要器官的损伤、重要系统的损伤、生殖系统毒性、内分泌改变、致畸胎作用、反射消失、肠麻痹、肾毒性和免疫抑制等。

2. 简化的时间分类

主要包括近期反应和远期反应。近期反应是指不良反应主要发生在药物应用以后的 4 周以内；远期反应则指不良反应主要发生在用药 4 周以后，有的反应发生可以长达数十年。

3. 按照新药临床研究习惯分类

主要包括急性毒性反应、亚急性毒性反应和慢性毒性反应。

4. 按照 WHO 的分类标准

主要包括急性和亚急性毒性反应、慢性和后期毒性反应。

5. 按照毒性反应的转归分类

主要包括可逆性毒性反应、不可逆性毒性反应。

6. 按照毒性所致的后果分类

主要包括致死性毒性反应和非致死性毒性反应。

7. 按照毒性发生的系统进行分类

以发生的不同系统、器官的损害，分为血液系统毒性反应、消化系统毒性反应、呼吸系统毒性反应、肾毒性反应、肝毒性反应、黏膜损害、过敏反应症状等。

以上的不同分类方法只是为使用方便和描述过程系统化，不具有强制规定性。在临床使用时，经常会出现相互交叉使用的局面。

（三）药物之间的相互作用

许多药物之间的疗效和毒性反应之间具有一定的相互作用，对药物的疗效及不良反应发生率、发生程度产生一定的影响。除了抗肿瘤药物之间具有相互的作用关系以外，一些非抗肿瘤药物也会对抗肿瘤药物的疗效与不良反应产生影响。例如，含顺铂化疗方案主张将顺铂在其他化疗药物后使用，这样可以最大限度地减少不良反应的发生，相反，如果先使用顺铂，则会增加药物的消化道反应和骨髓抑制作用。

（四）药物不良反应分级标准

1. 药物不良反应分级标准

药物的不良反应分级标准较多，包括 Kamofsky 分级、不良反应发生率分级、WHO 分级标准及美国分级标准。目前，临床上以 WHO 分级标准和 NCI 的常见不良反应事件评价标准（Common Terminology Criteria for Adverse Events，CTCAE）最为适用。

2. 分级等级级别

按照不良反应的发生率分级是临床对不良反应进行评估的较好手段。一般分 5 个等级，分别代表不良反应事件的严重程度。CTCAE 将严重程度分为 5 个级别，每一个级别均有特定的临床描述，具体如下。①1 级：轻度，无症状或症状轻微，仅为临床或诊断所见，一般无须治疗。②2 级：中度，需要较小的、局部的或非侵入性的治疗，与年龄相当的工具性的日常生活活动（包括做饭、购买衣物、使用电话、理财等内容）受限。③3 级：包括严重或医学上具有重要意义但是不会立即危及生命的；导致患者住院或住院时间延长；致残；个人日常生活活动（包括洗澡、穿脱衣服、吃饭、盥洗、服药等，并未卧床不起）受限。④4 级：危及生命或需要紧急治疗。⑤与不良事件（adverse events，AD）相关的死亡。不是所有的不良事件均可能适用 5 级，部分反应无此级别。

3. 按照不良反应发生概率分级

在药物不良反应发生概率数值分级中，常见的分类如下。①极常见：发生率在 90% ~ 100%。②常见：发生率在 15% ~ 90%。③少见：发生率在 5% ~ 15%。④偶见：发生率在 1% ~ 5%。⑤罕见：发生率低于 1%。

第四节 肿瘤不良事件评价标准

肿瘤不良事件是一种医学治疗过程中出现的暂时性的、与治疗目的无关的、任何不适的症状及体征或疾病状态（包括实验室检查结果的异常这些症状、体征或疾病状态可能与进行的治疗有关或无关）不良事件是医学文件及科学分析中对特别事件的特定描述。每一个不良事件的描述术语都是参照国际医学用语词典（MedDRA）中的术语及编码，其也是不良事件的唯一的代用语。

目前，临床上采用的不良事件评价标准是由美国卫生与公共服务部、美国国立卫生研究院和美国国家癌症研究所所提供的 CTCAE，其作为国际医学用语词典中的最高等级标准的系统器官分类，是根据解剖学或生理学系统、病因学或目的（如针对实验室检查结果的系统器官分类研究）进行分类的，其术语及编码具有唯一性。

一、血液和淋巴系统疾病

（1）贫血：100 ml 血液中血红蛋白总量降低为特征的疾病，贫血的体征和症状包括皮肤和黏膜苍白、呼吸短促、心悸、柔和的收缩期杂音、嗜睡和易疲劳。

（2）骨髓细胞过少：骨髓造血功能降低为特征的疾病。

（3）弥散性血管内凝血（DIC）：系统性病理因素激活凝血机制后，发生弥漫性微血管内血栓形成，随后因凝血因子及血小板被大量消耗而引发的出血综合征。

（4）发热性中性粒细胞减少：伴随发热的中性粒细胞减少。

（5）溶血：实验室检查显示大量红细胞膜破裂导致的疾病。

（6）溶血性尿毒症综合征：血栓性微血管病的一种形式，伴随有肾衰竭、溶血性贫血和严重的血小板降低。

（7）白细胞增多：实验室检查显示全血中白细胞数量增多。

（8）淋巴结痛：淋巴结有显著的不适感。

（9）脾脏疾病：脾脏功能异常。

（10）血栓性血小板减少性紫癜：该疾病急性或亚急性发病，临床表现为微血管病性溶血性贫血，血小板减少性紫癜，发热，肾功能异常和神经系统异常（如癫痫、偏瘫和视觉障碍）。

二、心脏疾病

（1）急性冠脉综合征：心肌急性缺血的体征和症状继发于冠状动脉疾病，临床表现涵盖了由不稳定心绞痛到心肌梗死的一系列心脏疾病范围。

（2）主动脉瓣疾病：主动脉瓣功能或瓣膜结构的缺陷。

（3）心脏停搏：无心电活动的节律异常为特征的心脏疾病。典型症状为伴有心脏泵血功能停止。

（4）房颤：多个兴奋折返的存在，产生的以不规则P波为特点的心律失常，常伴有不规则的心室舒缩反应。异常冲动形成于心室以上的传导系统。

（5）心房扑动：心房节律性收缩，心房率达到200～300次/分钟。心率的异常起源于心房。

（6）完全性房室传导阻滞：心房电冲动不能通过房室结传递到心室的心律失常。

（7）Ⅰ度房室传导阻滞：电冲动通过房室结的时间超过0.2 s，延长PR间期超过200 ms。

（8）心脏骤停：心脏泵血功能停止。

（9）心源性胸痛：因心肌氧供不足导致的胸骨下不适。

（10）传导障碍：心脏传导系统因素导致的传导异常。

（11）缩窄性心包炎：心包囊增厚和纤维化，纤维变性的改变通过限制心肌活动而使正常心肌功能受损。

（12）心力衰竭：心脏泵出的血液体积不能满足组织代谢的需求或充盈压增高时可以实现的足够的泵血量。

（13）左心室收缩功能不全：增加舒张压和舒张末期容积后，左心室仍不能产生足够的射血量。临床表现为呼吸困难、端坐呼吸等体征，以及肺充血和肺水肿等表现。

（14）二尖瓣疾病：二尖瓣功能异常或结构缺陷。

（15）Mobitz Ⅱ型房室传导阻滞：心房冲动中断之前，出现相对规则的PR间期的节律异常，是房室结和心室之间的冲动传导间歇性中断的结果。

（16）Mobitz Ⅰ型房室传导阻滞：心房冲动中断之前，导致进行性PR间期延长，是房室结和心室之间的冲动传导间歇性中断所致。

（17）心肌梗死：血流中断，导致相应供血区域的心肌出现严重的坏死。

（18）心肌炎：心脏肌肉组织发生炎症反应。

（19）心悸：由于心脏不规律和（或）强有力的搏动而引起的不适感。

（20）阵发性房性心动过速：以节律异常为特点的心房收缩突然开始和突然停止，心房收缩160～250次/分钟。

（21）心包积液：心包囊中出现液体聚集，通常由炎症所致。

（22）心包填塞：心包膜中血液或组织液聚集导致心包内压力增大的疾患。

（23）心包炎：心包膜（具有心脏保护作用）出现炎症反应。

（24）肺动脉瓣疾病：肺动脉瓣功能和结构出现障碍。

（25）限制型心肌病：心肌变硬，失去弹性，心脏顺应性降低，心室血液充盈受限。

（26）右心室功能不全：右侧心室功能受损，射血分数和右心室壁能动性降低。

（27）病窦综合征：心动过缓和心动过速周期性交替出现的节律障碍，伴有晕厥、疲乏和头晕症状。

（28）窦性心动过速：电冲动起源于窦房结，心率高于 100 次 / 分钟的节律异常。

（29）室上性心动过速：电冲动起源于心室传导系统以上，心率高于 100 次 / 分钟的节律异常。

（30）三尖瓣疾病：三尖瓣的功能和结构出现异常。

（31）室性心律失常：电冲动起源于心室的心律失常。

（32）室颤：心肌纤维快速重复的激发激动，导致不规则的 QRS 波群的产生及不协调的心室收缩。

（33）室性心动过速：起源于希氏束分叉处以下，心率超过 100 次 / 分钟的心脏节律异常。

（34）预激综合征：心房和心室之间存在着附加通道，冲动经过附加通道下传，引起部分心室肌的提前激动。

三、先天、家族和遗传性疾病

先天、家族和遗传性疾病符合常规分级特点及要求。

四、耳与迷路疾病

（1）听力损伤：耳部结构受损，引起对声音的感知或理解出现部分性或完全丧失。

（2）中耳炎：中耳出现的炎症（对炎症做出的生理性反应）和红肿。

（3）耳鸣：耳中出现噪声（如铃声、嗡嗡声、吼叫声或碎裂声）为特征性的疾患。

（4）眩晕：感觉周围物体旋转（物体性眩晕）或感觉自己旋转（主观性眩晕）。

（5）前庭病：以头晕、失平衡、恶心和视觉异常为特征的疾病。

五、内分泌疾病

（1）肾上腺功能减退：肾上腺皮质不能产生足够的皮质醇激素，有些病例中也包括醛固酮激素产生不足，由阿狄森病和原发性肾上腺皮质功能不全等肾上腺皮质功能异常原因引起。

（2）类库欣（Cushing）综合征：出现与 Cushing 综合征相似的症状和体征（水牛背、皮肤条纹、肥胖、高血压、糖尿病和骨质疏松），通常由外源性皮质类固醇使用所致。

（3）青春期性发育迟缓：性成熟发育异常迟缓。

（4）生长过速：生长发育超过年龄相适应的预期值。

（5）甲状旁腺功能亢进：甲状旁腺产生过多的甲状旁腺激素所导致的异常，可以引起高钙血症或血钙水平异常升高。

（6）甲亢：体内甲状腺激素水平过高所导致的疾病，通常是甲状腺功能亢进或甲状腺激素使用过量所致。

（7）甲状旁腺功能减退：甲状旁腺产生的甲状旁腺激素减少所致的疾患。

（8）甲减：甲状腺产生的甲状腺激素减少所致的疾患。

（9）早熟性青春期：第二性征过早发育，小于8岁女性和小于9岁男性开始出现性成熟。

（10）男性化：女性或青春期前的男性发生不相称的雄性化。

六、眼部疾病

（1）视物模糊：视力出现不清晰影像或模糊影像。

（2）白内障：单侧或双侧眼部晶体出现部分或完全的不透明，结果导致视敏感度降低，如不经过治疗最终会导致失明。

（3）结膜炎：眼结膜出现炎症、红肿。

（4）角膜溃疡：角膜上皮组织出现缺损，与角膜前角和前房的炎症细胞浸润相关。

（5）干眼症：角膜和眼结膜干燥。

（6）眼外肌麻痹：眼外肌不完全性麻痹。

（7）眼痛：眼部出现明显的不适感。

（8）眼睑功能障碍：眼睑功能受损的疾患。

（9）闪光：短暂的或突然的亮光。

（10）飞蚊症：眼前有飘动的斑点，斑点是玻璃体或晶状体中不透明的细胞碎片的影像。

（11）青光眼：房水流出受阻，导致眼球内压力增高。

（12）角膜炎：眼角膜发生炎症反应。

（13）夜盲症：在暗光下，视力很差或看不清物体。

（14）视神经病变：视神经（第2对脑神经）出现异常。

（15）视乳头水肿：视神经盘周围出现肿胀。

（16）畏光：眼怕见光和对光回避的状态。

（17）视网膜脱离：视网膜内孔层与视网膜上皮层之间出现分离。

（18）视网膜撕裂：视网膜和玻璃体分离，视网膜出现小的撕裂，症状包括闪光和飞蚊症。

（19）视网膜血管病变视网膜血管病症：视网膜病理性血管形成，对视力产生不利影响。

（20）视网膜病变视网膜病：视网膜出现异常的疾患。

（21）巩膜病：巩膜出现异常的疾患。

（22）葡萄膜炎：眼葡萄膜的炎症。

（23）玻璃体出血：玻璃体出现血性溢出。

（24）流泪：多泪，由于眼泪产生过多或泪小管引流道损伤所致。

七、胃肠道疾病

（1）腹部膨隆：腹部膨隆胀大。

（2）腹痛：腹部出现显著性不适感。

（3）肛瘘：肛管开口处与肛管周围皮肤相通所形成的异常通道。

（4）肛门出血：肛门出现出血。

（5）肛门黏膜炎：肛门黏膜出现炎症病变。

（6）肛门坏死：肛门区域出现组织坏死的过程。

（7）肛门痛：肛门区域出现明显不适感。

（8）肛门狭窄：肛管管腔缩小、变窄。

（9）肛门溃疡：肛管黏膜表面出现局部炎症、糜烂坏死性病变。

（10）腹水：腹腔中出现浆液或血液积聚。

（11）腹胀：主观的腹部胀满感。

（12）盲肠出血：盲肠出现出血。

（13）唇炎：唇部发生炎症。

（14）结肠炎：结肠出现炎症反应。

（15）结肠瘘：大肠肠管与其他脏器或解剖结构之间形成的异常通道。

（16）结肠出血：结肠出现出血。

（17）结肠梗阻：结肠中发生肠内容物正常流向受阻的疾患。

（18）结肠穿孔：结肠壁出现破裂为特征的疾患。

（19）结肠狭窄：结肠管腔变小、狭窄。

（20）结肠溃疡：结肠黏膜表面出现局限性的炎症和糜烂性的坏死。

（21）便秘：出现无规律的和次数稀少的排便，或难于排便。

（22）龋齿：牙齿被龋蚀，变软，颜色改变和（或）多孔。

（23）腹泻：频繁的水样便排出。

（24）口干：口腔的唾液流量减少导致的异常。

（25）十二指肠瘘：十二指肠与其他脏器或解剖结构之间形成的病理性通道。

（26）十二指肠出血：十二指肠出血为特征的疾患。

（27）十二指肠梗阻：胃的内容物流向十二指肠的过程受阻。

（28）十二指肠穿孔：十二指肠壁破裂。

（29）十二指肠狭窄：十二指肠管腔变窄、变小。

（30）十二指肠溃疡：十二指肠壁黏膜表面出现局限的炎症和糜烂性坏死。

（31）消化不良：消化不良引起的胃部不适（通常是胃部疼痛感）。症状包括烧灼感、胀气、恶心、呕吐等。

（32）吞咽困难：吞咽出现困难。

（33）小肠结肠炎：小肠和大肠出现炎症。

（34）肠膀胱瘘：肠与膀胱之间形成的异常通道。

（35）食管瘘：食管与其他脏器或解剖部位之间形成的异常通道。

（36）食管出血：食管出血为特征的疾患。

（37）食管坏死：食管壁发生坏死的病理过程。

（38）食管梗阻：食管中发生内容物正常流向受阻的疾患。

（39）食管痛：食管区域出现显著性的不适感。

（40）食管穿孔：食管壁破裂。

（41）食管狭窄：食管管腔变窄、狭窄。

（42）食管溃疡：食管黏膜表面出现局限性的炎症和糜烂性坏死。

（43）食管静脉曲张出血：食管静脉曲张出现出血为特征的疾患。

（44）食管炎：食管壁出现炎症。

（45）大便失禁：不能控制的粪便从直肠排出为特征的疾患。

（46）肠胃胀气：消化道中存在过多的气体聚集的状态。

（47）胃瘘：胃与其他脏器或者解剖部位之间形成的异常通道。

（48）胃出血：胃壁出现出血为特征的疾患。

（49）胃坏死：胃壁出现坏死的病理过程。

（50）胃穿孔：胃壁破裂为特征的疾患。

（51）胃狭窄：胃管腔变窄、狭窄。

（52）胃溃疡：胃黏膜表面出现局限性的炎症和糜烂性坏死。

（53）胃炎：胃出现炎症。

（54）胃食管反流：胃和（或）十二指肠内容物反流入远端食管的疾患，可以自然发生，通常由食管下段括约肌功能异常所引起，可以导致食管黏膜损伤。症状包括烧心和消化不良。

（55）胃肠道瘘：胃肠系统与其他脏器或解剖部位之间形成的异常通道。

（56）胃肠道痛：胃肠道出现明显的不适感。

（57）胃肌软瘫：胃壁肌肉发生不完全性麻痹，延缓胃内容物至小肠的排空过程。

（58）龈痛：牙龈区域出现显著的不适感。

（59）痔出血：痔出现出血为特征的疾患。

（60）痔：直肠和肛门周围部位出现静脉扩张。

（61）回肠瘘：回肠与其他脏器或解剖部位之间形成的异常通道。

（62）回肠出血：回肠壁出现以出血为特征的疾患。

（63）回肠梗阻：回肠中发生以肠内容物正常流向受阻的疾患。

（64）回肠穿孔：回肠肠壁破裂为特征的疾患。

（65）回肠狭窄：回肠管腔变窄、狭窄。

（66）回肠溃疡：回肠黏膜表面出现局限性炎症和糜烂性坏死。

（67）肠梗阻：回肠不能运输肠内容物为特征的疾患。

（68）肠腔内出血：腹腔出现出血为特征的疾患。

（69）空肠瘘：空肠与其他脏器或解剖部位之间形成的异常通道。

（70）空肠出血：空肠壁出现以出血为特征的疾患。

（71）空肠梗阻：空肠中发生不能运输肠内容物为特征的疾患。

（72）空肠穿孔：空肠肠壁破裂为特征的疾患。

（73）空肠狭窄：空肠管腔变窄、狭窄。

（74）空肠溃疡：空肠黏膜表面出现局限性炎症和糜烂性坏死。

（75）唇痛：唇部出现显著的不适感。

（76）下消化道出血：下消化道（小肠、大肠和肛门）出现出血为特征的疾患。

（77）吸收障碍：营养物质在小肠中不能充分吸收。症状包括明显的腹部不适、胃肠胀气和腹泻。

（78）口腔黏膜炎：口腔黏膜出现炎症。

（79）恶心：以反胃和（或）急需呕吐为特征的状态。

（80）胃梗阻：胃内容物正常流向受阻的疾患。

（81）口腔瘘：口腔与其他脏器或解剖部位之间形成的异常通道。

（82）口腔感觉迟钝：唇、舌或整个口腔的灼烧感或刺痛感。

（83）口腔内出血：口腔出现出血为特征的疾患。

（84）口腔痛：口、舌或唇出现明显的不适感。

（85）胰管狭窄：胰腺导管管腔变窄、狭窄。

（86）胰腺瘘：胰腺与其他脏器或解剖部位之间形成的异常通道。

（87）胰腺出血：胰腺出现出血为特征的疾患。

（88）胰腺坏死：胰腺发生坏死。

（89）胰腺炎：胰腺出现炎症反应。

（90）牙周病：牙周围牙龈组织出现疾患。

（91）腹膜坏死：腹膜发生坏死。

（92）直肠炎：直肠发生炎症。

（93）直肠瘘：直肠与其他脏器或解剖部位之间形成的异常通道。

（94）直肠出血：直肠出现出血为特征的疾患。

（95）直肠黏膜炎：直肠黏膜出现炎症反应。

（96）直肠坏死：直肠壁发生坏死。

（97）直肠梗阻：直肠中发生肠内容物正常流向受阻的疾患。

（98）直肠痛：直肠部位出现显著不适感。

（99）直肠穿孔：直肠肠壁破裂为特征的疾患。

（100）直肠狭窄：直肠管腔变窄、狭窄。

（101）直肠溃疡：直肠黏膜表面出现局限性炎症和糜烂性坏死。

（102）腹膜后出血：腹膜后部位出现出血为特征的疾患。

（103）唾腺炎：唾腺导管出现炎症。

（104）唾腺瘘：唾腺与其他脏器或解剖部位之间形成的异常通道。

（105）小肠黏膜炎：小肠黏膜出现炎症反应。

（106）小肠梗阻：小肠中发生肠内容物正常流向受阻的疾患。

（107）小肠穿孔：小肠肠壁破裂为特征的疾患。

（108）小肠狭窄：小肠管腔变窄、狭窄。

（109）小肠溃疡：小肠黏膜表面出现局限性炎症和糜烂性坏死。

（110）胃痛：发生在胃部的显著不适感。

（111）牙发育障碍：牙齿发育过程中出现的病理过程。

（112）牙变色：牙齿的色泽或色调的改变。

（113）牙痛：发生在牙齿的显著不适感。

（114）盲肠炎：盲肠出现炎症。

（115）上消化道出血：上消化道（口腔、咽、食管和胃）出现出血为特征的疾患。

（116）呕吐：胃内容物经口腔吐出的一种反射动作。

八、一般病情和用药部位的表现

（1）寒战：一种生理性反应状态，通常在发热出汗后出现的冷觉反应。

（2）新生儿死亡：新生儿出生后，28 d 内出现死亡。

（3）死亡 NOS：不能按照 CTCAE 5 级归类的意外死亡。

（4）面部水肿：面部组织出现的过多的液体聚集，产生肿胀。

（5）肢体水肿：上肢或者下肢部位出现的液体过多聚集，引起肿胀。

（6）躯体水肿：身体躯干出现的液体过多聚集，引起肿胀。

（7）面部疼痛：面部出现的明显不适感。

（8）疲劳：全身处于无力状态，不易鼓起精神完成日常工作。

（9）发热：机体温度高于正常值的上限。

（10）流行性感冒样症状：出现一系列类似流感患者的临床症状的疾患。症状包括发热、寒战、全身酸痛、全身乏力、食欲缺乏和口腔干燥。

（11）步态障碍：行走困难。

（12）低体温：体温异常低下，当体温低于 35℃时需要治疗。

（13）输液相关反应：输注药物或生物学成分的时候引发的不良反应。

（14）输液部位渗漏：药物或生物学成分从输注部位漏入周围组织。症状和体征包括输液部位出现硬结、红斑、肿胀、灼烧感和显著不适。

（15）注射部位反应：注射部位出现剧烈的不良反应（通常是免疫反应）。

（16）易激惹：对刺激或者生理性（疼痛、惊恐、情绪状态或医疗条件下）出现的异常反应。

（17）局限性水肿：特定的解剖区域出现过多的液体聚集，引起肿胀。

（18）全身乏力：全身不舒适感，身体不佳状态。

（19）多器官功能衰竭：肺、肝、肾和凝血机制出现的进行性恶化的疾患。

（20）颈部水肿：颈部出现过多的液体聚集，引起肿胀。

（21）非心源性胸痛：与心脏疾病无关的胸部显著性不适感。

（22）疼痛：显著性不适感，痛苦或剧痛。

（23）猝死 NOS：不能按照 CTCAE 5 级归类的突然、意外的死亡。

九、肝胆疾病

（1）胆管狭窄：胆管管腔变小、变窄。

（2）胆管瘘：胆管与其他脏器或解剖部位之间形成的异常通道。

（3）胆囊炎：胆囊出现炎症为特征的疾患，发生可能与胆囊结石相关。

（4）胆囊瘘：胆囊与其他脏器或解剖部位之间形成的异常通道。

（5）胆囊坏死：胆囊发生坏死为特征的疾患。

（6）胆囊梗阻：胆囊中正常的内容物流向受阻的疾患。

（7）胆囊痛：胆囊部位出现显著的不适感。

（8）胆囊穿孔：胆囊壁发生破裂为特征的疾患。

（9）肝功能衰竭：肝脏不能代谢体内的化学物质。实验室检查提示氨、胆红素、LDH 和碱性磷酸酶异常升高。

（10）肝出血：肝脏出现出血。

（11）肝坏死：肝脏实质发生坏死的过程。

（12）肝脏痛：肝区出现的显著性不适感。

（13）胆管穿孔：肝外、肝内胆管壁出现破裂为特征的疾患。

（14）门静脉高压：门静脉系统出现血压升高。

（15）门脉血栓症：门静脉出现血栓形成（血凝块）。

十、免疫系统疾病

（1）变态反应：接触抗原后引起机体局部或全身性的不良反应。

（2）过敏反应：肥大细胞释放的组胺和组胺样物质导致的急性炎症反应，引起机体超敏反应。临床主要表现为呼吸困难、头晕、血压下降、发绀和意识丧失，有时会导致死亡。

（3）自身免疫性疾病：体液或细胞免疫针对自身组织发生的免疫反应，导致一个或多个脏器的功能丧失或组织破坏。

（4）细胞因子释放综合征：出现恶心、头痛、心动过速、低血压、皮疹和呼吸急促为特征的疾患，主要由细胞释放的细胞因子引起。

（5）血清病：动物血清中的外源性蛋白导致的迟发型超敏反应，一般在外源性抗原刺激后的 6 ~ 21 d 发病。临床症状为发热、关节痛、肌痛、斑疹、淋巴结病、胸部明显的不适和呼吸困难。

十一、感染和传染性疾病

（1）腹部感染：腹腔发生感染。

（2）肛门直肠感染：发生于直肠的感染性疾患。

（3）阑尾炎：由致病体引起的阑尾的急性炎症。

（4）穿孔性阑尾炎：致病体引起的阑尾的急性炎症，出现坏疽，引起阑尾管壁破裂，阑尾穿孔后阑尾中炎性和细菌成分漏入腹腔。

（5）感染性动脉炎：发生于动脉的感染过程。

（6）胆道感染：发生于胆道的感染过程。

（7）膀胱感染：发生于膀胱的感染性疾患。

（8）骨感染：骨发生感染。

（9）乳房感染：发生于乳房的感染性疾患。

（10）支气管感染：支气管发生感染。

（11）导管相关感染：继发于导管使用出现的感染。

（12）盲肠感染：发生于盲肠的感染性疾患。

（13）感染性宫颈炎：子宫颈出现的感染。

（14）感染性结膜炎：眼结膜出现感染。临床症状为出现眼淡红色或红色。

（15）角膜感染：角膜出现感染。

（16）脑神经感染：颅脑神经发生的感染。

（17）医疗器械相关感染：医疗器械使用过程中出现的相关感染。

（18）十二指肠感染：十二指肠出现的感染。

（19）感染性脑炎：脑组织发生的感染。

（20）感染性脑脊髓炎：脑组织和脊髓组织发生的感染。

（21）感染性心内膜炎：心脏内膜层发生的感染。

（22）眼内炎：眼内部结构、组织发生的感染。

（23）感染性小肠结肠炎：小肠和大肠发生的炎症。

（24）食管感染：食管发生的感染。

（25）眼感染：发生于眼部的感染。

（26）胆囊感染：发生于胆囊的感染。

（27）牙龈感染：发生于牙龈的感染性疾患。

（28）肝脏感染：发生于肝脏的感染性疾患。

（29）病毒性肝炎：发生于肝脏实质的病毒感染性疾病。

（30）感染性肌炎：发生于骨骼肌的感染性疾患。

（31）关节感染：发生于关节的感染性疾患。

（32）肾脏感染：发生于肾脏的感染性疾患。

（33）喉头炎：发生于喉头的感染性疾患。

（34）口唇感染：发生于口唇部位的感染性疾患。

（35）肺感染：发生于肺部的感染性疾患。

（36）淋巴结感染：发生于淋巴结的感染性疾患。

（37）纵隔感染：发生于纵隔的感染性疾患。

（38）脑膜炎：发生于脑和（或）脊髓脑膜的急性感染性疾患。

（39）黏膜感染：发生于组织黏膜表面的感染性疾患。

（40）指甲感染：发生于指甲的感染性疾患。

（41）外耳炎：发生于外耳道、耳道的感染性疾患。主要诱因包括耳朵进水（包括游泳时的耳朵进水）和耳道出现切割伤，表现为耳朵和耳道发胀、瘙痒、肿胀和显著性不适等症状。

（42）中耳炎：发生于中耳的感染性疾患。

（43）卵巢感染：发生于卵巢的感染性疾患。

（44）胰腺感染：发生于胰腺的感染性疾患。

（45）丘疹脓疱性皮疹：面部、头皮、上胸部和背部出现的丘疹（小疹、突起的小疮）和脓包（小的充满脓液的水泡），这些皮疹没有白头或黑头，表现为瘙痒或压痛症状。

（46）甲沟炎：发生于指甲周围软组织的感染性疾患。

（47）骨盆腔感染：发生于骨盆腔的感染性疾患。

（48）阴茎感染：发生于阴茎的感染性疾患。

（49）眼眶感染：发生于眼眶的感染性疾患。

（50）外周神经感染：发生于外周神经的感染性疾患。

（51）腹膜感染：发生于腹膜的感染性疾患。

（52）咽炎：发生于咽喉的感染性疾患。

（53）感染性静脉炎：发生于静脉的感染性疾患。临床症状包括红斑、显著不适、肿胀和硬化。

（54）胸膜感染：发生于胸膜的感染性疾患。

（55）前列腺感染：发生于前列腺的感染性疾患。

（56）脓疱性疹：局限的、凸起的、脓性的皮肤病损。

（57）感染性鼻炎：发生于鼻黏膜的感染性疾患。

（58）唾液腺感染：发生于唾液腺的感染性疾患。

（59）阴囊感染：发生于阴囊的感染性疾患。

（60）败血症：循环血液中病原微生物引起的快速的、进行性的全身性反应，可以导致患者休克。

（61）鼻窦炎：发生于鼻窦黏膜的感染性疾患。

（62）皮肤感染：发生于皮肤的感染性疾患。

（63）小肠感染：发生于小肠的感染性疾患。

（64）软组织感染：发生于软组织的感染性疾患。

（65）脾感染：发生于脾的感染性疾患。

（66）造口感染：人工造口（经手术构造的开口于体表的通道）出现感染。

（67）牙齿感染：发生于牙齿的感染性疾患。

（68）气管炎：发生于气管的感染性疾患。

（69）上呼吸道感染：上呼吸道（鼻、鼻旁窦、咽、喉或气管）出现感染。

（70）尿道感染：发生于尿道的感染性疾患。

（71）尿路感染：尿路的感染，通常发生在膀胱和尿道。

（72）子宫感染：发生于子宫的感染性疾患。可以蔓延至子宫肌层和子宫旁组织。

（73）阴道感染：发生于阴道的感染性疾患。

（74）外阴部感染：发生于外阴部的感染性疾患。

（75）创口感染：发生于创口的感染性疾患。

十二、创伤、中毒和操作并发症

（1）踝部骨折：踝骨的连续性中断，踝关节受损。临床表现为患侧肢体明显不适、肿胀和移动困难。

（2）主动脉损伤：出现主动脉损伤。

（3）动脉损伤：动脉出现受损。

（4）胆管吻合口瘘：胆道吻合口（两个解剖结构间的手术连接）处破裂，导致胆汁外漏。

（5）膀胱吻合部瘘：膀胱吻合口处破裂，导致尿液外漏。

（6）擦伤：软组织或骨组织损伤，导致血液渗漏进入周围软组织。

（7）烧伤：机体暴露于化学品、热源、电流、火焰和辐射导致皮肤解剖学的完整性受到破坏。损伤的程度与暴露的时间和强度有关。

（8）放射性皮肤炎：暴露在生物学有效水平的电离辐射下引起的皮肤炎性反应。

（9）食管吻合部瘘：食管吻合口（两个解剖结构间的手术连接）断裂，出现内容物漏出。

（10）跌落：突然的跌倒引起的损伤。

（11）输卵管吻合部瘘：输卵管吻合口断裂，出现内容物漏出（两个解剖结构间的手术连接）。

（12）输卵管穿孔：输卵管壁破裂。

（13）骨折：骨的连续性中断出现的骨挫伤。

（14）胃吻合部瘘：胃吻合口（两个解剖结构间的手术连接）断裂，出现胃内容物漏出。

（15）胃肠吻合部瘘：胃肠道吻合口（两个解剖结构间的手术连接）断裂，出现内容物漏出。

（16）胃肠道造口坏死：胃肠道造口部位出现坏死。

（17）髂骨骨折：股骨头、股骨颈、转子间或转子下端的骨连续性中断。

（18）颈动脉损伤：颈动脉受损。

（19）下腔静脉损伤：下腔静脉受损。

（20）颈静脉损伤：颈静脉受损。

（21）上腔静脉损伤：上腔静脉出现损伤。

（22）肠道造口瘘：内容物从肠道造口（位于体外的手术造口）处漏出。

（23）肠道造口部位出血：肠道造口出血。

（24）肠道造口梗阻：肠道造口内容物正常外流受阻。

（25）术中动脉损伤：手术过程中出现的动脉损伤。

（26）术中乳房损伤：手术过程中出现的乳房软组织损伤。

（27）术中心脏损伤：手术过程中出现心脏受损。

（28）术中耳损伤：手术过程中出现耳受损。

（29）术中内分泌系统损伤：手术过程中出现内分泌系统受损。

（30）术中胃肠道损伤：手术过程中出现胃肠道受损。

（31）术中头颈部损伤：手术过程中出现头颈部受损。

（32）术中出血：手术中出现不可控的出血。

（33）术中肝胆损伤：手术过程中出现肝实质和（或）胆道的损伤。

（34）术中骨骼肌损伤：手术过程中出现骨骼肌系统损伤。

（35）术中神经损伤：手术过程中出现神经系统的损伤。

（36）术中眼损伤：手术过程中出现的眼损伤。

（37）术中肾损伤：手术过程中出现的肾损伤。

（38）术中生殖系统损伤：手术过程中出现的生殖系统损伤。

（39）术中呼吸系统损伤：手术过程中出现的呼吸系统损伤。

（40）术中皮肤损伤：手术过程中出现的皮肤损伤。

（41）术中脾损伤：手术过程中出现的脾损伤。

（42）术中尿路损伤：手术过程中出现的泌尿系统损伤。

（43）术中静脉损伤：手术过程中出现的静脉损伤。

（44）肾吻合口瘘：肾脏吻合口（两个独立的解剖结构间的手术连接）断裂，出现尿液漏出。

（45）大肠吻合口瘘：大肠吻合口断裂（两个独立的解剖结构间的手术连接），出现内容物漏出。

（46）胰腺吻合口瘘：胰腺吻合口断裂，出现分泌液漏出。

（47）喉头吻合口瘘：喉头部位的吻合口（两个独立的解剖结构间的手术连接）发生断裂，出现内容物漏出。

（48）术后出血：手术后发生出血。

（49）术后胸部处理并发症：开胸手术后发生的并发症。

（50）肠造口脱垂：肠造口（连通体表的外科手术开口）腹壁表面突出。

（51）人造尿道口脱垂：人工尿道口发生移位。

（52）放射治疗回忆反应：经放疗后，药物特别是数周或数月的化疗药物治疗引起的急性皮肤炎性反应，炎症反应局限于放射治疗皮肤，停药后症状消失。

（53）直肠吻合口瘘：直肠吻合口（两个独立解剖结构的手术连接）破裂发生内容物漏出。

（54）血清肿：血清在组织中聚集，形成肿瘤组织样外形。

（55）小肠吻合口瘘：小肠吻合口（两个独立解剖结构的手术连接）破裂，发生内容物漏出。

（56）精索吻合口瘘：精索吻合口（两个独立解剖结构的手术连接）破裂，发生漏出。

（57）脊柱骨折：脊椎骨的连续性中断，出现脊柱挫伤。

（58）胃肠道造口狭窄：胃肠道造口（连通体表的外科手术开口）出现狭窄。

（59）吻合口溃疡：胃肠造口过程中，吻合口附近的空肠黏膜表面出现局限的炎症、糜烂性坏死性病变。

（60）气管出血：出现气管出血。

（61）气管梗阻：气管管腔阻塞。

（62）气管造口部位出血：气管造口部位出现渗血。

（63）输尿管吻合口瘘：输尿管吻合口（两个独立解剖结构的手术连接）破裂，发生漏出。

（64）尿道吻合口瘘：尿道吻合口（两个独立解剖结构的手术连接）破裂，发生漏出。

（65）人工尿道口瘘：内容物由人工尿道造口漏出。

（66）人工尿道口阻塞：人工尿道口发生阻塞。

（67）人工尿道口出血：人工尿道部位出现出血。

（68）人工尿道口狭窄：人工尿道口出现狭窄。

（69）子宫吻合口瘘：子宫吻合口（两个独立解剖结构的手术连接）破裂，发生漏出。

（70）子宫穿孔：子宫壁出现破裂。

（71）阴道吻合口瘘：阴道吻合口（两个独立解剖结构的手术连接）破裂，发生漏出。

（72）输精管吻合口瘘：输精管吻合口（两个独立解剖结构的手术连接）破裂，发生漏出。

（73）血管通路并发症：血管开口部位出现新的异常。

（74）静脉损伤：静脉出现损伤。

（75）创口并发症：创伤发生新的合并症。

（76）创口裂开：手术创口边缘出现分裂。

（77）腕骨骨折：腕骨的连续性发生中断，腕关节挫伤。

十三、医学检查

（1）活化部分凝血活酶时间延长：实验室检查显示，与对照组相比，部分促凝血酶原时间显著延长，是凝血性疾病的一个指标，部分凝血酶原时间延长可以发生在多种疾病，为原发性疾病和药物治疗所致。

（2）丙氨酸氨基转移酶增高：实验室检查显示，血液样本中丙氨酸转移酶（ALT 或 SGPT）水平增高。

（3）碱性磷酸酶增高：实验室检查显示，血液样本中碱性磷酸酶水平增高。

（4）天冬氨酸氨基转移酶增高：实验室检查显示，血液样本中天冬氨酸转移酶（AST 或 SGOT）水平增高。

（5）血抗利尿激素增高：实验室检查显示，血液样本中抗利尿激素水平异常。

（6）血胆红素增高：实验室检查显示，血液样本中胆红素水平异常升高及出现与过多胆红素相关的黄疸。

（7）血促皮质激素降低：实验室检查显示，血液样本中皮质激素水平降低。

（8）血促性腺激素异常：实验室检查显示，血液样本中促性腺激素水平异常。

（9）血催乳素异常：实验室检查显示，血液样本中催乳素水平异常。

（10）一氧化碳弥散能力降低：肺功能检测试验显示，肺容量吸收一氧化碳降低。

（11）心肌肌钙蛋白增高：生物样本实验室检查显示，心肌肌钙蛋白水平增高。

（12）心脏肌钙蛋白 T 增高：生物样本实验室检查显示，心肌肌钙蛋白 T 水平增高。

（13）CD4 阳性淋巴细胞降低：血液样本实验室检查显示，CD4 标志物阳性淋巴细胞计数降低。

（14）高胆固醇血症：血液样本实验室检查显示，血胆固醇水平高于正常水平。

（15）肌酸磷酸激酶增高：血液样本实验室检查显示，肌酸磷酸激酶水平升高。

（16）肌酐增高：生物样本经实验室检查显示，肌酐水平升高。

（17）射血分数降低：心脏收缩时射出血量占心室收缩前心室内血液总量的百分比降低。

（18）心电图 QT 间期延长：QT 间期异常延长的心律失常。

（19）纤维蛋白原降低：实验室检查显示，血液样本中纤维蛋白原水平降低。

（20）用力呼气量降低：检查显示，在一定时间内用力呼气肺活量分数相对降低。

（21）γ－谷氨酰胺转移酶增高：实验室检查显示，血液样本中 γ－谷氨酰胺转移酶（GGT）水平增高，超过正常水平。GGT 催化 γ－谷氨酸多肽的氨基转移到另一个多肽、氨基酸或水。

（22）生长激素分泌异常：血液样本实验室检查显示，血中生长激素水平出现异常。

（23）触珠蛋白降低：实验室检查显示，血中触珠蛋白水平出现降低。

（24）血红蛋白增高：实验室检测显示，生物样本中血红蛋白水平升高。

（25）INR 增高：实验室检查结果显示，患者凝血酶原时间与对照样本的比值升高。

（26）脂肪酶增高：生物样本经实验室检测显示，脂肪酶水平升高。

（27）淋巴细胞计数降低：血液中淋巴细胞计数减少。

（28）淋巴细胞计数增高：血液、体液和骨髓中淋巴细胞计数升高。

（29）中性粒细胞计数降低：临床检查显示，血液中中性粒细胞数量降低。

（30）中性粒细胞计数增高：临床检查显示，血液中中性粒细胞计数升高。

（31）胰酶降低：临床检查显示，血中胰酶水平降低。

（32）血小板计数降低：临床检查显示，血液中血小板计数降低。

（33）血清淀粉酶增高：临床检查显示，血清淀粉酶水平升高。

（34）尿量减少：与以往相比，尿量减少。

（35）潮气量异常：肺功能检测显示，与预测值相比，肺活量（肺最大吸气后，最大呼出气体量）出现异常。

（36）增重：体重增加。对于儿童，指体重高于生长曲线基线值。

（37）体重降低：体重降低。对于儿童，指体重低于生长曲线基线值。

（38）白细胞数降低：实验室检查显示，血液样本白细胞数量降低。

十四、新陈代谢与营养不良

（1）酸中毒：血液中和组织器官中酸度异常升高（氢离子浓度升高）。

（2）乙醇不耐受：乙醇引起不良作用的敏感性增加。不良作用包括鼻充血、皮肤潮红、心律失常、恶心、呕吐、消化不良和头痛。

（3）碱中毒：机体和组织器官中碱度异常升高（氢离子浓度降低）。

（4）厌食症：食欲减低。

（5）脱水：体内过多的水分丢失，通常由重度腹泻、呕吐或出汗所致。

（6）葡萄糖耐受不良：机体不能完全代谢葡萄糖为特点的疾患。

（7）高钙血症：实验室检查显示，血液中钙的浓度高于正常值。

（8）高血糖症：实验室检查显示，血糖浓度高于正常值。通常为糖尿病或糖耐受不良的指标。

（9）高钾血症：实验室检查显示，血液中钾的浓度高于正常值，多见于肾衰竭，有时与利尿剂使用有关。

（10）高镁血症：实验室检查显示，血液中镁的浓度高于正常值。

（11）高钠血症：实验室检查显示，血液中钠的浓度高于正常值。

（12）高甘油三酯血症：实验室检查显示，血液中甘油三酯的浓度高于正常值。

（13）高尿酸血症：实验室检查显示，血液中尿酸的浓度高于正常值。

（14）低白蛋白血症：实验室检查显示，血液中白蛋白的浓度低于正常值。

（15）低钙血症：实验室检查显示，血液中钙的浓度低于正常值。

（16）低糖血症：实验室检查显示，血液中血糖的浓度低于正常值。

（17）低钾血症：实验室检查显示，血液中钾的浓度低于正常值。

（18）低镁血症：实验室检查显示，血液中镁的浓度低于正常值。

（19）低钠血症：实验室检查显示，血液中钠的浓度低于正常值。

（20）低磷血症：实验室检查显示，血液中磷酸盐的浓度低于正常值。

（21）铁超负荷：铁在组织中累积。

（22）肥胖：体内脂肪过多。

（23）肿瘤溶解综合征：自发或治疗相关的肿瘤细胞溶解所引起的代谢异常疾患。

十五、骨骼肌和结缔组织疾病

（1）腹部软组织坏死：腹壁软组织出现坏死过程的疾患。

（2）关节痛：关节部位出现明显的不适感。

（3）关节炎：关节部位出现炎症反应。

（4）缺血性坏死：血供中断后，骨组织出现坏死性改变，通常发生在长骨的骨骺端。骨坏死性改变可以引起骨组织结构的破坏。

（5）背痛：背部感觉明显的不适感。

（6）骨痛：感觉骨骼组织明显的不适感。

（7）臀部痛：臀部感觉明显的不适感。

（8）胸壁痛：胸壁感觉明显的不适感。

（9）外生骨疣：非肿瘤性骨组织过度生长。

（10）深部结缔组织纤维化：深部结缔组织出现纤维变。

（11）胁腹痛：肋骨和臀部之间的机体侧面感觉明显的不适感。

（12）全身性肌无力：多个解剖部位出现肌肉张力的降低。

（13）生长抑制：机体的生长低于预期的状态。

（14）头部软组织坏死：头部软组织出现坏死过程的疾患。

（15）关节积液：关节内过多的液体积聚，通常由关节炎症所致。

（16）关节活动度低下：任何关节的灵活性出现下降。

（17）颈椎关节活动度低下：颈椎关节的灵活性出现下降。

（18）腰椎关节活动度低下：腰椎关节的灵活性出现下降。

（19）脊柱后凸：脊柱胸段异常弯曲状态。

（20）脊柱前弯症：脊柱腰椎部分出现异常弯曲状态。

（21）左侧肌无力：机体左侧部位的肌肉强度减弱的疾患。

（22）下肢肌无力：下肢肌肉强度减弱的疾患。

（23）右侧肌无力：机体右侧部位的肌肉强度减弱的疾患。

（24）躯体肌无力：机体躯干部位的肌肉强度减弱的疾患。

（25）上肢肌无力：上肢肌肉强度减弱的疾患。

（26）骨骼肌畸形：肌肉骨骼系统出现畸形。

（27）肌痛：一块或一组肌肉出现明显不适感。

（28）肌炎：骨骼肌出现炎症反应的疾患。

（29）颈部痛：颈部出现明显不适感。

（30）颈部软组织坏死：颈部软组织出现坏死过程的疾患。

（31）颚骨骨坏死：颚骨出现坏死过程的疾患。

（32）骨质疏松症：骨的质量较少，伴有骨皮质的厚度降低和骨松质骨小梁的数量减少（但是化学结构不变），可以引起骨折发生。

（33）四肢痛：上肢和下肢部位出现显著的不适感。

（34）骨盆软组织坏死：骨盆内软组织出现坏死过程的疾患。

（35）脊柱侧凸：脊柱侧凸，畸形。

（36）下肢软组织坏死：下肢软组织出现坏死过程的疾患。

（37）上肢软组织坏死：上肢软组织出现坏死过程的疾患。

（38）浅表软组织纤维化：浅表软组织出现纤维变。

（39）牙关紧闭：由于咀嚼肌涉及的关节活动度降低，导致不能完全张口。

（40）肢体不等长：上肢或下肢的长度存在不一致的状态。

十六、良性、恶性肿瘤及不明新生物（包括囊肿和息肉）

（1）肿瘤化疗引起的白血病：由化疗药物的致突变效应而引起的白血病。

（2）骨髓增生异常综合征：骨髓不能产生正常的血液细胞为特征的疾患。

（3）治疗相关的恶性肿瘤：先前存在恶性肿瘤的治疗手段所导致的恶性肿瘤的发生。

（4）癌痛：肿瘤导致的神经压迫、血管阻塞、炎症和骨折等原因引起的明显不适感。

十七、神经系统疾病

（1）外周神经病变：涉及外周神经（第 6 对脑神经）的疾患。

（2）副神经病变：涉及副神经（第 11 对脑神经）的疾患。

（3）听神经病变：涉及听神经（第 8 对脑神经）的疾患。

（4）静坐不能：静坐时感到不舒适或坐立不安，这是某些类精神类药物的不良反应。

（5）失忆：以系统性和广泛性地丢失记忆为症状的疾患。

（6）失音：不能发音，它是由于声带受损或功能性的（精神性的）失音。

（7）蛛网膜炎：蛛网膜炎或蛛网膜下腔炎症。

（8）共济失调：肌肉活动缺乏协调性导致的自主活动障碍或不能进行自主活动。

（9）臂丛神经受损：臂丛区域性的感觉异常，显著的不适和肌肉的退化，前臂或者手的限制性活动。

（10）中枢神经坏死：大脑或脊髓的坏疽。

（11）脑脊液外漏：脑脊液外漏到周围组织。

（12）认知障碍：认知功能显著障碍。

（13）注意力集中障碍：注意力集中能力衰减。

（14）意识减低：认知能力和反应能力的下降。

（15）眩晕：感觉头晕目眩、不平稳、眼花、旋转、摇摆。

（16）发音障碍：由于发音肌肉不能协调完好，所以只能缓慢或含糊不清地发音。

（17）感觉迟钝：感官知觉的扭曲，导致了异常或不愉悦的感觉。

（18）味觉障碍：对食物的味觉感知异常，有可能与嗅觉功能降低有关。

（19）言语障碍：大脑损伤而导致的语言功能障碍。

（20）大脑水肿：大脑过多的液体而导致的肿胀。

（21）脑病：大脑的病理学变化导致的障碍。

（22）锥体束外疾病：以反常的、重复性的、非自主性肌肉活动，疯狂的言语，坐立不安为特征的疾患。

（23）面部肌肉无力：面部肌肉的肌张力下降。

（24）面神经功能障碍：涉及面神经（第 7 对脑神经）功能障碍的疾患。

（25）舌咽神经功能障碍：涉及舌咽神经（第 9 对脑神经）功能障碍的疾患。

（26）头痛：头部不同区域出现的明显的不适感，不限于神经分布区域。

（27）脑积水：脑室中脑脊液异常的增多而引发的疾患。

（28）嗜睡：白天时间过多的睡眠为表现的疾病。

（29）舌下神经障碍：涉及舌下神经（第 12 对脑神经）功能障碍的疾患。

（30）颅内出血：颅内出血疾病。

（31）脑血管缺血：由脑血管被血栓或栓塞堵住而引起的脑供血不足而导致的神经受损。

（32）第 4 对神经受损：涉及滑车神经（第 4 对脑神经）障碍所引发的疾患。

（33）昏睡：以精神或身体无活力为特点的意识减弱。

（34）脑白质病：星状细胞增生溶解反应伴有多个脑部区域的无炎症性坏疽。

（35）记忆受损：记忆功能减退。

（36）假性脑脊髓膜炎：由脑膜刺激征引起的颈部僵硬、头痛、畏光等症状。

（37）不自主运动：不受控制或没有意义的活动。

（38）脊髓炎：由脊髓炎症所引发的疾患。症状包括虚弱、感觉异常、感觉缺失、明显的不舒服。

（39）神经痛：一根神经或神经丛的刺激性疼痛。

（40）眼球震颤：眼球不由自主的活动。

（41）动眼神经病变：涉及动眼神经（第 3 对脑神经）障碍引起的疾患。

（42）嗅神经障碍：涉及嗅神经（第 1 对脑神经）障碍引起的疾患。

（43）感觉异常：由感觉神经障碍导致的皮肤触觉的麻痹，使压迫，使变冷，使变热。

（44）外周运动神经障碍：由外周神经炎症或退化而引起的疾病。

（45）外周感觉神经障碍：由外周感觉神经炎症或退化而引起的疾病。

（46）幻觉痛：已被切除的肢体或脏器所在的部位明显感到不适感。

（47）晕厥先兆：出现头昏眼花的症状，有可能出现晕厥。

（48）锥体束综合征：脊髓的皮质脊髓（锥体）束功能出现异常。症状包括下肢肌肉张力增强、反射亢进、巴氏征阳性和精细运动能力减低。

（49）脊神经根炎：由神经根炎症引起的疾病，患者主要由脊髓受压迫而引起放射痛。

（50）再发性喉部神经痉挛：由再发性喉部神经痉挛引起的疾病。

（51）可逆的后部脑白质病综合征：由影像学发现的后部脑白质病变引发的头痛、神经状态改变、视觉障碍、痉挛。可能是由于高血压脑病、子痫、免疫抑制剂或激素的使用，也可能是急性或亚急性反复的症状。

（52）癫痫发作：由大脑或脑干发出的指令引发的突然的、不自主的肌肉收缩。

（53）上颌窦疼痛：由上颌窦发出的、集中于面部、在眼与牙龈之间的疼痛。

（54）嗜睡症：过多的睡眠或困倦所引起的。

（55）强直状态：由于不随意肌肉活动增多而影响自主活动，影响走路、活动和语言表达。

（56）卒中：由颅内血管事件导致的急性失去意识。

（57）晕厥：脑供血的不足导致的意识丧失。

（58）短暂性脑缺血发作：一过性的脑血管事件（不超过 24 h），但是没有脑血管的器质性损伤的疾患。

（59）震颤：全身或某个肢体不由自主的颤动。

（60）三叉神经障碍：涉及三叉神经（第 5 对脑神经）功能障碍所引起的疾患。

（61）迷走神经障碍：涉及迷走神经（第 10 对脑神经）功能障碍所引起的疾患。

（62）血管迷走神经反应：突然的血压下降、心动过缓、外周血管舒张导致的意识障碍，它是由刺激迷走神经所引发的。

十八、妊娠，产褥期和围产期状况

（1）胎儿死亡：胚胎在子宫内死亡，没有表现出存活的迹象，如呼吸、心跳、肌肉活动；或是在分娩后无明确的自主性肌肉运动，缺乏复活可能性。

（2）胚胎生长阻滞：胚胎生长抑制，导致胚胎无法生长至正常大小。

（3）早产：小于 40 周的分娩，但是能存活的婴儿，一般在 20 ～ 37 周。

（4）意外妊娠：没有在预计之内的受孕。

十九、精神疾病

（1）焦虑不安：易激惹的、精神紧张的、不能放松的。

（2）性快感缺失：不能得到性高潮。

（3）焦虑：由于明显的刺激，感到恐惧和死亡，伴随着紧张、心动过速、呼吸困难。

（4）意识模糊：缺少清晰的想法和行为。

（5）延迟性高潮：由性功能障碍引起的高潮延迟。

（6）谵妄：急性而突然出现的意识模糊、错觉、情绪失常、注意迟钝、烦躁和幻觉的状态，通常是可逆的。

（7）妄想：虽然与证据的常识相悖，仍坚持与现实不符的错误的个人信念。

（8）抑郁症：抑郁反应或感觉不开心。

（9）欣快症：相对某些事件或刺激，出现不相称的、过度的愉悦感。

（10）幻觉：在没有外界刺激的情况下，有错误的感觉。

（11）失眠症：很难入睡或保持睡眠状态。

（12）性欲降低：性欲降低引起的疾患。

（13）性欲增强：性欲增高引起的疾患。

（14）躁狂：精神病患者表现出来的过多的活动、组织混乱、行为错乱。

（15）人格改变：个人行为和思考方法显著改变。

（16）精神病：以个性改变、正常功能损害、脱离现实为特点的疾患，可能为精神错乱、精神分裂、脑瘤等表现。

（17）烦躁不安：不能休息、放松。

（18）自杀意念：存在结束自我生命的意念。

（19）自杀倾向：采取行为想结束自己的生命。

二十、肾脏和泌尿系统疾病

（1）急性肾损伤：肾功能急性受损所引起的疾患，主要分为肾前性（血流较少）、肾性（肾脏损害）、肾后性（出路阻塞）。

（2）膀胱穿孔：膀胱壁被刺破。

（3）膀胱痉挛：膀胱壁突然而不自主性的收缩。

（4）慢性肾脏疾病：肾功能渐进性地、（通常）永久性地减退，直至肾衰竭。

（5）非传染性膀胱炎：不是由于尿路感染引起的膀胱炎症。

（6）血尿：实验室检查发现尿液中有血液。

（7）血红蛋白尿：实验室检查尿液中有血红蛋白。
（8）蛋白尿：实验室检查尿液中发现过多的蛋白质，主要是白蛋白，也有球蛋白。
（9）尿结石：肾脏内形成结石。
（10）肾绞痛：突发性的、严重的放射到腹股沟区域疼痛，通常是肾结石所引起的。
（11）肾出血：肾脏出血。
（12）尿道瘘：泌尿系统和其他脏器或解剖部位之间存在的异常通道。
（13）尿频：短的时间间隔之内排尿。
（14）尿失禁：尿液从膀胱中排出不受自主意识控制。
（15）尿潴留：由于不能排尿，引起膀胱内尿液积聚过多。
（16）尿路阻塞：尿道中发生内容物正常流向受阻的疾患。
（17）尿道疼痛：尿道部位出现明显的不适感。
（18）尿急：突然而强烈的排尿欲望。
（19）尿液变色：尿液颜色改变。

二十一、生殖系统和乳腺疾病

（1）无精子症：实验室检查显示精液中无精子。
（2）乳房萎缩：乳房发育低下。
（3）乳房疼痛：乳房部位出现明显的不适感。
（4）痛经：月经期间出现腹部疼痛的不适感。
（5）性交困难：性交疼痛或困难。
（6）射精障碍：射精困难，包括早泄，延迟的、逆行性射精和疼痛性射精。
（7）勃起障碍：性行为中，勃起难以持久或不能反复勃起。
（8）输卵管堵塞：输卵管中发生内容物正常流向受阻的疾患。
（9）输卵管狭窄：输卵管正常管径狭窄。
（10）女性生殖道瘘：妇女生殖道与其他脏器之间存在异常的通道。
（11）女性化：由于外部因素，男性出现女性的第二性征发育。
（12）生殖器水肿：生殖器内水分过多引起的肿胀。
（13）男子乳房发育症：男子乳房过多发育。
（14）输卵管积血：输卵管内有血液沉积。
（15）月经失调：月经周期或持续时间不规律。
（16）泌乳障碍：乳汁分泌困难，不仅限于妊娠期妇女，男性也会出现。
（17）月经过多：经期经血过多。
（18）乳头畸形：乳头变形引起的疾患。
（19）精子减少症：精液中精子数量减少。

（20）卵巢出血：卵巢组织出现出血的疾患。

（21）卵巢破裂：卵巢组织撕裂或破裂。

（22）排卵疼痛：两次月经周期之间，在排卵过程中出现一侧腹部明显的不适感。

（23）骨盆底肌无力：骨盆底肌肉强度减低。

（24）骨盆疼痛：骨盆部位出现明显的不适感。

（25）阴茎疼痛：阴茎部位出现明显的不适感。

（26）会阴疼痛：会阴部位（生殖器官和肛门之间区域）出现明显的不适感。

（27）绝经过早：在 40 岁以前，出现卵巢功能衰竭。症状包括潮热、夜间出汗情绪不稳及性欲减退。

（28）前列腺出血：前列腺出现出血的疾患。

（29）前列腺阻塞：前列腺增大所致的尿道受压引起的排尿困难（用力排尿、排尿速度减慢、膀胱排空不完全）。

（30）前列腺疼痛：前列腺部位出现明显的不适感。

（31）阴囊疼痛：阴囊区域部位出现明显的不适感。

（32）精索出血：精索出现出血。

（33）精索堵塞：精索正常通道被堵住的疾患。

（34）睾丸疾病：睾丸发生疾患。

（35）睾丸出血：睾丸组织出现出血。

（36）睾丸痛：睾丸部位出现明显的不适感。

（37）子宫瘘：子宫与其他脏器之间的异常通道。

（38）子宫出血：子宫出现出血的疾患。

（39）子宫堵塞：子宫开口受阻的疾患。

（40）子宫疼痛：子宫部位出现明显的不适感。

（41）白带：指阴道分泌物、子宫颈腺体分泌的黏液由阴道自然排出，特别是分娩期间。

（42）阴道干燥：阴道内发痒或干燥。

（43）阴道瘘：阴道与其他脏器之间的异常通道。

（44）阴道出血：阴道内出现出血的疾患。

（45）阴道炎症：阴道出现炎症反应。症状包括发红、水肿、显著不适和白带增多。

（46）阴道堵塞：阴道阻塞。

（47）阴道疼痛：阴道部位出现明显的不适感。

（48）阴道穿孔：阴道壁破裂。

（49）阴道狭窄：阴道狭窄。

（50）阴道痉挛：骨盆肌肉出现非自主性的痉挛，导致性行为过程中出现阴道壁病理性萎缩。

二十二、呼吸道、胸腔和纵隔疾病

（1）成人型呼吸窘迫综合征：无肺部基础疾病下，出现的渐进性、危及生命的呼吸困难，通常是由创伤和外科手术所致。

（2）过敏性鼻炎：鼻黏膜由于外界过敏因子的刺激而引起水平升高，从而引起炎症反应。这些炎症反应主要包括鼻窦炎、咽炎和中耳炎。症状有打喷嚏、鼻充血、流鼻涕、鼻痒等。

（3）呼吸暂停：呼吸中断。

（4）吸入性肺炎：由固体或液体吸入肺部引起的疾病。

（5）肺不张：部分或全部的肺塌陷。

（6）气管瘘：气管与其他脏器之间的异常通道。

（7）支气管堵塞：支气管发生堵塞，主要是主支气管分泌物和渗出物所致的疾患。

（8）支气管狭窄：支气管狭窄引发的疾患。

（9）支气管瘘：支气管与其他脏器之间的异常通道。

（10）支气管出血：支气管壁和（或）肺实质出现出血的疾患。

（11）支气管痉挛：支气管壁平滑肌细胞突然收缩引起的疾患。

（12）乳糜胸：由于胸腔内淋巴液积聚引起的胸膜渗漏。

（13）咳嗽：突然的、反复的、痉挛性的胸腔收缩，导致肺部气体剧烈地释放出，并存在有特征性的声音。

（14）呼吸困难：呼吸困难。

（15）鼻出血：鼻部出现出血的疾患。

（16）呃逆：由横膈膜痉挛引发的，由于不自主地打开或关闭声门而引起的。

（17）嘶哑：喉头发出的粗糙的、刺耳的声音。

（18）缺氧：机体内氧气水平降低。

（19）喉水肿：喉部由于过多积聚液体而引起的水肿。

（20）喉部瘘：喉部与其他脏器之间的异常通道。

（21）喉部出血：喉部出现出血的疾患。

（22）喉部炎症：喉部出现发炎。

（23）喉部黏膜炎：喉部黏膜发生炎症。

（24）喉部梗阻：喉部气道受阻的疾患。

（25）喉部狭窄：喉部气道狭窄。

（26）咽喉部感觉迟钝：咽喉部持久的不适感。

（27）喉部痉挛：喉部肌肉阵发性收缩。

（28）纵隔出血：纵隔出现出血的疾患。

（29）鼻塞：黏膜肿胀导致的鼻腔的阻塞。

（30）咽瘘：咽喉部与其他脏器之间的异常通道。

（31）咽部出血：咽部出现出血的疾患。

（32）喉部黏膜炎：喉部黏膜涉及的炎症。

（33）咽部坏死：咽部坏死过程。

（34）咽部狭窄：咽部气道狭窄。

（35）咽部疼痛：咽部区域部位出现明显的不适感。

（36）胸腔积液：胸腔内液体增加，导致呼吸短促、咳嗽、胸部明显不适。

（37）胸膜出血：胸腔内出现出血的疾患。

（38）胸膜炎性痛：胸膜部位出现明显的不适感。

（39）肺炎：炎症局灶性或弥散性地影响肺部软组织。

（40）气胸：胸腔内出现不正常气体，导致肺部压缩。

（41）后鼻滴注：鼻腔黏膜过度分泌，导致喉痛或咳嗽。

（42）排痰性咳嗽：通过咳嗽排出、咳出痰液。

（43）肺部水肿：肺部组织液体过多导致的血气交换受阻，从而影响肺功能。

（44）肺部纤维化：肺部不断地被结缔组织所取代，导致进行性呼吸困难、呼吸衰竭和右心衰竭。

（45）肺部瘘：肺部与其他脏器之间的异常通道。

（46）肺动脉高压：由于肺部或心脏疾患引发的肺循环内动脉升高的疾患。

（47）呼吸衰竭：肺部血氧交换损害导致呼吸困难和组织内氧气含量减低、动脉血中二氧化碳含量升高。

（48）维 A 酸综合征：治疗使用全反式维 A 酸，导致体重增加、呼吸困难、胸膜或心包渗漏、白细胞增多、肾衰竭。

（49）鼻窦疾患：鼻旁窦出现疾患。

（50）睡眠呼吸暂停征：睡眠中出现的短时间的呼吸暂停。

（51）打喷嚏：鼻腔内的空气不自主地喷出。

（52）喉痛：喉部部位出现明显的不适感。

（53）喘鸣：喉部和上呼吸道阻塞导致的高分贝的呼吸声音。

（54）气管瘘：气管与其他脏器之间的异常通道。

（55）气管黏膜炎：气管黏膜炎症疾患。

（56）气管狭窄：气管变狭窄。

（57）声音改变：说话的速度和声音发生改变。

（58）哮鸣：呼吸时肺部出现尖的、吹口哨的声音，是由于呼吸道狭窄或者闭塞所引起的。

二十三、皮肤和皮下组织疾病

（1）脱发：在一定年龄的个人，机体特定部位的毛发密度较正常状态出现降低。

（2）体味：机体内细菌生长导致的机体的气味。

（3）大疱皮肤炎：皮肤发生以充盈大疱为特征的炎症。

（4）皮肤干燥：皮肤变薄，反应迟钝，但是毛孔正常，皮下组织变薄。

（5）多形性红斑：以中央苍白、粉红色包围为特点的靶形皮肤损害。

（6）红皮病：皮肤有红斑和脱落，炎症涉及超过 90% 的体表面积。

（7）脂肪萎缩症：脂肪组织出现萎缩为特征的疾患。

（8）妇女多毛症：女性在相应的男性第二性征部位（受到雄性激素控制的部位，如胡须、胸部、腹部）出现的过度毛发生长。

（9）多汗症：出汗过多为特征的疾患。

（10）多毛症：在特定的一个区域、特定的年龄和种族，毛发的长度和密度增加，超过了可以接受的范围。

（11）少汗症：出汗减少为特征的疾患。

（12）脂肪肥大：皮下多次胰岛素注射导致皮下脂肪组织过度增生。

（13）指甲变色：指甲边颜色改变。

（14）指甲丢失：指甲的全部或一部分丢失。

（15）指甲隆起：指甲水平或垂直的隆起。

（16）皮肤疼痛：皮肤部位出现明显的不适感。

（17）手足症候综合征：手掌和脚底出现变红、明显不舒适、肿胀、麻刺感。

（18）眶周肿胀：眼眶周围由于液体过多而引起的肿胀。

（19）光敏感性：皮肤对光的敏感性增加。

（20）瘙痒症：以剧烈的瘙痒感为特征的疾患。

（21）紫癜：皮肤和黏膜出现出血，新的出血部位为鲜红色，陈旧的损伤为暗红色，最后变褐色。

（22）痤疮样皮疹：出现丘疹和脓疱为特征的疾患，主要表现在面部、头皮、上胸部和背部。

（23）斑丘疹：出现斑疹和丘疹，常见的损害皮肤的表现，常影响上半身，向心性发展，伴有瘙痒。

（24）头皮痛：头部顶部和背部部位的皮肤出现明显的不适感。

（25）皮肤萎缩：表皮和真皮层出现退化和变薄。

（26）皮肤色素沉着：过多的黑色素的沉积，导致皮肤变黑。

（27）皮肤色素减少：皮肤色素的丢失。

（28）皮肤硬化：皮肤部分区域变硬。

（29）皮肤溃疡：皮肤出现局限性、炎症性、糜烂坏死性病变。

（30）多形性红斑：小于 10% 的整个皮肤从真皮分离，该综合征考虑是皮肤和黏膜过敏引起。

（31）毛细血管扩张：毛细血管肿胀导致的皮肤和黏膜的红色变。

（32）中毒性表皮坏死松解症：超过 30% 面积的皮肤从真皮脱落，该综合征考虑皮肤和黏膜的过敏引起。

（33）荨麻疹：以中央为白色、周边为红色区域为特征的瘙痒性皮疹。

二十四、社会环境

更年期：月经期的永久性停止，通常定义为超过 45 岁妇女连续 12 个月的闭经。

二十五、外科和内科操作

外科和内科操作与分级标准相一致。

二十六、血管病

（1）毛细血管渗漏综合征：血管内液体渗漏到血管外。症状发生在卒中、低流量状态、缺血再灌注损害、毒血症、药物服用后或中毒后，广泛的毛细血管渗透状态，会导致广泛的肿胀和多器官的功能障碍。

（2）潮红：面部幕式充血。

（3）血肿：由于血管壁破裂，导致血液凝聚在一个区域，包括组织和器官。

（4）潮热：短暂性的、不舒适的、强烈的身体发热感、潮红，有时伴有出汗。

（5）高血压：病理性血压升高，反复测量血压，超过 140/90 mmHg。

（6）低血压：在特定环境下，血压低于正常下限。

（7）淋巴漏：淋巴液泄漏至周围组织或体腔。

（8）淋巴水肿：过多的淋巴液集中在组织里导致组织肿胀。

（9）淋巴囊肿：包含淋巴液的囊性损伤。

（10）外周缺血：四肢血液循环受损为特征的疾患。

（11）静脉炎：静脉壁发生炎症。

（12）浅表性血栓性静脉炎：四肢浅静脉发生血栓和炎症。

（13）上腔静脉综合征：上腔静脉内血流阻塞。症状包括肿胀，面部、颈部和上肢发绀、咳嗽、端坐呼吸和头痛。

（14）血栓栓塞事件：血管内血栓通过血流流至远端，堵塞血管。

（15）血管炎：血管壁发生炎症为特征的疾患。

（16）内脏动脉缺血：内脏动脉（肠系膜）狭窄或堵塞，导致血流供应下降。

第四章　心血管疾病基础知识

第一节　心脏解剖学

一、心包的作用

心包是一个包裹心和出入心的大血管根部的圆锥形纤维浆膜囊，分为纤维心包和浆膜心包。①纤维心包：在外层，由坚韧的纤维性结缔组织构成，顶端包裹出人心的大血管的根部，并与大血管根部的外膜相延续；心包底部与膈中心腱粘连。②浆膜心包：位于心包囊的内层，可分为脏、壁两层。壁层衬于纤维心包，并与纤维心包裹着。脏层紧贴于心和大血管根部的表面，又称心外膜。浆膜心包的脏、壁二层在大血管根部反折移行，围成心包腔，内含少量浆液起润滑作用。

二、心脏的位置

心脏位于胸腔的中纵隔内，外面以心包包裹，整体向左下方倾斜。整个心脏的 1/3 位于身体正中线的右侧，2/3 位于正中线的左侧。心脏的位置可因为体型、呼吸和体位的不同而有所改变。吸气状态下，心为垂直位；呼气状态下，心为横位。矮胖体型、仰卧姿势或腹腔胀满（如妊娠）时，心呈横位；高瘦体型或直立姿势时，心多呈垂直位。

三、心脏的外形和毗邻

心脏分为一尖、一底、两面、三缘，表面有 4 条沟。①心尖圆钝、游离，由左心室构成，位置相当于前胸壁心尖搏动处，大致在左侧第 5 肋间隙锁骨中线稍内一点，朝向左前下方。②心底主要由左、右心房的后壁构成，朝向右后上方，被出入心的大血管根部和心包反折缘所固定。上、下腔静脉分别从上、下注入右心房；左、右肺静脉分别从两侧注入左心房。③心的前面位于胸骨和肋骨的后面，也称为胸肋面。大部分由右心房和右心室构成，一小部分由左心耳和左心室构成，位置相当于第 3 ～第 6 肋软骨水平。心的下面由心室构成，几乎呈水平位，坐落在膈肌上，也称为膈面。④心的下缘介于膈面与胸肋面，主要由右心室前壁的边缘构成，也称锐缘。左缘也称钝缘，介于胸肋面与肺面之间，绝大部分由左心室构成。右缘由右心房构成，不明显。⑤心表面有 4 条沟可作为 4 个心腔的表面分界。心房和心室之间有冠状沟分隔，左、右心房有房间隔分隔，前、后室间沟分别在心室的胸肋面和膈面，是左、右心室在心表面的分界。冠状沟和前、后室间沟内被冠状血管和脂肪组织所填充，在心表面沟的轮廓并不十分清楚。前、后室间沟在心尖右侧的会合处稍凹陷，称心尖切迹。后房间沟、后室间沟与冠状沟的相交处称房室交点，是左、右心房与左、右心室在心后面相互接近之处，其深面有重要的血管和神经等结构，是心表面的一个重要标志。

四、心脏的结构

心脏是一个由心肌组成的中空器官。正常的心脏由房间隔、室间隔分为互不相通的左右两半，每半又分为心房和心室，故心有左心房、左心室、右心房和右心室 4 腔。同侧心房和心室借房室口相通。心房接受静脉血，心室发出动脉血。在房室口和动脉口处均有“阀门”样的瓣膜，保证血液的定向流动。

五、右心房的结构

右心房是位于心的右上部，壁薄腔大，稍呈四方形的腔。其可分为前、后两部，前部为固有心房，由原始心房演变而来。后部为腔静脉窦，内壁光滑，内有上、下腔静脉口和冠状窦口，由胚胎时静脉窦的右角发育而成。两部之间以位于上、下腔静脉口前缘间、上下纵行于右心房表面的界沟分界。在腔面，与界沟相对应的纵行肌隆起为界嵴。

六、右心室的结构

右心室位于右心房的前下方，被一弓形肌性隆起，即室上嵴分成右心室流入道（窦部）和流出道（漏斗部）。右心室流入道又称固有心腔，入口为右房室口，位于右心房与右心室之间，呈卵圆形，其周围由致密结缔组织构成的三尖瓣环围绕。右心室流出道又称动脉圆锥，位于右心室前上方，内壁光滑无肉柱，呈锥体状，是胚胎时右心室心球部的残余部分，肺动脉干由此处发出。

七、左心房的结构

左心房位于右心房的左后方，是心脏 4 腔中最靠后的部分。左右各有上、下肺静脉从其后方进入，将经过肺氧合的血液引回左心。左心房的左前上部为左心耳，心耳内有小梁。左心房内壁光滑，出口为左心房室孔。

八、到达左心房的手术途径

到达左心房的 5 个手术途径有：①左心耳：常用于二尖瓣闭式扩张分离术或心内探查。②左壁（外壁）：左侧开胸，平行左心房室沟距左冠状动脉约 1 cm 处切开，前端自左心耳，后端达斜韧带。③房间沟：右侧开胸或正中开胸，在右肺静脉前方沿房间沟行纵切口。④房间隔：先切开右心房，在房间隔处后缘切开房间隔，通过房间隔切口进入左心房。⑤左心房上壁：自升主动脉切口显露二尖瓣较困难。

九、左心室的结构

左心室位于右心室的左后方，形似圆锥，肌壁较厚。左心房与左心室之间的房室孔由二尖瓣形成活门，二尖瓣有前、后两个瓣叶，作用与三尖瓣相同。两个瓣的前半部和前外交界部分的腱索均附着于前乳头肌，后半部和后内交界部分的腱索均附着于后乳头肌。在风湿性心脏病，乳头肌及腱索可发生粘连、融合、短而形成瓣下狭窄。左心室出口为主动脉瓣，有 3 个半月形瓣叶，即为后瓣、右瓣和左瓣。主动脉瓣和主动脉壁间的腔隙称为主动脉窦，分别称左窦、右窦和后窦。左窦、右窦分别有左冠状动脉、右冠状动脉的开口。

十、心壁的构成

心壁由心内膜、心肌层和心外膜组成，心肌层是构成心壁的主要部分。心内膜光滑、透明，是被覆于心腔内面的一层滑润的膜，其与大血管的内膜相互延续，心瓣膜也是由心内膜向心腔折叠而成。各房室口和动脉口均有纤维组织构成纤维环，各纤维环间的纤维密集区由致密结缔组织构成，称为纤维三角。

十一、冠状动脉的结构

冠状动脉分为左冠状动脉和右冠状动脉，分别开口于主动脉窦的左窦和右窦内。①左冠状动脉起于主动脉左窦，在肺动脉干和左心耳之间左行，随即分为前降支和回旋支。前降支走行弯曲，绕心尖切迹至后室间沟，途中向左侧、右侧和深面发出分支分布于左心室前壁、部分右心室前壁和室间隔前 2/3 部（其中有右束支和左束支的左前分支通过）。当前室间支闭塞时，可发生左室前壁和室间隔前部心肌梗死，并可以发生束支传导阻滞；回旋支走行于冠状沟中，绕过心左缘至左心室膈面，沿途发出分支分布于左心房、左心室侧面和膈面。回旋支闭塞时，常引起左室侧壁或膈壁心肌梗死。②右冠状动脉起于主动脉右窦，在右心耳与肺动脉干根部之间进入冠状沟，绕行至房室交点处分为两支，即后室间支和左室后支，主要分布于右心房、右心室、室间隔后 1/3 部（其中有左束支后分支通过）及部分左心室膈壁。

窦房结和房室结的血液供应大多来自右冠状动脉，少数来自左冠状动脉旋支。窦房结供血不足会引起病态窦房结综合征，房室结供血不足会引起房室传导阻滞。

十二、冠状静脉的结构

冠状静脉大多数汇集到位于心脏膈面左心房与左心室间的房室沟部，形成冠状静脉窦，最后注入右心房。汇入冠状静脉窦的有心大静脉、心中静脉、心小静脉、左心室后静脉、左缘静脉和左心房斜静脉等。①心大静脉在前室间沟，伴左冠状动脉前室间支上行，斜向左上进入冠状沟，绕心左缘至心膈面，于左心房斜静脉注入处移行为冠状静脉窦。②心中静脉起于心尖部，伴右冠状动脉的后室间支上行，注入冠状窦的末端。心中静脉收纳左、右心室后壁、室间隔后部、心尖部和部分心室前壁的静脉血。③心小静脉起于锐缘，接受锐缘及部分右室前、后壁的静脉血，在冠状沟内，伴冠状动脉向左注入冠状窦右端或心中静脉。④左心室后静脉和左缘静脉分别起自左心室膈面和左心室左缘，均汇入冠状静脉窦。⑤左心房斜静脉是左心房后壁的一支小静脉，沿左心房背面斜行汇入冠状静脉窦的左端。静脉的上端与左腔静脉韧带相接，二者均是左总静脉的残留物。如左总静脉在胚胎发育后期未退化，就有左上腔静脉引流左颈静脉进入冠状静脉窦，这样左心房斜静脉和冠状静脉窦就变得异常粗大。

十三、主动脉的结构

主动脉是体循环的动脉主干。起自左心室的主动脉口，起始段为升主动脉，向前上右侧斜行，达右侧第 2 胸肋关节高度移行为主动脉弓，再弯向左后方，达第 4 胸椎体下缘处移行为胸主动脉，沿脊柱左侧下行逐渐转至其前方，达第 12 胸椎高度穿膈的主动脉裂孔，移行为腹主动脉，在腹腔内沿脊柱左前方下降，至第 4 腰椎体下缘处分为左、右髂总动脉。主动脉干可分成升主动脉、主动脉弓和降主动脉 3 个连续的节段。

十四、体循环的静脉结构

体循环的静脉包括上腔静脉系、下腔静脉系和心静脉系，是汇集体循环系静脉血返回心脏的管道。①上腔静脉系是由上腔静脉及其属支组成，收集头颈部、上肢和胸部（心和肺除外）等上半身的静脉血。头部的静脉大部汇集为颈内静脉；上肢、胸壁及颈部的浅静脉分别汇集成腋静脉和锁骨下静脉。颈内静脉与锁骨下静脉再汇合成左、右头臂静脉（无名静脉）。左、右头臂静脉在右侧第 1 肋骨的后面汇合成上腔静脉，下降入右心房。②下腔静脉系由下腔静脉及其属支组成，收集下半身的静脉血。下肢静脉汇集成左、右髂总静脉，再汇合成下腔静脉。下腔静脉接收腹壁、腹腔内脏器的静脉，穿过膈肌后即入右心房。③由右心室发出的肺动脉输送静脉血到左、右肺，经肺泡壁毛细血管汇集成的肺静脉返回左心房。

顺序节段分析法是先天性心脏病病理形态的命名和分类的基本方法。这一方法的要点是：把心脏分为心房、心室、大动脉三个节段。根据各自的固有形态特征为基础，分别确定三者之间的连接和空间位置，以及有无畸形，力求完整、具体而又简洁明了地描述先天性心脏病的各种病理形态。

十五、心房的形态学特征

（1）形态右心房的解剖标志：①右心耳外观呈钝而较规则的三角形或梯形，基部开口宽大。②右心耳内面的梳状肌扩展到房室前庭全周。

（2）形态左心房的解剖标志：①左心耳外观呈狭长而不规则的指状或钩状，基部开口窄小。②心耳内的梳状肌不扩展到房室前庭，因而有光滑的左房后下壁。当心耳的形态不典型时，可以利用心房内梳状肌的分布辨别形态心房。

十六、心房位置

（1）心房正位：是指形态右心房居右。在大多数情况下，与之对应的胸腹器官位置为右肺呈 3 叶，肝和胆囊在右侧，左肺呈 2 叶，胃和脾在左侧。

（2）心房反位：是指形态右心房居左，是心房正位的镜面位置，相应的胸腹器官位置左右互换。

（3）心房异构：即心房不定位，有两种情况。①右异构：两心耳均为右心耳形态，在大多数情况下，与之对应的胸腹器官位置为两肺均为 3 叶，肝、胃位置居中，无脾。②左异构：两心耳均为左心耳形态。大多数情况与之相对应的胸腹器官位置为两肺均为 2 叶，肝、胃位置居中，多脾。

十七、正常心室的构成

正常心室解剖学上由 3 部分共同构成，即流入道部、肌小梁部和流出道部。①流入道部：是心室的必备部分，缺乏它就不成为形态和功能上完整的心室，而称为残余心腔。②肌小梁部：是区别左右心室分化的标识部分。③流出道部：虽然此部分是心室的非必需部分，但它是病理状况下形态学变化最多的部分。

十八、心室形态学特征

（1）形态右室的特征：肌小梁粗大，流入道是三尖瓣，流出道是由肌性圆锥分隔的半月瓣和房室瓣。

（2）形态左室的特征：肌小梁细小，流入道是二尖瓣，流出道有半月瓣和房室瓣纤维延续。

（3）残余心腔的特征：由小梁囊和（或）输出腔组成。

（4）单心室：可分为 3 类，即左室型单心室伴右残余心腔、右室型单心室伴左残余心腔、未分化型单心室。

十九、房室连接类型

房室连接类型有 5 种，其中前 3 种为双心类房室连接，后 2 种为单心室类房室连接。①房室协调连接：形态右房 – 形态右室，形态左房 – 形态左室。②房室不协调连接：形态右房 – 形态左室，形态左房 – 形态右室。③不定位房室连接：异构心房 – 左或右心室。④双入口连接：两心房 – 左或右心室。⑤一侧房室无连接：一侧房室瓣缺如。

二十、房室连接方式

房室连接方式是指房室瓣本身的形态学差异或不同，有 5 种情况，即开启瓣、闭锁瓣、共同房室瓣、跨越瓣以及骑跨瓣。其中跨越瓣是指瓣环跨过室间隔，根据其跨越程度等影响房室连接类型。而骑跨瓣的腱索附着于对侧心室。

二十一、心室的位置关系

（1）去右位：①心室正位：指形态右心室居右，形态左心室居左，又称右袢。②心室反位：指形态右心室居左，形态左心室居右，又称左袢，是心室正位的镜像。

（2）前后位：室间隔呈额状位，多见于单心室类畸形。

（3）上下位：室间隔呈水平位，从心脏前后方向看，体静脉血流在心内形成左右交叉，又称“十字交叉心”。

二十二、心室大动脉的连接类型

心室大动脉连接共有 4 种类型：①一致连接：即形态左心室连接升主动脉，形态右心室连接肺动脉。②不一致连接：即形态左心室连接肺动脉，形态右心室连接升主动脉。③双出口心室：升主动脉和肺动脉发自同一心室，判定标准是 50% 规则，即一条动脉的全部和另一条动脉的大部分发自同一心室，又可分为右心室双出口和左心室双出口。传统的概念应是两大动脉在 90% 以上发自同一心室，称为心室双出口。④单出口心室：分 3 类，包括永存动脉干、单一肺动脉合并主动脉闭锁、单一主动脉合并肺动脉闭锁。

二十三、动脉段的解剖形态

动脉段有 4 种解剖形态：主动脉、肺动脉、共同动脉干、单一动脉干。

二十四、心室流出道形态

（1）心室流出道的解剖构成：漏斗间隔 + 心室漏斗折 + 壁部漏斗。

（2）漏斗间隔：分隔主动脉瓣和肺动脉瓣的肌组织。

（3）心室漏斗折：分隔半月瓣和房室瓣的肌组织。

正常成熟心脏，心室漏斗折的左半部分吸收消失，左室流出道为主动脉瓣－二尖瓣的纤维连接，右半部分持续存在，并与漏斗间隔完全融合，共同构成“室上嵴”，故右室流出道为肌性圆锥。

第二节　心血管生理学

一、心肌的特性

心脏有不同的心肌细胞，心肌的四大特性，即兴奋性、自律性、传导性和收缩性。

二、心室肌工作细胞动作电位的形成机制

（1）0 期：去极化刺激→快钠通道少量开放→发生部分去极化→达到阈电位（–75 mV）→快钠通道激活、大量开放，钠离子顺电－化学势快速内流→形成再生性钠内流（正反馈）→钠内流速度大大超过钾外流速度（IK_1 通透性降低）→去极化并发生倒极化至接近钠的平衡电位（+35 mV）。

（2）1 期复极：快钠通道失活，瞬时外向电流（I_{to}）激活，钾离子顺电－化学梯度外流引起。

（3）2 期：存在外向电流和内向电流，所以电位较长时间稳定在 0 mV 左右。

外向电流：① IK（延迟整流钾电流），平台期逐渐激活，+20 mV 时激活，但激活慢，复极化至 –40 ～ –50 mV 时失活，在平台期逐渐增大。② IK_1（内向整流钾电流），静息时通透性较高，0 期下降，平台期后缓慢恢复。

内向电流：慢钙通道电流（ICa^{2+}–L）。该通道阈电位在 –30 ～ –40 mV。

（4）3 期：慢钙通道失活，Ca^{2+} 内流逐渐停止；IK 通透性在平台期时逐渐加大，随复极化呈再生性加大，而后减小；IK_1 随复极化逐渐开放概率升高。

（5）4 期：形成钾平衡电位（主要通过 IK_1）。

另外，存在钠内向电流、乙酰胆碱（ACh）门控钾通道引起的外向电流、生电性钠－钾泵和生电性 Na^+–Ca^{2+} 交换。

三、浦肯野细胞动作电位的形成机制

与心室肌细胞不同的是，浦肯野细胞存在 4 期自动除极（速率慢），其 4 期自动除极机制主要是外向 IK 电流逐渐衰减并存在超极化缓慢激活的内向阳离子流 If。

四、窦房结 P 细胞动作电位的形成机制

（1）0 期：达 ICa–L 通道阈电位，慢钙通道开放，Ca^{2+} 内流。

（2）3 期复极：ICa–L 失活，钙内流减少；IK 钾通道激活，钾外流。

（3）4 期自动除极化：①外向电流逐渐衰减，IK 外流进行性减少，复极达 –65 mV 时便开始失活。②内向电流进行性增强，If 电流进行性增强；ICa–T 在除极达 –50 mV 时激活。

五、决定和影响心肌兴奋性的因素

（1）静息膜电位水平：静息电位或最大复极电位水平降低（绝对值减小），则兴奋性升高。

（2）阈电位水平：阈电位水平升高（绝对值减小），则兴奋性降低。例如，膜外重度高钾→静息膜电位持续减小→快钠通道失活→阈电位升高→兴奋性降低。

（3）钠通道的状况：钠通道受膜电位影响分为静息状态、失活状态和激活状态。

六、心肌兴奋性的周期性变化

心肌细胞发生兴奋的过程中，兴奋性发生一次周期性变化，分为有效不应期（包括绝对不应期和局部反应期两个阶段）、相对不应期和超常期。

心肌细胞一次兴奋过程中兴奋性周期性变化的特点是有效不应期持续的时间长，相当于整个收缩期和舒张早期。因此，心肌不发生强直性收缩，意义是实现心脏泵血功能。

七、期前收缩与代偿间歇

（1）期前收缩：如果在心肌的有效不应期之后，于下一次窦性兴奋到达之前，受到人工的或来自窦房结之外的异位兴奋刺激，可产生一次提前出现的期前兴奋，并引起一次收缩，称为期前收缩。

（2）代偿间歇：期前兴奋本身也存在有效不应期，期前兴奋之后紧接着窦性兴奋到达心室，正好落在此有效不应期内，此次窦性兴奋就不能引起心室收缩而出现一次“脱失”，直到下一次兴奋到达时才得以再次发生兴奋和收缩。因此，在一次期前收缩之后往往有一次较长的心室舒张期，称为代偿间歇。

八、自律组织自律性的速率

自律组织自律性的速率为窦房结约 100 次 / 分钟；房室交界约 50 次 / 分钟，末梢浦肯野纤维网约 25 次 / 分钟。

九、自律组织的起搏点

（1）正常起搏点：正常情况下，窦房结细胞的自律性最高，对心脏兴奋起主导作用，是心脏兴奋的正常开始部位，称为正常起搏点。所形成的心跳节律称为窦性节律。

（2）潜在起搏点：窦房结以外的其他自律性组织称为潜在起搏点。当潜在起搏点控制部分或整个心脏的活动节律时，成为异位起搏点，所形成的心脏节律称为异位节律。

（3）窦房结起搏细胞控制潜在起搏点的机制：抢先占领机制和超速驱动压抑机制。

十、决定和影响心肌自律性的因素

最大复极电位水平、阈电位水平、4 期除极速率。

十一、心肌的传导性的概念

心肌一处发生兴奋后，由于兴奋部位和邻近安静部位的膜之间发生电位差，产生局部电流从而刺激安静部位的膜发生兴奋，心肌的这种特性称为心肌的传导性。

十二、兴奋通过特殊传导系统的有序传播

①窦房结（起搏点）→左右心房肌（合胞体）。②优势传导通路→房室结房室束→左、右束支→浦肯野纤维网→心室肌（合胞体）。

十三、心脏内兴奋的传导速度

房室束、浦肯野纤维（1.5 ~ 4 m/s）>优势传导通路（1 m/s）>心室肌（0.5 m/s）>心房肌（0.3 m/s）>房室交界（房室结结区 0.02 m/s）。

十四、心脏内兴奋的特点和意义

①房室束、浦肯野纤维传导速度快有利于左右心房同步收缩、左右心室同步收缩。②房室交界传导速度慢，产生房 – 室延搁，使心房先于心室 0.1 s 开始收缩。③房室交界处易发生传导阻滞。

十五、决定和影响传导速度的因素

（1）结构因素：①细胞直径。②缝隙连接。

（2）生理因素：0 期除极化速度和幅度（膜反应性）。

（3）邻近未兴奋部位的兴奋性：如邻近部位处在有效不应期。

十六、心肌收缩的特点

（1）对细胞外液中钙的依赖性：工作肌细胞在动作电位平台期慢钙通道开放引起钙内流，钙离子可通过刺激肌质网膜上磷酸肌醇（IP_3）受体和 ryanodine（利阿诺定）受体引起肌质网钙释放，从而发生兴奋－收缩偶联。通过肌质网膜上的钙泵和肌细胞膜上的钠－钙交换使胞质钙离子浓度降低使心肌舒张。

（2）合胞体：因为心肌细胞之间呈缝隙连接，所以左、右心房较同步的兴奋和收缩，左、右心室较同步的收缩。心室或心房收缩时，收缩的强弱不受参与收缩的细胞数量差异的影响。

十七、心动周期

心脏一次收缩和舒张构成一次心动周期。静息时，健康成年人心率为 75 次 / 分钟，心动周期为 0.8 s，心房收缩占 0.1 s，舒张占 0.7 s；心室收缩占 0.3 s，舒张占 0.5 s，心房先于心室 0.1 s 开始收缩。心动周期缩短时，主要是舒张期缩短。

十八、心脏的泵血过程

（1）心房的初级泵血功能：心房舒张时，有接纳静脉血液的回流和通道作用；收缩时起到初级泵作用，可使心室的充盈再增加 10% ~ 30%。

（2）心室的射血和充盈过程：以左心室为例，分为等容收缩期、快速射血期、减慢射血期、等容舒张期、快速充盈期和减慢充盈期。各期持续时间、伴随心室的舒缩发生的各处的压力、容积、流量变化和瓣膜启闭情况。

十九、心泵功能的评定参数

（1）搏出量：一侧心室在每次心搏中射出的血液量为 60 ~ 80 ml。

（2）射血分数：搏出量和心室舒张末期容积的百分比。

（3）心排血量：每分钟由一侧心室输出的血量称为每分输出量，也称为心输出量。心排血量 = 搏出量 × 心率。

（4）心指数：在空腹和静息状态下，每平方米体表面积的每分心排血量，称为心指数或静息心指数。

二十、影响心排血量的因素

（1）前负荷的影响：在很大范围内，心脏搏出量和搏功随前负荷增加而增加。心脏前负荷取决于心室舒张末期容积（或压力）。

（2）后负荷对搏出量的影响：大动脉血压相当于后负荷。后负荷增加时，心肌收缩时产生的主动脉张力增加；肌肉的缩短时间延迟、缩短速度及缩短距离减小。

由于搏出量减少时余血量增加，前负荷增加，通过代偿性调节，整体条件下后负荷的改变在很大范围内不影响心排血量，但心脏做功量增加。

（3）心肌收缩能力改变时搏出量的调节：心肌不依赖于负荷而能改变其力学活动的内在特性，称为心肌收缩能力或收缩性。其他因素不变，心肌收缩能力增加时，搏出量增加，心脏做功增加、功率增加。

（4）心率对心泵功能的影响：安静情况下成年人的心率为 60 ~ 100 次 / 分钟，可以在 40 ~ 200 次 / 分钟变动。由于心排血量 = 搏出量 × 心率，若搏出量不变，心率加快则心排血量增多。但快到某种程度则心动周期过短（主要是舒张期缩短）心室充盈量减少，所以搏出量减少，心排血量不会继续增加。然而，心率过慢时并不能使充盈量增加。

二十一、血压和动脉血压的概念

血压是指血管内的血液对于血管壁的压强，即血液对单位面积血管壁的侧压力。可用 mmHg 或 kPa 表示，1 mmHg=0.133 kPa。动脉血压是指体循环中主动脉和大动脉中的血压，相当于组织器官的灌注压。

二十二、动脉血压的形成条件

动脉血压的形成条件包括：①循环系统内血液充盈所形成的平均充盈压。②心脏射血是形成动脉血压的基本因素。③外周阻力。④大动脉的弹性贮器作用。

二十三、动脉血压的正常值

（1）血液从主动脉流向外周时，由于不断克服阻力，动脉血压逐渐降低。①主动脉：100 mmHg（13.3 kPa）。② 3 mm 动脉：95 mmHg（12.6 kPa）。③小动脉末：85 mmHg（11.3 kPa）。④微动脉：55 mmHg（7.3 kPa）。⑤毛细血管起始端：35 mmHg（4.0 kPa）。

（2）在主动脉和大动脉：①收缩压：心室收缩时，主动脉压急剧升高，在收缩期的中期达到最高值，这时的动脉血压称为收缩压。年轻人的收缩压为 100 ~ 120 mmHg（13.3 ~ 16.0 kPa）。②舒张压：心室舒张时，主动脉压逐渐下降，在心舒张末期动脉血压的最低值称为舒张压。年轻人的舒张压为 60 ~ 80 mmHg（8.0 ~ 10.6 kPa）。③脉压：收缩压与舒张压的差称为脉压。年轻人的脉压为 30 ~ 40 mmHg（4.0 ~ 5.3 kPa）。④平均动脉压：心动周期中每一瞬间动脉血压的平均值。简略估算方法：平均动脉压 = 舒张压 +1/3 脉压。⑤循环系统平均充盈压：表示循环系统中血液的充盈程度。循环血量和循环系统容积的比值决定了循环系统平均充盈压的高低，通常为 7 mmHg。

二十四、中心静脉压和外周静脉压的概念

（1）中心静脉压：是指右心房和胸腔大静脉内的压强。主要影响因素有：①心脏收缩力的改变：血量不变时，心脏收缩力越强，中心静脉压越低。②循环系统平均充盈压的改变：心脏收缩力不变时，循环系统平均充盈压越高，中心静脉压越高。

（2）外周静脉压：血压较低，微静脉压为 15 ~ 20 mmHg。

二十五、静脉回心血量的影响因素

（1）体循环平均充盈压的改变（血量或血管容积改变）：其他因素不变时，体循环平均充盈压越高，静脉回流量越多。

（2）心脏收缩力量：心脏收缩力量越强，静脉回流量越多。

（3）体位改变（重力作用）：由卧位突然改为直立位时，静脉回流量减少。

（4）骨骼肌的挤压作用（肌肉泵）：骨骼肌交替收缩与舒张促进静脉回流。

（5）呼吸运动对静脉回流量的影响：呼吸运动增强则静脉回流量增多。

二十六、微循环的概念及功能

微循环是微动脉经毛细血管到微静脉的血液循环。微循环的功能是在血液和组织液之间不断进行物质交换和液体交换，维持内环境稳态，保证新陈代谢进行。

二十七、微循环的调节

（1）微动脉主要受交感神经和儿茶酚胺等全身性体液因素（缩血管：NE、Ag Ⅱ、ADH）调节。

（2）后微动脉和毛细血管前括约肌主要受局部代谢产物（舒血管：PO_2 降低、PCO_2 升高、H^+、组胺、腺苷等）调节。

（3）在静息状态下，组织中在同一时间内只有 20% ~ 35% 的（如骨骼肌）真毛细血管处于开放状态。

二十八、血液与组织液之间的物质交换方式

（1）扩散：为主要交换方式，影响因素有浓度差、通透性、面积、脂溶性。

（2）滤过：顺静水压差与渗透压差，由此造成的血管内液体向血管外移动称为滤过，其动力为有效滤过压。

（3）重吸收：当有效滤过压为负值时，血管外液体向血管内移动。

（4）吞饮：主要为血浆蛋白等大分子物质。

二十九、影响组织液生成的因素

①毛细血管压（急性大失血、右心衰竭）。②血浆胶体渗透压（营养不良性水肿）。③毛细血管壁的通透性（组胺等）。④淋巴回流（正常占总回流量 10% 左右）。

三十、心交感神经对心脏的支配及作用

心交感神经紧张性增加时，心缩期缩短、收缩期室内压上升速率加大、室内压峰值增高、心舒早期室内压下降速率加大。因此，搏出量增多、心率加快，从而心排血量增多，使动脉血压升高。

三十一、心迷走神经对心脏的支配及作用

节前神经胞体位于延髓迷走神经背核和疑核→节前纤维末梢释放乙酰胆碱（Ach）→心内神经节 N_1 受体→节后纤维末梢释放 Ach（左右侧迷走神经支配差异，心室肌分布较少）→心肌 M 受体。

心迷走神经紧张增加时，心率减慢、心房肌收缩能力减弱、心房肌不应期缩短、房室传导速度减慢。

三十二、缩血管纤维对血管的神经支配

中枢（节前神经元胞体）在 T_1 ～ L_3 脊髓灰质侧角，节前末梢释放 Ach，作用在神经节 N_1 受体上，引起神经节细胞兴奋。节后末梢释放去甲肾上腺素（可作用在 α 受体和血管 β_2 受体）。α 受体激活时，引起血管平滑肌收缩，β_2 受体激活时，引起血管舒张。去甲肾上腺素主要结合 α 受体，对 β_2 受体作用弱，所以主要引起缩血管效应。不同部位血管中缩血管纤维分布密度不同，皮肤＞骨骼肌，内脏＞冠状血管、脑血管。同一器官中缩血管纤维分布密度不同，小动脉、微动脉密度大，微静脉密度低。机体多数血管受交感缩血管神经单重支配。

交感缩血管纤维紧张性增强时，主要引起体循环总外周阻力升高（大多数小动脉、微动脉收缩）、容量血管收缩、动脉血压升高。由于皮肤内脏小动脉收缩使血流量减少、组织液生成减少，而冠状和脑血管血流量增加，心排血量不变时，发生血流重新分配。

三十三、舒血管神经纤维对血管的神经支配

（1）交感舒血管神经：节前纤维发自交感，节后纤维释放→ Ach →血管平滑肌 M 受体，存在于骨骼肌的微动脉，只有情绪激动或防御反应时起舒血管作用，使骨骼肌血流量增加。

（2）副交感舒血管纤维：节前纤维发自副交感，节后纤维释放→ Ach →血管平滑肌 M 受体（有些血管受双重神经支配）。主要支配：面神经中的副交感纤维支配脑膜血管、迷走

神经中的副交感纤维支配唾液腺、胃肠外分泌腺的血管和盆神经中的副交感纤维支配外生殖器的血管。副交感舒血管纤维不参与体循环总阻力的调节。

三十四、心血管反射

（1）颈动脉窦和主动脉弓压力感受性反射：感受器在 60 ~ 180 mmHg 范围内对波动性压力变化的刺激敏感，当正常平均动脉血压约 100 mmHg 时，反应最灵敏。反射的基本中枢在延髓，延髓与高位中枢有往返的联系。通过快速负反馈调节，使动脉血压维持相对稳定，所以该反射的传入神经也称为缓冲神经。

（2）颈动脉体和主动脉体化学感受性反射：此反射平时不参与动脉血压调节，当大失血（平均动脉血压低于 60 mmHg 时）、窒息、酸中毒时，参与循环功能调节。

第三节　心血管疾病分子生物学与基因学

一、基因表达的概念及步骤

绝大多数生物的基因是由脱氧核糖核酸（DNA）组成，少数病毒基因组则由核糖核酸（RNA）组成。基因组所含有的遗传信息由 DMA 或 RNA 分子中的核苷酸排列顺序所决定。基因所包含的信息可由特定功能的蛋白质解读，这类蛋白质附着在 DNA 或 RNA 分子的一定位置，起始一系列的生化反应合成基因的编码产物，这一过程称为基因表达。

基因表达由 2 个步骤组成：①以 DNA 分子为模板合成 RNA 拷贝，称为转录。②由 RNA 拷贝指令蛋白质的合成，称为翻译。

二、DNA 分子的组成成分

DNA 的基本组成成分是碱基、脱氧核糖和磷酸。碱基分 4 种：2 种嘌呤，腺嘌呤和鸟嘌呤；2 种嘧啶，胞嘧啶和胸腺嘧啶。碱基与脱氧核糖结合，构成脱氧核糖核苷。脱氧核糖核苷分子中的糖分子与磷酸分子结合，构成脱氧核糖核苷酸，核苷酸依据其组成中的碱基种类不同，分别称为腺嘌呤核苷酸（A）、鸟嘌呤核苷酸（G）、胞嘌呤核苷酸（C）和胸腺嘌呤核苷酸（T）。

三、DNA 的双螺旋结构

DNA 双螺旋是由两条互补链组成的，同时碱基之间的配对是有规律的。因此，当 DNA 双链分开成为两条互补单链时，单链可以作为复制的模板，再重新合成与它互补的 DNA 链。这样，原来的 DNA 双链分子，也就是亲链，通过复制产生了两个 DNA 双链分子，也就是两个子链。子链中的碱基对同亲链完全一样。DNA 分子就是这样复制出与自己完全相像的两个子代。复制产生的 DNA 双链中保留了一条亲链，因此，DNA 的复制是“半保留”复制。

四、RNA 的组成与 DNA 的组成的区别

RNA 的组成与 DNA 的组成有两点不同：① RNA 的 4 种碱基中，尿嘧啶（U）取代了胸腺嘧啶，还含有少量的稀有碱基。② RNA 含有的五碳糖是核糖而不是脱氧核糖、除此之外，同 DNA 一样，也是由碱基和核糖构成核糖核苷，再和磷酸构成核糖核苷酸，并通过磷酸二酯键把核糖核苷酸连接成长链。

五、RNA 的类别及结构功能

RNA 分为转运 RNA（tRNA）、信使 RNA（mRNA）和核糖体 RNA（rRNA）三类，它们各有独特的结构和功能。① mRNA：是翻译蛋白质的模板，具有寿命短、含量较少等特点。② tRNA：是运载氨基酸的 RNA，具有含量较多、代谢稳定、种类较固定等特点；另外，tRNA 含有较高比例的稀有碱基，具有典型的三叶草式构型。③ rRNA 是组成核糖体最主要的成分，而核糖体是蛋白质合成的场所；rRNA 在细胞内含量最多，并且代谢稳定，存活时间较长。

六、蛋白质的结构

蛋白质的结构分为 4 级：①一级结构：肽链中氨基酸的线性排列结构。②二级结构：肽链的 α 螺旋和 β 片层结构。③三级结构：一条肽链的三维空间的折叠结构。④四级结构：几条肽链（或几个亚基）结合形成的三维空间的折叠结构。

七、DNA 和 RNA 的检测技术

DNA 和 RNA 的检测主要包括核酸杂交和聚合酶链反应（PCR）。①核酸杂交：是指利用互补的核酸单链之间能够特异性地结合，包括 Southern 印迹（DNA 的检测）和 Northern 印迹（RNA 的检测）。②聚合酶链反应：是在 DNA 变性与复性的基础上，结合 DNA 的合成，来高效检测目的 DNA 的质与量。

八、PCR 技术的基本原理

① DNA 合成需要引物。② DNA 的复性与变性的原理。③人工合成的引物在 PCR 反应过程中，对于引物之间 DNA 双链的高度选择性和高效性。④耐高温的 DNA 聚合酶的发现和运用。

反转录聚合酶链反应（RT–PCR）实际上就是利用反转录酶将 RNA 的信息转换为 DNA 的信息。

九、蛋白质的检测技术

在分子生物学研究中，基因的产物蛋白质及其状态常常也是检测的对象。检测的方法主要是基于抗原－抗体特异性的结合。Western 印迹是最常用方法之一，其过程是将蛋白质从组织或培养的细胞中溶解出来，后将样品蛋白质用聚丙烯酰胺凝胶电泳按照分子质量大小分开，然后将分开的蛋白质转移到特殊的膜上，再用抗体与靶蛋白结合，最后用带有荧光标记的抗体作用，荧光底物显色并曝光于 X 线胶片，从而获得蛋白质的质和量的信息。

十、基因转移技术

现在大多数所提到的基因转移技术，是指将目的基因整合人受精卵细胞或者是胚胎干细胞，然后提供模拟胚胎发育生长环境，经过通常的发育过程产生新的带有目的基因个体，并且继续可以传递给后代。被转移的基因称为转基因。

十一、RNA 干扰技术

在生物体内，当外源性或内源性双链 RNA（dsRNA）进入细胞后，识别含其互补序列的 mRNA 并与之结合后，在酶的作用下降解 mRNA，干扰相应基因表达，这一现象称为 RNA 干扰（RNAi）。RNAi 作用的基本原理是一些短干涉 RNA（siRNA）结合一个核酸酶复合物形成所谓 RNA 诱导沉默复合体（RISC）。RISC 由核酸内切酶、核酸外切酶、解旋酶等组成，对靶 mRNA 具有识别和切割作用，激活的 RISC 通过碱基配对定位到同源 mRNA 转录本上并切割它，从而可以破坏特定目的基因转录产生的 mRNA，使其功能沉默。目前认为其可能机制分为 3 步：① dsRNA 的形成。② siRNA 的形成。③ RNAi 的形成。

十二、基因敲除技术

基因敲除技术是人为有目的地敲除实验动物体内某特定基因的技术。这种实验动物可以被用来观察某个基因对于动物生命活动影响的主要方面。其基本方法是构建能够灭活目的基因的重组 DNA（基因敲除载体），该 DNA 含有与目的基因同源性较大的区域。导入胚胎干细胞，通过同源重组的原理取代并破坏原有基因。筛选出敲除成功的干细胞后，通过显微注射入小鼠的囊胚中参与胚胎发育，获得含有一个等位基因敲除的小鼠嵌合体。然后，通过进一步小鼠的合理培育，就可以获得纯合子小鼠，即两个等位基因都被敲除成功小鼠。

十三、遗传病的特点

遗传病是指生殖细胞或受精卵的遗传物质（染色体和基因）发生突变（或畸变）所引起的疾病，通常具备以下特点：①垂直传递。②与亲代的遗传物质的突变（或染色体畸变）有关。

③必须是生殖细胞或受精卵的遗传物质改变。④引起人体不同程度的病理变化或生理变化。

十四、常见遗传性疾病的遗传方式

根据孟德尔理论，生物体表现出某一性状，体内一定有一个（一对）相应的基因。基因是相对稳定的，因此它控制的性状是相对稳定的，并一代一代不变地传递下去。如果基因变化了，性状也一定发生改变。根据控制某一性状基因的异同，可将该性状的遗传方式分为单基因遗传和多基因遗传。

十五、常见心血管疾病的遗传学分类

（1）单基因遗传心血管病：①常染色体显性遗传心血管病：如马方综合征、家族性嗜铬细胞瘤、先天性肺动静脉瘘、家族性原发性肺动脉高压、雷诺综合征、肥厚型心肌病、扩张性心肌病、家族性高脂血症、家族性心律失常、Romano-Ward 综合征（Q-T 延长）。②常染色体隐性遗传心血管病：如多发性大动脉炎、X 综合征、家族性心脏脂质沉积症、家族性脂蛋白酯酶缺陷。③ X 连锁遗传性心血管病：如脆性 X 染色体综合征（二尖瓣脱垂）、假肥大型肌营养不良症（心肌病变）、X 性连锁内脏异位综合征。

（2）多基因遗传心血管病：①室间隔缺损。②房间隔缺损。③动脉导管未闭。④主动脉口狭窄。⑤主动脉缩窄。⑥单纯肺动脉口狭窄。⑦法洛四联症。⑧ Ebstein 畸形。⑨冠状动脉心脏病。⑩高血压病。⑪心内膜弹性纤维增生症。⑫多基因性高胆固醇血症。

第五章　心血管造影术

心血管造影术是将造影剂快速注入心腔，使心脏和大血管在 X 线下显影进行心血管疾病检查的一项技术。随着彩色多普勒超声的广泛应用，需做心血管造影的病例明显减少，但在较复杂的先心病手术之前，心血管造影检查仍有重要价值。

第一节　检查设备

（1）X 线机：500 ~ 1000 mA，球管功率在 50 kW 以上。

（2）X 线电影摄影装置：可摄 24 ~ 48 帖 / 秒，并有电视监视系统和磁带录像设备。

（3）造影心导管：要求管腔较大，可使造影剂迅速通过，顶端一段有侧孔，顶端封闭或开放，要求造影剂能高速喷出。

（4）高压注射器：在注射器上装有快速摄片或电影摄影的曝光触发装置，以便在注射一定量造影剂后能自动开始摄片或摄像。

（5）造影剂：目前常用 76% 泛影葡胺或优维显，后者毒性和黏度更低，副作用少。按 1.0 ml/kg 体重，成人每次 40 ~ 50 ml。

第二节　右心选择性心血管造影

一、适应证和禁忌证

（一）适应证

（1）了解肺动脉口狭窄属瓣膜型、漏斗型或肺动脉型。

（2）了解法洛四联症主动脉骑跨及肺动脉口狭窄的程度，以利于决定手术方式。

（3）诊断大血管错位、肺动 – 静脉瘘，三尖瓣病变及右房黏液瘤。

（二）禁忌证

（1）显著肺动脉高压、严重发钳或心力衰竭。

（2）碘过敏或肾功能不全。

（3）其他同右心导管检查术。

二、术前准备

做碘过敏试验和普鲁卡因试验。其他事项与右心导管检查术相同。术前备皮。

三、操作步骤

（1）取股静脉、肘静脉或大隐静脉，同右心导管检查术插入造影导管或在右心导管术后接着进行造影。

（2）根据诊断需要，选用以下部位注射造影剂：①右心房入口附近显影右房，用于诊断右房黏液瘤、右房内血栓、心包积液或心包增厚，如造影剂逆流入畸形引流的肺静脉，则可证实其存在。②右心房内用于诊断三尖瓣下移、右向左分流的房间隔缺损及三尖瓣狭窄或闭锁。③右心室内右室流出道注射造影剂可显示漏斗部、肺动脉瓣或肺动脉狭窄。法洛四联症右室造影可显示主动脉及其分支同时显影。室间隔缺损右向左分流时可见造影剂进入左室。④肺动脉内可显示肺动脉扩张、周围肺动脉狭窄及肺动－静脉瘘。

（3）注射造影剂之前必须确认心导管顶端在心腔或血管腔内，切勿抵住心壁或血管壁。注射时术者应用手固定心导管的体外部分，防止高压注射时心导管移位或退出。

（4）术毕拔出导管，处理局部伤口。嘱患者多饮水以利造影剂排泄。

四、并发症

（1）碘过敏反应：患者出现全身灼热、恶心、呕吐、皮肤发痒、荨麻疹、胸闷、眩晕、流涎等。

（2）碘造影剂渗入心肌，以后形成室壁瘤，甚至心脏穿孔。

第三节　左心选择性心血管造影

一、适应证和禁忌证

（一）适应证

（1）了解室间隔缺损是否合并其他畸形，如主动脉口狭窄、动脉导管未闭、多发性室间隔缺损或单心室等。

（2）了解二尖瓣狭窄及关闭不全程度，以便做好手术治疗准备。

（3）了解主动脉口狭窄的类型，以便确定手术方式。

（4）显示左室壁瘤的大小范围及程度。

（5）了解主动脉瓣关闭不全的程度。

（6）诊断主动脉及其分支的病变。

（二）禁忌证

同左心导管检查术和右心选择性心血管造影术。

二、术前准备

做碘过敏试验和普鲁卡因过敏试验。其他事项与左心导管检查术相同。术前备皮。

三、操作步骤

（1）经皮股动脉穿刺送入猪尾导管，当导管套在导引钢丝上时，其顶端变直，便于经动脉穿刺口进入血管。当导管达主动脉时，将导引钢丝稍后撤，则导管顶端呈半圆圈状，易于进入左室而不损伤主动脉瓣。

（2）根据诊断需要，选择以下部位注射造影剂：①左心房用于诊断左房肿瘤、二尖瓣狭窄、房间隔缺损（左向右分流）。但怀疑心房内有血栓或黏液瘤时，不宜采用房间隔穿刺左心导管检查法，以防血栓或黏液瘤碎片脱落引起动脉栓塞。②左心室用于诊断左室室壁瘤、室间隔缺损（左向右分流）、二尖瓣关闭不全，确定主动脉口狭窄属瓣膜型、瓣上型或瓣下型。③主动脉按需要将导管送到升主动脉、主动脉弓、降主动脉或腹主动脉取正侧位投照。用于诊断主动脉窦瘤破裂、主动脉缩窄及主动脉各分支的病变。在主动脉瓣关闭不全时，可见主动脉内的造影剂回流入左室。

（3）注射造影剂时，导管顶端应确认是游离在心腔内。注射速度 15 ~ 25 ml/s，常用后前位、左前斜位，右前斜位、左侧位进行观察。主动脉造影时，宜暂时压迫双侧颈动脉，以防止大量造影剂进入脑部引起意外。

（4）术后处理与左心导管检查术相同。

四、并发症

同左心导管检查术，个别可发生心室颤动。

第六章　心脏肿瘤

第一节　心脏黏液瘤

黏液瘤（myxoma）占心脏原发肿瘤的 20% ~ 40%。发生于各个年龄段，约 90% 发生于 30 ~ 60 岁，女性与男性发病之比为 3 ∶ 1。组织学来源尚不明确，现有证据支持是由心内膜下的原始间充质细胞群及其外围的黏液样基质构成。好发于心房，最常见于左心房（约占 75%），其次右心房（15% ~ 20%），左、右心室比较少见（3% ~ 4%），心脏瓣膜罕见。90% 以上为单发性，瘤体通常附着于卵圆窝处，瘤径 1 ~ 15 cm，通常为 5 ~ 6 cm。多为带蒂息肉状，很少自发断裂，但绒毛状或乳头状黏液瘤（少见）可自行断裂，易致栓塞。黏液瘤内部常发生坏死、出血，偶见钙化。瘤体随心脏舒缩而活动。散发黏液瘤约 10% 的患者有家族史，常起病较早，部位不典型，可为多发性，切除后易复发。约 7% 的患者合并 Carney 综合征，临床特征为多发性黏液瘤、皮肤点状色素沉着、内分泌腺肿瘤等，系常染色体显性遗传。

一、临床表现

约 20% 的黏液瘤无症状，瘤体一般较小，瘤径通常＜ 40 mm。常表现为局部阻塞、栓塞和全身症状“三联征”：①因肿瘤阻塞部位不同，左房黏液瘤常表现为二尖瓣狭窄或阻塞，发生心力衰竭和肺水肿；右房黏液瘤可发生三尖瓣狭窄或阻塞，出现右心衰竭症状。大多数患者体检正常，最有特点的是心脏舒张早期或收缩期杂音，偶闻及舒张早期肿瘤“扑落”音。②约 1/3 的患者可发生体、肺循环栓塞，栓塞常见部位为中枢神经系统、肾、脾和肢端，也可发生冠脉栓塞，右房黏液瘤引起的肺栓塞并不少见。栓塞引起的颅内动脉瘤很少见，但后果严重。③约 20% 的患者出现全身症状，如肌痛、关节痛、虚弱、发热、体质量下降以及雷诺现象。发生感染时类似于感染性心内膜炎表现，但临床罕见。

二、辅助检查

常见贫血、白细胞增多和红细胞沉降率增快。20% ~ 40% 的患者心电图检查显示异常，包括房性心律失常和LBBB或RBBB。X线显示心脏扩大。超声心动图检查可显示其位置、大小、数量、活动性，以及血流动力学改变。CT和MRI检查可帮助心脏肿瘤组织学定性诊断，CT常表现为混杂或低密度影，T_2加权像（T_2WI）显著增强信号，肿瘤内部出血灶可导致信号降低。如超声未发现带蒂的肿瘤影像，CT和MRI可以发现局限于内膜而未侵袭至心肌的心脏病变。

三、治疗

心脏黏液瘤可以恶变，并且恶变后恶性程度较高，因此心脏黏液瘤一旦确诊，应尽早手术切除。手术切除效果好，主张切除最小范围，但必须切除病变组织至正常组织，并且肿瘤切除后要进行心脏生理盐水反复冲洗，以免引起栓塞。仅有1% ~ 5%的患者术后复发或新发，尤其是有家族史者复发率约为22%，而散发患者复发率仅为3%。建议术后定期随访，每4个月复查一次超声心动图直至术后4年。有研究表明复发的间隔时间平均为2年，复发者应当再次手术。如果瘤体阻塞二尖瓣口引起急性心力衰竭和肺水肿，应立即采取平卧位，并给予相应药物治疗。

第二节　心脏横纹肌瘤

一、病因与病理

横纹肌瘤（rhabdomyoma）常见于婴儿和儿童，约90%发生于1岁内，呈错构瘤样生长，常为多发性。流行病学上心脏横纹肌瘤常伴有结节性硬化症，而结节性硬化症属于高突变率的常染色体显性遗传病，涉及多个脏器的肿瘤包括脑、肾、胰腺、视网膜和皮肤。尸检发现结节性硬化症合并心脏横纹肌瘤的发病率为30%，而超声心动图检出率为40% ~ 60%。多发性心脏横纹肌瘤（直径＜1 cm）可能是结节性硬化症的最早表现，而散发性横纹肌瘤约半数呈单发。横纹肌瘤多为白色界限清晰的质地较硬的分叶状结节，可发生于心脏的任何部位，好发于心室，最常见的部位是左心室和室间隔。肿瘤多位于室壁内，突入心腔并非常见，临床上常误诊为肥厚型心肌病。

二、临床表现

主要为机械梗阻所致的类似于瓣膜狭窄的血流动力学改变，或弥散性心肌受累引起心肌病样表现，或肿瘤较大引起心包缩窄样临床表现，可发生心力衰竭，也可引起心脏传导阻滞等心律失常，甚至发生心源性猝死。超声心动图可发现室壁内回声占位，如为多发性就可诊断。增强CT扫描显示低密度影，MRI表现为心肌内孤立性肿块或局限性心肌肥厚，T^1WI与周围正常心肌呈等强度信号，T_2WI呈稍高信号，增强后可强化。肿瘤有自然消退倾向，其数量或大小可随时间延长而减少，临床表现也随之消失。

三、治疗

对无症状且心功能正常者可定期随访；当肿瘤出现严重症状如机械梗阻或严重心律失常而药物治疗无效时仍需要手术切除。值得强调的是，实施肿瘤部分切除后，随访发现残存部分可自行消退。

第三节　心脏乳头状弹性纤维瘤

一、病因与病理

乳头状弹性纤维瘤（papillary elastofibroma），是一种表面覆盖单层内皮细胞、无血管成分的乳头状纤维结缔组织，是罕见的心脏良性肿瘤，但却是最常见的心脏瓣膜肿瘤，仅次于心脏黏液瘤。有研究发现，乳头状弹性纤维瘤似乎较心脏黏液瘤更为常见。可发生于任何年龄，40 ~ 80 岁高发，发现病灶的平均年龄约为 60 岁，无性别差异。形态学上与 Lambl 赘生物（反应性年龄相关性瓣膜病）相似，常被描述为肿瘤、错构瘤、机化血栓以及心内膜对损伤的特殊反应。肿瘤多为单发，可发生在心脏任何部位，生长在心内膜上。约 90% 发生于心脏瓣膜，最常累及主动脉瓣；其次是二尖瓣，常为联合瓣膜病。瘤体直径较小，0.2 ~ 2 cm，大多数＜ 10 mm，发生在心腔的瘤体较大。如为多发，短蒂连于心内膜上，呈典型的菜花样表现。因质地较脆，表面易形成血栓并导致栓塞并发症。其确切发病机制尚不清楚，多见于梗阻性肥厚型心肌病，也可能与炎症、射线甚至心脏操作有关。

二、临床诊断

由于多无临床表现，常于超声心动图检查或排查心源性栓塞时发现。栓塞是主要的临床表现，主要与分叶状肿瘤表层内皮细胞损伤、血小板和纤维蛋白聚集有关。邻近冠状动脉口的病变发生脱垂时，可导致心绞痛、晕厥或猝死。主要通过多平面经胸或食管超声心动图诊断。经食管超声心动图检查更容易发现乳头状弹性纤维瘤，表现为瓣膜上活动度大的小瘤体，常常有清晰的头部，并且在交界部位可以发现典型的“闪烁”或“颤动”斑点状结构。由于 CT 和 MRI 检查难以分辨较小病变，在评估瓣膜病变上次于超声心动图技术。

三、治疗

若瘤体发生在心房、心室或主动脉瓣，则在瘤体基底部切除；若发生在房室瓣膜上，则需要切除部分瓣叶才能完全切除肿瘤。多数手术病例为大脑出现缺血症状的患者。

第四节　心脏纤维瘤

一、病因与病理

心脏纤维瘤（cardiac fibroma）罕见，属于成肌纤维细胞分化的良性肿瘤，又称弹性纤维错构瘤、纤维错构瘤。由成纤维细胞或成肌纤维细胞及含有胶原纤维的基质构成。多见于婴儿和儿童，常年龄＜1岁，无性别差异性，是儿童中最常见的需要手术切除的心脏肿瘤。其尸检发生率仅次于横纹肌瘤，占第二位。常单发，几乎均发于心室肌包括室间隔内，边界清晰，瘤体内常有钙化，但无液化、坏死或出血。常合并Gorlin综合征（基底细胞痣综合征），属于常染色体显性遗传，表现为多发基底细胞癌、颌骨囊肿、骨骼系统异常及多系统器官肿瘤倾向。

二、临床表现

约1/3的心脏纤维瘤出现症状，主要由肿瘤阻塞血流，即影响瓣膜功能或引起流出道机械梗阻所致，产生心力衰竭和类似心肌病、心包缩窄的表现。约1/3患者引起严重心律失常、晕厥，甚至猝死。其他无症状，因心脏杂音或胸部X线检查异常偶然发现。临床表现与横纹肌瘤相似，不同的是心律失常尤其是AVB少见，而且瘤体常发生钙化。心脏纤维瘤还可伴有脑积水、唇腭裂和Sotos综合征（巨脑伴巨人症）。

三、影像学检查

超声心动图检查显示孤立且边界清晰的非收缩性占位，直径1～10 cm，有时与肥厚型心肌病难于区别。心脏MRI和CT检查能够清晰显示占位病变，因其性质属于纤维，MRI信号常较周围心肌组织弱，对比增强后肿瘤中央区常呈低灌注区；CT检查通常为低密度影，其特点是能够清晰显示肿瘤钙化。如果发现肿瘤钙化，对诊断很有价值，常提示纤维瘤，而不考虑横纹肌瘤。

四、治疗与预后

无自发性退化现象，因肿瘤持续生长而常需手术治疗，手术后效果良好。但未经手术治疗的患者可发生严重心律失常，甚至猝死。

第五节　心脏脂肪瘤

一、病因与病理

心脏脂肪瘤（cardiac lipoma）由白色成熟的脂肪细胞构成的良性心脏肿瘤。罕见，尸检检出率< 1/10 000，仅占被切除心脏肿瘤的 0.5% ~ 5%，在临床上常被高估。可发生于任何年龄，儿童极为少见，多发于成人，无性别差异。心脏的任何部位均可发生，好发于心包和心外膜下并可呈巨大型，其他部位有室间隔、心脏瓣膜，偶尔包绕冠状动脉。心内膜下脂肪瘤常较小且无蒂，有时也可宽蒂突入心腔内。心外膜下脂肪瘤常较大，由一个宽蒂连接并突入心包腔内。尸检中偶见脂肪瘤样心肌肥大，为脂肪细胞过度增生形成的良性病变，与高龄和肥胖有关，常被误认为心脏肿瘤，多累及房间隔卵圆孔边缘，但不侵犯卵圆孔膜，超声心动图检查显示典型的“哑铃状”影像。

二、临床表现

取决于发生部位。临床症状较少，极少发生血流阻塞，多在偶然间发现。心内膜下肿瘤的瘤栓脱落可致栓塞，心肌内肿瘤可致各种心律失常、晕厥，心外膜下肿瘤常因心包挤压冠状动脉导致胸痛。脂肪瘤样心肌肥大可引起罕见的难以解释的房性心律失常、显著心力衰竭，或上腔静脉阻塞征象。超声心动图检查显示心包腔内脂肪瘤常呈低回声，而心腔内脂肪瘤呈典型实质性回声，不宜与其他占位性病变鉴别。CT 或 MRI 检查对显示肿瘤的脂肪性质比较特异，CT 检查显示脂肪组织均匀低密度影，MRI 检查清晰显示肿瘤边界，T_1 加权像后（T_1WI）呈强信号，T_2WI 呈稍强信号，脂肪抑制序列呈弱信号，增强后也不会强化。

三、治疗与预后

手术切除效果良好，适用于肿瘤较大或引起压迫症状者，罕见复发。

第六节　心脏血管瘤

一、病因与病理

心脏血管瘤包括海绵状血管瘤、毛细血管瘤、动静脉血管瘤，常为混合性，不少含有纤维组织和脂肪。海绵状血管瘤由较大血管扩张且管壁变薄所致，倾向于心肌内浸润；毛细血管瘤由毛细血管样大小的血管扩张引起的结节构成，呈分叶状或血管团块，对鉴别良、恶性血管增生有重要价值；动静脉血管瘤因动静脉发育不良而发生畸形所引起。

二、临床表现

大多数心脏血管瘤无临床症状，偶然发现。患者可出现劳力性呼吸困难、心律失常、心包炎、心包积液和发育迟缓。多数血管瘤为散发性，常伴有心外血管病变。极少数患者伴发消化道血管肿瘤和面部葡萄酒色痣。巨大的心脏血管瘤患者可引起血栓形成和病理性凝血（Kasabach-Merritt 综合征）。

三、影像学检查

心脏 MRI 与 CT 检查具有重要的诊断价值。MRI 经 T_1 加权成像得到中到高强度信号，T_2 加权成像后信号更强，对比增强剂摄入后图像信号显著强化，能够发现有无组织浸润，借此区别良、恶性肿瘤；CT 呈界限清晰的不均匀低密度影，对比增强扫描后得到强化。

第七节 组织细胞样心肌病

组织细胞样心肌病（histiocytoid cardiomyopathy）又称为蒲肯野细胞错构瘤、心肌蜘蛛细胞症、婴儿型心肌病、婴儿型黄色瘤性心肌病、嗜酸性粒细胞心肌病、局灶性脂质性心肌病、孤立心脏脂质沉淀症，伴有组织细胞样变的婴儿型心肌病、心肌或传导系统错构瘤、泡沫样心肌变性、先天性心肌病。由具有某些蒲肯野细胞特征的心肌细胞呈肿瘤性或错构瘤性增殖所致，是一种罕见的特异性心律失常性疾病。约 20% 在出生后 1 个月内诊断，60% 在 1 年内发现。多数为女性，男女发病比例为 1 ∶ 3。

一、病因与病理

病因尚不明确，可能与病毒感染、心肌缺血、接触毒物、某些代谢异常如糖原累积症与心脏脂质沉积症、各种线粒体性心肌病有关，但病理解剖和超微结构特征显著不同。组织细胞样分布，以及超微结构和免疫组化特征均表明心肌传导系统受累为主。心脏发育中原始的蒲肯野细胞与组织细胞样细胞极为相似，组织细胞样细胞沿心脏传导系统分布，约 28% 的患者累及窦房结和房室结。其免疫表型与结合蛋白、肌红蛋白、肌球蛋白以及肌细胞特异肌动蛋白抗体反应阳性。约有 5% 的病例有家族倾向。

二、临床表现

以心律失常最多见，发生率约为70%，包括期前收缩、房性心动过速、心房颤动、室性心动过速、心室颤动、LBBB或RBBB、预激综合征等。约20%的患者发生猝死，常被误认为新生儿猝死综合征。在心脏症状出现之前或同时出现流感样症状。绝大多数伴有心脏肥大，部分伴有心脏先天畸形如房间隔缺损、左心发育不全和心内膜弹力纤维增生症等。少数伴有心外畸形，包括角膜混浊、白内障、无晶状体、小头、脑积水、胼胝体发育不全、腭裂、线性皮肤缺损等。心内与心外畸形可同时出现于同一患者。

三、鉴别诊断

易与线粒体性心肌病混淆。鉴别要点：线粒体样心肌病无组织细胞样心肌病所形成的散在结节；线粒体样心肌病累及所有的心肌，而组织细胞样心肌病仅有局部心肌超微结构的改变。线粒体性心肌病所有心肌细胞的线粒体大小、形状各异，线粒体嵴数增多，横断面上呈同心圆排列，出现线粒体扩张和各种各样的异常改变；而组织细胞样心肌病线粒体数目增多，伴或不伴有结构改变，心肌纤维减少。

四、治疗与预后

因易发生严重心律失常及猝死，应积极干预。手术切除和直视下冷冻消融多发小肿瘤结节可达到长期治愈。有研究发现积极抗心律失常药物治疗后可使肿瘤退化，患者可不必接受手术治疗，但尚需进一步证实。少数病变范围较大的患者需要实施心脏移植。

第八节　心脏肉瘤

一、病因与病理

心脏肉瘤（cardiac myosarcoma）在原发性心脏肿瘤中的发病率仅次于黏液瘤；而在原发性心脏恶性肿瘤中，约95%为心脏肉瘤。病理类型以血管肉瘤（31%）、横纹肌肉瘤（21%）、间质肉瘤（15%）、纤维肉瘤（11%）较为常见，其他如平滑肌肉瘤、脂肪肉瘤、浆细胞瘤和癌肉瘤极为罕见。心脏肉瘤可发生于任何年龄，以30 ~ 50岁居多。心脏各腔均可发生，但肉瘤的类型不同，具有不同的病理和发病特点。①血管肉瘤是最常见的心脏肉瘤，为中高度分化的血管内皮细胞恶性肿瘤。男女发病比例为2 ∶ 1，常发生于右心，特别是右心房的房室沟处（约80%）或心包，也可发生于左心室，但左心房少见报道。②纤维肉瘤占全部心脏肉瘤的 5% ~ 10%，是成纤维细胞和细胞间胶原纤维构成的恶性肿瘤，多数发生于左房，但各心腔均可发生。③平滑肌肉瘤占全部心脏肉瘤的比例< 10%，是具有平滑肌细胞特征的心脏恶性肿瘤，多数位于左心房，且常在后壁，但也见于心室、右心房、肺动脉瓣和肺动脉干。④横纹肌肉瘤占全部心脏肉瘤的比例< 5%，为横纹肌母细胞构成的胚胎性小细胞肿瘤，发生于心房和心室各为半数，心室累及较其他心脏肉瘤更为常见。通常在壁内生长，而不向心腔内生长。可能更容易累及瓣膜。与其他恶性肿瘤发病年龄不同，横纹肌肉瘤工要发生在儿童和青少年期，是儿童和青少年最常见的原发性心脏恶性肿瘤，发病年龄< 20 岁。⑤滑膜肉瘤占全部心脏肉瘤的比例< 5%，由梭形及上皮样两型细胞构成的双相肿瘤，特征为 X 的 18 染色体异位。常与接触石棉有关，好发于心房和心包表面。⑥骨肉瘤在分化不良的多形性肉瘤中约有 15% 显示骨分化，以累及左心系统为主，几乎均累及左心房。

二、临床表现

与肿瘤部位、阻塞心腔的程度、浸润范围和是否转移有关。初始常无症状，病情常迅速发展，多数患者有难以解释的进行性呼吸困难和心力衰竭表现。肿瘤侵犯或压迫瓣膜发生相应的瓣膜功能异常。肿瘤常很快侵及心包引起心包积液，也可机械阻塞腔静脉、心腔引起相应症状。①血管肉瘤：最常见症状为胸痛，常累及心包出现呼吸困难，因肿瘤多发生于右心房，也常见右心衰竭和腔静脉阻塞的表现，可发生心脏破裂。不少患者发生明显的凝血功能障碍、出血倾向和贫血。约 10% 的患者可出现持续且难以解释的发热、体重减轻和乏力等症状。肺转移常见（70%），其次是肝转移。②纤维肉瘤：因肿瘤发生于左心房，常见左心衰竭和肺静脉梗阻的征象。很少转移，但也可转移到肺、淋巴结、皮肤和肾。③平滑肌肉瘤：因多位于左心房，表现为左心衰竭和肺静脉阻塞症状。④横纹肌肉瘤：发病年龄轻，因发生于各心腔和壁内生长为主，表现为心肌病和心律失常。⑤滑膜肉瘤：因好发于心房和心包而出现左、右心衰竭以及心包压塞症状，栓塞较常见。⑥骨肉瘤：以左心衰竭和肺静脉阻塞为主要表现，常具有转移性。

三、辅助检查

超声心动图检查显示心腔内占位性病变，常见心包积液或心包受累。心脏 MRI 较超声心动图检查显示占位更清晰，对比剂血管肉瘤影像呈加强像，并能区别心包积液和心包肿瘤。CT 检查与 MRI 相似，但不能显示浸润性病变。MRI 或 CT 检查显示肿瘤内出血或右心房占位性病变，尤其是伴有胸腔积液时，对心脏肉瘤具有较高的临床提示价值。心包穿刺细胞学检查阳性率低，诊断常需要心内膜心肌活检或开胸活检。

四、治疗与预后

心脏肉瘤进展迅速，发现时多数已经转移，难以完全手术切除，多进行姑息手术，并且对放疗、化疗效果不良，因此预后极差。血管肉瘤诊断后生存期不超过 6 个月，其他大多数心脏肉瘤患者也常于 1 年内死亡。

第九节　心脏淋巴瘤

一、病因与病理

心脏淋巴瘤（cardiac lymphoma）约占心脏原发性肿瘤的 5%，属于非霍奇金淋巴瘤，仅累及心脏和心包，极少累及心外。瘤体常较大，心包常增厚，心腔内淋巴瘤常呈多发性息肉样结节。大多数与免疫缺陷有关。约 80% 的患者为弥散性 B 淋巴细胞病，常累及右心房和右心室。患者发病年龄为 5 ~ 90 岁，平均年龄为 62 岁，男性显著多于女性，男女发病比例为 3 ∶ 1。

二、临床表现

肿瘤部位不同，临床症状有所不同。一般起病较急，常因胸痛、头晕或眩晕、心包积液、顽固性心力衰竭、心律失常症状而就诊。腔静脉阻塞、多发性肺栓塞、心肌肥大可能为首发症状。心包积液常为大量。若患者出现较大的心脏占位或难以解释的顽固性心包积液时，应考虑到心脏淋巴瘤的可能。

三、辅助检查

超声心动图、CT、MRI 检查显示心包增厚、心包积液或心腔内占位病变。诊断需要心包穿刺细胞学检查，大多数检出淋巴瘤细胞。但仅依靠细胞学，很难区别心脏淋巴瘤或良性反应性淋巴细胞增生。心包穿刺阴性时实施心包肿物或心内膜心肌活检，进行免疫组化染色及遗传细胞学分析可确诊。

四、治疗与预后

心脏淋巴瘤常采取化学治疗或联合放射治疗，但有手术指征时应尽早实施肿瘤切除术。预后差，生存期＜ 2 年，平均生存期 7 个月。诊断延迟是预后差的主要因素。

第十节　心包肿瘤

一、良性间皮瘤

又称孤立性纤维细胞瘤、纤维性间皮瘤等。是羧形细胞性成纤维细胞瘤，呈多种形式的生长，典型结构为细胞丰富区和细胞稀疏区交替存在，肿瘤细胞的细胞核与胶原纤维束平行紧密排列，细胞稀疏区可呈黏液样或含大量胶原成分。良性间皮瘤常见于胸膜与颈部（尤其是眼眶、软组织），也可发生在腹部、肢端和脑脊髓，有发生于心包的报道，但心脏内罕见。临床表现主要与心包占位引起的压迫有关。临床上要与神经源性肿瘤、单相性滑膜肉瘤和纤维肉瘤等鉴别。一般预后良好，可能有复发或恶变。

二、恶性间皮瘤（malignant mesothelioma）

来源于间皮细胞或具有明显间皮细胞分化的肿瘤。多数为上皮型，呈结节或乳头样侵袭性增长且有周围结缔组织反应性增生，变异的肉瘤样间皮瘤也较常见，也见微囊型、腺瘤型以及蜕膜样型。大多数心包间皮瘤是由长期接触石棉所致，少数与乳腺癌和纵隔淋巴瘤的放疗有关，某些间皮瘤患者病因不明。发病从儿童到老年人均可见到，平均年龄 45 岁。首发症状常与心包积液有关，最终导致心包压塞。心脏 MRI 或 CT 检查显示心包积液、心包肥厚和（或）心包占位病变。预后较差，半数患者仅存活半年，极少存活 2 年。治疗以放疗和化疗为主，手术治疗效果差。

三、生殖细胞肿瘤（germ cell tumours）

组织学类型分为精原细胞瘤、胚胎性癌、卵黄囊瘤（内胚窦瘤）、绒毛膜细胞癌和畸胎瘤。90% 以上的生殖细胞瘤发生在心包，其余发生于心肌。主要为心包畸胎瘤，少数为卵黄囊瘤。见于胚胎期至 66 岁，＞ 75% 的心脏畸胎瘤发生在年龄＜ 15 岁的婴幼儿或儿童，成人倾向于发生恶性生殖细胞瘤。超声心动图检查使妊娠中晚期胎儿畸胎瘤的诊断率提高。多数患者有症状，表现为呼吸困难、发绀和心包压塞。心律失常性猝死可为首发症状。手术是心脏畸胎瘤的有效方法，因心脏内畸胎瘤常位于室间隔，手术难度和风险较心包畸胎瘤明显增大。心脏恶性生殖细胞瘤需要常规化疗。

第七章　抗肿瘤治疗相关的心力衰竭

第一节　急性心力衰竭

急性心力衰竭（acute cardiac failure）又称急性心功能不全。是由心脏做功不正常引起血流动力学改变而导致的心脏和神经内分泌系统的异常反应的临床综合征。机械性循环障碍引起的心力衰竭称机械性心力衰竭。心脏泵血功能障碍引起的心力衰竭，统称泵衰竭。由各种原因引起的发病急骤、心排血量在短时间内急剧下降、甚至丧失排血功能引起的周围循环系统灌注不足称急性心力衰竭。

一、诊断

（一）症状

根据心脏排血功能减退程度、速度和持续时间的不同，以及代偿功能的差别，分下列4种类型表现：昏厥型、心源性休克型、急性肺水肿型、心脏骤停型。

1. 昏厥型

又称心源性昏厥，以突发的短暂的意识丧失为主。发作时间短暂，发作后意识立即恢复。并伴随面色苍白、出冷汗等自主神经功能障碍的症状。

2. 心源性休克型

早期见神志清醒、面色苍白、躁动、冷汗、稍有气促；中期见神志淡漠、恍惚、皮肤湿冷、口唇四肢发绀；晚期见昏迷、发绀加重、四肢厥冷过肘膝、尿少同时见颈静脉怒张等体循环淤血症状。

3. 急性肺水肿型

突发严重气急、呼吸困难伴窒息感，咳嗽，咯粉红色泡沫痰（严重者由鼻、口涌出）。

4. 心脏骤停型

意识突然丧失（可伴全身抽搐）和大动脉搏动消失，并伴呼吸微弱或停止。

（二）体征

1. 昏厥型

意识丧失，数秒后可见四肢抽搐、呼吸暂停、发绀，称阿 – 斯综合征。伴自主神经功能障碍症状，如冷汗、面色苍白。心脏听诊可发现心律失常、心脏杂音等体征。

2. 心源性休克型

早期脉搏细尚有力，血压不稳定，有下降趋势，脉压＜ 2.7 kPa（＜ 20 mmHg）；中期神志恍惚、淡漠，皮肤呈花斑纹样，厥冷，轻度发绀，呼吸深快，脉搏细弱，心音低钝，血压低，脉压小，尿量减少；晚期昏迷状态，发绀明显，四肢厥冷过肘、膝，脉搏细或不能触及，呼吸急促表浅，心音低钝，呈钟摆律、奔马律。严重持久不纠正时，合并消化道出血，甚至 DIC。

3. 急性肺水肿型

端坐呼吸，呼吸频率快，30 ~ 40 次 / 分钟，严重发绀，大汗，早期肺底少量湿啰音，晚期两肺布满湿啰音，心脏杂音常被肺内啰音掩盖而不易听出，心尖部可闻及奔马律和哮鸣音。

4. 心脏骤停型

为严重心功能不全的表现，昏迷伴全身抽搐，大动脉搏动消失，心音听不到，呼吸微弱或停止，全身发绀，瞳孔散大。

（三）检查

1. X 线检查

胸部 X 线检查对左心衰竭的诊断有一定帮助。除原有心脏病的心脏形态改变之外，主要为肺部改变。

（1）间质性肺水肿：产生于肺泡性肺水肿之前部分病例未出现明显临床症状时，已先出现下述一种或多种 X 线征象。①肺间质淤血，肺透光度下降，可呈云雾状阴影。②由于肺底间质水肿较重，肺底微血管受压而将血流较多地分布至肺尖，产生肺血流重新分配，使肺尖血管管径等于甚至大于肺底血管管径，肺尖纹理增多、变粗，尤显模糊不清。③上部肺野内静脉淤血可致肺门阴影模糊、增大。④肺叶间隙水肿可在两肺下野周围形成水平位的 Kerley–B 线。⑤上部肺野小叶间隙水肿形成直而无分支的细线，常指向肺门，即 Kerley–A 线。

（2）肺泡性肺水肿：两侧肺门可见向肺野呈放射状分布的蝶状大片雾状阴影；小片状、粟粒状、大小不一结节状的边缘模糊阴影，可广泛分布两肺，可局限一侧或某些部位，如肺底、外周或肺门处；重度肺水肿可见大片绒毛状阴影，常涉及肺野面积的 50% 以上；亦有表现为全肺野均匀模糊阴影者。

2. 动脉血气分析

左心衰竭引起不同程度的呼吸功能障碍，病情越重，动脉血氧分压（PaO_2）越低。动脉血氧饱和度低于 85% 时可出现发绀，多数患者二氧化碳分压（$PaCO_2$）中度降低，系 PaO_2 降低后引起的过度换气所致。老年、衰弱或神志模糊患者，$PaCO_2$ 可能升高，引起呼吸性酸中毒。酸中毒致心肌收缩力下降，且心电活动不稳定易诱发心律失常，加重左心衰竭。如肺水肿引起 $PaCO_2$ 明显降低，可出现代谢性酸中毒。动脉血气分析对早期肺水肿诊断帮助不大，但据所得结论观察疗效则有一定意义。

3. 血流动力学监护

在左心衰竭的早期即行诊治，多可挽回患者生命。加强监护，尤其血流动力学监护，对早期发现和指导治疗至关重要。

应用 Swan–Ganz 导管在床边即可监测肺动脉压（pulmonary arterial pressure，PAP）、肺毛细血管楔嵌压（PCWP）和心排血量（CO）等，并推算出心脏指数（CI）、肺总血管阻力（total pulmonary resistance，TPR）和外周血管阻力（systemic vascular resistance，SVR）。其中间接反映 LAP 和 LVEDP 的 PCWP 是监测左心功能的一个重要指标。在血浆胶体渗透压正常时，心源性肺充血和肺水肿是否出现取决于 PCWP 水平。当 PCWP 在 2.40 ~ 2.67 kPa（18 ~ 20 mmHg）时，出现肺充血；PCWP 在 2.80 ~ 3.33 kPa（21 ~ 25 mmHg）时，出现轻度至中度肺充血；PCWP 高于 4.0 kPa（30 mmHg），出现肺水肿。

肺循环中血浆胶体渗透压为是否发生肺水肿的另一重要因素，若与 PCWP 同时监测则价值更大。即使 PCWP 在正常范围内，若其与血浆胶体渗透压之差＜ 0.533 kPa（4 mmHg），亦可出现肺水肿若 PCWP 与血浆胶体渗透压均正常，出现肺水肿则应考虑肺毛细血管通透性增加。

左心衰竭患者的血流动力学变化先于临床和 X 线改变，PCWP 升高先于肺充血。根据血流动力学改变，参照 PCWP 和 CI 两项指标，可将左心室功能分为 4 种类型。

Ⅰ型：PCWP 和 CI 均正常。无肺充血和末梢灌注不足。予以镇静剂治疗。

Ⅱ型：PCWP ＞ 2.40 kPa（18 mmHg），CI 正常，仅有肺淤血。予以血管扩张剂加利尿剂治疗。

Ⅲ型：PCWP 正常，CI ＜ 2.2 L/（min · m^2）。仅有末梢灌注不足。予以输液治疗。

Ⅳ型：PCWP ＞ 2.40 kPa（18 mmHg），CI ＜ 2.2 L/（min · m^2）。兼有肺淤血和末梢灌注不足。予以血管扩张剂加强心药（如儿茶酚胺）治疗。

4. 心电监护及心电图检查

可以发现心脏左、右房室肥大及各种心律失常改变。严重致命的心律失常如室性心动过速、紊乱的室性心律、室颤、室性自律心律，甚至心室暂停、严重窦缓、Ⅲ度房室传导阻滞等有助于诊断。

5. 血压及压力测量

（1）动脉血压下降：心源性休克时动脉血压下降是特点，收缩压＜10.6 kPa（80 mmHg），一般均在 9.2 kPa（70 mmHg），脉压＜2.7 kPa（20 mmHg）；高血压者血压较基础血压下降 20% 以上或降低 4 kPa（30 mmHg）。

（2）静脉压增高：常超过 1.4 kPa（14 cmH_2O）。

（3）左心室充盈压测定：左心室梗死时达 3.3 ～ 4 kPa（25 ～ 30 mmHg），心源性休克时达 5.3 ～ 6 kPa（40 ～ 45 mmHg）。

（4）左心室舒张末期压力：以肺楔压为代表，一般均超 2.77 kPa（20 mmHg）。

（5）冠状动脉灌注压：平均＜8 kPa（60 mmHg）。

（四）诊断要点

1. 病因诊断

急性心力衰竭无论以哪种表现为主，均存在原发或继发原因，足以使心排血量在短时间内急剧下降，甚至丧失排血功能。

2. 临床诊断

（1）胸部 X 线片见左心室阴影增大。

（2）无二尖瓣关闭不全的成人，于左心室区听到第三心音或舒张期奔马律。

（3）主动脉瓣及二尖瓣无异常而左心室造影见左心室增大，心排血量低于 2.7 L/（min · m^2）。

（4）虽无主动脉瓣及二尖瓣膜病变，亦无左心室高度肥大，但仍有如下情况者：①左心室舒张末期压力为 1.3 kPa（10 mmHg）以上，右心房压力或肺微血管压力在 1.6 kPa（12 mmHg）以上，心排血量低于 2.7 L/（min · m^2）。②机体耗氧量每增加 100 ml，心排血量增加不超过 800 ml，搏出量不增加。③左心室容量扩大同时可见肺淤血及肺水肿。

（5）有主动脉狭窄或闭锁不全时，胸部 X 线检查左心室阴影迅速增大，使用洋地黄后改善。

（6）二尖瓣狭窄或闭锁不全，出现左心室舒张末期压升高，左心房压力或肺微血管压力增高，体循环量减少，有助于诊断由瓣膜疾病导致的心力衰竭。

（五）鉴别诊断

急性心力衰竭应与其他原因引起的昏厥、休克和肺水肿鉴别。

1. 昏厥的鉴别诊断

昏厥发生时，心律、心率无严重过缓、过速、不齐或暂停，又不存在心脏病基础的，可排除心源性昏厥。可与以下常见昏厥鉴别。

（1）血管抑制性昏厥：其特点是①多发于体弱年轻女性。②昏厥发作多有明显诱因，如疼痛、情绪紧张、恐惧、手术、出血、疲劳、空腹、失眠、妊娠、天气闷热等，晕厥前有短时的前驱症状。③常在直立位、坐位时发生晕厥。④晕厥时血压下降，心率减慢，面色苍白且持续至晕厥后期。⑤症状消失较快，1 ~ 2 d 康复，无明显后遗症。

（2）直立性低血压性昏厥：其特点是血压急剧下降，心率变化不大，昏厥持续时间较短，无明显前驱症状。常患其他疾病，如生理性障碍、降压药物使用及交感神经截除术后、全身性疾病如脊髓炎、多发性神经炎、血紫质病、高位脊髓损害、脊髓麻醉、糖尿病性神经病变、脑动脉粥样硬化、急性传染病恢复期、慢性营养不良。往往是中枢神经系统原发病的临床症状之一。故要做相应检查，以鉴别诊断。

（3）颈动脉窦综合征：特点是①患者有昏厥或伴抽搐发作史。②中年以上发病多见，各种压迫颈动脉窦的动作，如颈部突然转动、衣领过紧均是诱因。③发作时脑电波出现高波幅慢波。④临床上用普鲁卡因封闭颈动脉窦后发作减轻或消失可支持本病诊断。

2. 心源性休克与其他类型休克的鉴别诊断

由心脏器质性病变和（或）原有慢性心力衰竭基础上的急性心力衰竭而引发心源性休克，患者的静脉压和心室舒张末压升高，与其他休克不同。而且，其他类型休克多有明确的各类病因，如出血、过敏、外科创伤及休克前的严重感染等，可相应鉴别。另外，即刻心电图及心电监护有致命性心律失常，可有助于诊断。

3. 急性心力衰竭肺水肿与其他原因所致肺水肿的鉴别诊断

（1）由刺激性气体吸入中毒引起的急性肺水肿的特点是：①有刺激性气体吸入史。②均有上呼吸道刺激症状，重者可引起喉头水肿、肺炎及突发肺水肿，出现明显呼吸困难。③除呼吸道症状外，由于吸入毒物种类不同，可并发心、脑、肾、肝等器官损害。

（2）中枢神经系统疾病所致的肺水肿，有中枢神经系统原发病因存在，如颅脑创伤、脑炎、脑肿瘤、脑血管意外等。

（3）高原性肺水肿是指一向生活在海拔 1000 m 以下，进入高原前未经适应性锻炼的人，进入高原后，短则即刻发病，长则可在两年后发病，大多在一个月之内发病，且多在冬季大风雪气候发病，亦与劳累有关。前驱症状有头痛、头晕，继之出现气喘、咳嗽、胸痛，咳粉红色泡沫样痰、双肺湿啰音、发钳等急性肺水肿症状。依其特定的发病条件不难诊断。

二、治疗

治疗原则为急性心力衰竭发生后，首先根据病因进行相应处理。紧急镇静，迅速降低心脏前后负荷。

（一）心源性晕厥发作的治疗

（1）晕厥发生于心脏排血受阻者，给予卧位或胸膝位休息、保暖和吸氧后，常可缓解。

（2）晕厥由于房室瓣口被血栓或肿瘤阻塞者，发作时改变患者体位可使阻塞减轻或终止发作。

（3）由严重心律失常引起者，迅速控制心律失常。

（4）彻底治疗在于除去病因，如手术解除流出道梗阻，切除血栓或肿瘤，彻底控制心律失常。

（二）心源性休克的治疗

1. 常规监护和一般治疗

吸氧，保暖，密切监测血压、尿量、中心静脉压、肺楔压和心排血量的变化，随时调整治疗措施。

2. 补充血容量

根据血流动力学监测结果决定输液量，可以防止补充过多而引起心力衰竭尤适于右心室心肌梗死并发的心源性休克。中心静脉压低于 5 ~ 10 kPa（49 ~ 98 cmH_2O），肺楔压在 0.8 ~ 1.6 kPa（6 ~ 12 mmHg）以下，心排血量低，提示血容量不足，可静脉滴注低分子右旋糖酐或 10% 葡萄糖液输液过程中如中心静脉压增高，超过 20 cmH_2O，肺楔压高于 2.0 ~ 2.7 kPa（15 ~ 25 mmHg）即停止输液。

3. 血管收缩药的应用

当收缩压低于 10.7 kPa（85 mmHg），静脉输液后血压仍不上升，而肺楔压和心排血量正常时，可选用以下血管收缩药。

（1）多巴胺：10 ~ 30 mg，加入 5% 葡萄糖注射液 100 ml 中静脉滴注，也可和间羟胺同时滴注。

（2）间羟胺：10 ~ 30 mg，加入 5% 葡萄糖注射液 100 ml 中静脉滴注，紧急抢救时可以用 5 ~ 10 mg 肌内注射或静脉推注 1 次。

（3）多巴酚丁胺：20 ~ 25 mg，溶于 5% 葡萄糖注射液 100 ml 中，以 2.5 ~ 10 μg/（kg · min）的剂量静脉滴注，作用似多巴胺，但增加心排血量作用较强，增加心率的作用较轻，无明显扩张肾血管作用。

（4）去甲肾上腺素：作用与间羟胺相同，但较快、强而短。对长期服用利血平、胍乙啶的患者有效。上述药治疗无效时再选此药，以 0.5 加入 5% 葡萄糖注射液 100 ml 中静脉滴注，渗出血管外时，易引起局部损伤、坏死。

4. 强心苷

可用毛花苷 C 0.4 mg 加入 50% 葡萄糖注射液 25 ml 中缓慢静脉推注，有心脏扩大时效果明显。

5. 肾上腺皮质激素

地塞米松每日 20 ~ 40 mg，分 4 次静脉注射，一般用 3 ~ 5 d 即可；氢化可的松每日 200 ~ 600 mg，最大每日 600 ~ 1000 mg，分 4 ~ 6 次静脉滴注。

6. 纠正酸中毒和电解质紊乱，避免脑缺血和保护肾功能

可选用 5% 碳酸氢钠、11.2% 乳酸钠或 3.63% 三羟甲基甲烷静脉滴注，依血的酸碱度和二氧化碳结合力测定结果调节用量，并维持血钾、钠、氯正常。

7. 血管扩张药

上述药物无效时，即血压仍不升，而肺楔压增高、周围血管阻力增高时，患者面色苍白、四肢厥冷并有发绀，可用血管扩张药减低周围阻力和心脏后负荷。需要在血流动力学监测下谨慎使用硝普钠（每分钟 15 ～ 400 μg 静脉滴注）、酚妥拉明（每分钟 0.1 mg 静脉滴注）、硝酸异山梨醇（2.5 ～ 10 mg 舌下含服）等。

8. 辅助循环和外科手术

当药物治疗无效时，可采用主动脉内气囊反搏器进行反搏治疗，或在反搏支持下行选择性冠状动脉造影。对病因是急性心肌梗死的，施行坏死心肌切除和主动脉 – 冠状动脉旁路移植术，可能挽救患者生命。

（三）急性肺水肿的治疗

1. 体位

使患者取坐位或半卧位，两腿下垂，使下肢回流血液减少。

2. 给氧

一般以鼻导管给氧或面罩给氧，以 40% 浓度氧吸入效果较好。另外适当的加压给氧，不仅能纠正缺氧，同时可增加肺泡和胸腔内压力，减少液体渗入肺泡内和降低静脉回心血量，利于液体自血管内进入组织间隙，减少循环血量。但注意肺泡压力过高可影响右心室搏出量，此时应调整给氧压力，缩短加压给氧时间，延长间歇时间。

3. 镇静

吗啡静脉推注，可迅速扩张体静脉，减少回心血量，降低左房压，还能减轻烦躁不安和呼吸困难。还可选用地西泮 10 mg 肌内注射。

4. 硝酸甘油

当动脉收缩压＞13.3 kPa(100 mmHg)以后应用时，可迅速降低肺楔压或左房压，缓解症状。首剂 0.5 mg 舌下含服，5 min 后复查血压，再给予 0.5 mg，5 min 后再次测血压（收缩压降低至 12 kPa 以下时，应停药）。硝酸甘油静脉滴注时，起始剂量为每分钟 10 μg，在血压监测下，每 5 min 增加 5 ～ 10 μg，使收缩压维持在 12 kPa 以上。

5. 酚妥拉明

每分钟 0.1 ～ 1 mg 静脉滴注，可迅速降压和减轻后负荷。注意有致心动过速作用，对前负荷作用弱。

6. 硝普钠

每分钟 15 ～ 20 μg 静脉滴注，在血压监测下每 5 分钟增加 5 ～ 10 μg，当收缩压降低 13.3 kPa（100 mmHg）时，或症状缓解时，以有效剂量维持到病情稳定。以后逐渐减量、停药，防止反跳。此药可迅速有效地减轻心脏前后负荷，降低血压，适用于高血压心脏病肺水肿。

7. 利尿剂

呋塞米 40 mg，静脉注射，给药 15 ～ 30 min 尿量增加，可减少血容量，降低左房压。

8. 强心苷

1 周内未用过洋地黄者，毛花苷 C 首剂 0.4 ～ 0.6 mg，稀释后缓慢静脉注射。正在服用地高辛者毛花苷 C 使用从小剂量开始。

9. 低血压的肺水肿治疗

先静脉滴注多巴胺 2 ～ 10 μg/（kg · min），保持收缩压在 13.3 kPa（100 mmHg），再进行扩血管药物治疗。

10. 肾上腺皮质激素

地塞米松 5 ～ 10 mg 静脉推注。

11. 放血疗法

上述疗效不佳时，尤其在大量快速输液，或输血所致肺水肿者，有人主张静脉穿刺放血 255 ml，有一定疗效。

（四）心脏骤停的治疗

须紧急心肺复苏处理。

三、病情观察

严密观察患者血压、呼吸、脉搏、血氧饱和度、尿量等，给予动态心电监护，严密观察神志、四肢末梢情况。注意维持水、电解质及酸碱平衡。

四、病历记录

1. 门急诊病历

记录患者就诊时间，详细记录患者就诊的主要症状。以往的心脏病病史、治疗药物及治疗效果。体检注意记录以下情况：血压、口唇发绀、颈静脉怒张、肺部啰音、心界大小、心率、心律、杂音、奔马律、腹水、水肿情况。记录血电解质、心电图、X 线胸片等辅助结果。

2. 住院病历

详尽记录患者主诉、发病过程、门急诊及外院治疗经过、所用药物及效果如何。首次病程记录应提出相应诊断、鉴别诊断要点、详尽的诊疗计划。记录入院治疗后病情变化、治疗效果、上级医师查房意见，有关心电图、X 线、超声心动图等检查结果。如需特殊检查治疗如临时起搏、电复律，应记录与患者或其直系亲属的谈话经过，无论同意与否，应请患者或其直系亲属签名。

五、注意事项

1. 医患沟通

急性心力衰竭为急危重病，病情变化快，应反复向患者直系亲属强调该病的高度危险性（如突发恶性心律失常而猝死等），应随时记录患者的病情变化，及时向家属讲明治疗方案的选择、效果、预后及可能发生的突发事件，以取得患者家属的理解与支持，并签字为据。

2. 经验指导

（1）原有心脏病者，要注意自我保护，避免过度劳累、兴奋、激动。一旦发生突然烦躁的气急，如在家里，应从速送附近医院急救，分秒不能延误。如在医院发生，立即呼救，取坐位、双下肢下垂，尽量保持镇静，消除恐惧心理。在大多数情况下，只要能及时就诊，用药得当，会度过危险期，挽救生命。

（2）对于急性肺水肿患者宜采取半卧位，双下肢下垂以减少下肢静脉回流，降低心脏前负荷，同时由于坐位时横膈下降有利于肺的换气功能。

（3）采用间歇或连续面罩加压供氧较鼻导管供氧为好。

（4）酌情应用消泡沫剂，降低肺泡内液体表面张力，减少或消除泡沫的作用。紧张和烦躁患者酌情应用地西泮、苯巴比妥钠等。

第二节　慢性心力衰竭

心力衰竭（heart failure）是指在有适量静脉血回流的情况下，由于心脏收缩和舒张功能障碍、心排血量不足维持组织代谢需要的一种病理状态。临床上以心排血量不足，组织的血液灌注不足，以及肺循环和体循环淤血为特征。慢性心力衰竭是由于器质性心脏病经过长期慢性心肌肥厚和扩张、心室重构所致。慢性心力衰竭是各种心脏疾病的严重阶段，其发病率高，5 年生存率与恶性肿瘤相仿。

一、诊断

（一）症状

主要为左心衰竭，表现为肺淤血和肺水肿、胸闷或呼吸困难、不能平卧、端坐呼吸，这时两肺满布干湿性啰音，咳白色或粉红色泡沫样痰。同时伴心、脑、肾等器官缺血和（或）淤血的表现，如头晕或意识淡漠、极度疲乏、肾功能不全、少尿等。若在慢性左心衰竭的基础上发生右心衰竭，即全心衰竭，则呈静脉系统淤血和全身液体潴留的表现，如颈静脉怒张、肝肿大、腹水、胸腔积液、全身低垂部位水肿。

（二）体征

（1）患者常有活动后呼吸困难，重症者有发绀、收缩压下降、脉快、四肢发冷、多汗等。

（2）通常在患者双侧肺底部可听到湿啰音，有时可闻及哮鸣音及干啰音。

（3）右心衰竭的患者可出现颈静脉怒张或肝静脉反流阳性，淤血性肝肿大与压痛。胸腔积液通常为双侧，如为单侧，多累及右侧。合并有心源性肝硬化的，则可见有腹腔积液，见于慢性右心衰竭或全心衰竭的晚期患者。

（4）呈对称性、凹陷性水肿，常见于身体下垂部位。可走动的患者，其心源性水肿最初常在傍晚时分出现于脚或踝部，经一夜休息后消失；卧床患者发生在骶部。晚期水肿加重并影响全身，可累及上肢、胸壁和腹壁，尤其是外阴部位。

（5）除基本心脏病体征外，常发现心脏增大、奔马律、交替脉、相对性二尖瓣关闭不全的收缩期杂音。

（三）检查

1. 实验室检查

（1）肝功能：淤血性肝病时，可有血清球蛋白、转氨酶升高。

（2）血电解质测定：长期利尿治疗容易发生电解质紊乱，可见有低血钾、低血钠，这常是难治性心力衰竭的诱因。

2. 特殊检查

（1）二维超声及多普勒超声检查：可用于以下几方面：①诊断心包、心肌或心脏瓣膜疾病。②定量或定性房室内径、心脏几何图、室壁厚度、室壁运动、心包、瓣膜狭窄定量、关闭不全程度等，可测量左心室射血分数（LVEF）、左心室舒张末期容量（LVEDV）和收缩末期容量（LVESV）。③区别舒张功能不全和收缩功能不全，LVEF $<$ 40% 为左心室收缩功能不全，LVEF 还能鉴别收缩功能不全或其他原因引起的心力衰竭。④ LVEF 及 LVESV 是判断收缩功能和预后的最有价值的指标，左心室收缩末期容量指数（LVESVI=LVESV/ 表面面积）达 45 ml/m^2 的冠心病患者，其病死率增加 3 倍。⑤为评价治疗效果提供客观指标。

（2）放射性核素与磁共振显像（MRI）检查：核素心血管造影可测定左、右心室收缩末期、舒张末期容积和射血分数。通过记录放射活性、时间曲线，可计算出左心室的最大充盈速率和充盈分数，以评估左心室舒张功能。核素心肌扫描可观察室壁运动有无异常和心肌灌注缺损，有助于病因诊断。由于 MRI 是一种三维成像技术，受心室几何形状的影响较小，因而能更精确地计算收缩末期、舒张末期容积、搏出量和射血分数。MRI 三维直观成像可清晰分辨心肌心内膜边缘，故可定量测定左心室重量。MRI 对右心室心肌的分辨率亦很高，亦可提供右心室的上述参数，此外还可比较右心室和左心室的心脏搏击量，以测定二尖瓣和主动脉瓣的反流量，有助于判断基础疾病的严重程度。

（3）X 线胸片：心脏的外形和各房室的大小有助于原发心脏病的诊断。心胸比例可作为追踪观察心脏大小的指标。肺淤血的程度可判断左心衰竭的严重程度。肺间质水肿时在两肺野下部肋膈角处可见到密集而短的水平线（Keriey–B 线）。当有肺泡性肺水肿时，肺门阴影呈蝴蝶状。X 线胸片还可观察胸腔积液的发生、发展和消退的情况。

（4）心电图：可有左心室肥厚劳损，右心室增大，V_1 导联 P 波终末负电势（$ptfV_1$）增大（每秒≥ 0.04 mm）等。

（5）运动耐量和运动峰耗氧量（VO_{2max}）测定：前者（最大持续时间，最大做功负荷）能在一定程度上反映心脏储备功能，后者是指心排血量能随机体代谢需要而增加的能力。但运动耐量更多地取决于外周循环的变化而非中心血流动力学变化，这是由于心力衰竭时外周血管收缩，因而心排血量的增加不一定伴有运动耐量的增加；运动耗氧量是动静脉血氧差和心排血量的乘积。在血红蛋白正常，无器质性肺部疾患时，动静脉血氧差恒定，因而运动峰耗氧量可反映运动时最大心排血量，是目前较好的能反映心脏储备功能的无创性指标，且可定量分级。VO_{2max} 分级标准：A 级：每分钟＞ 25 ml/kg；B 级：每分钟 10 ～ 25 ml/kg；C 级：每分钟 10 ～ 15 ml/kg；D 级：每分钟＜ 15 ml/kg。

（6）创伤性血流动力学检查

应用漂浮导管和温度稀释法可测定肺毛细血管楔嵌压（PCWP）和心排血量（CO）、心脏指数（CI）。在无二尖瓣狭窄、无肺血管病变时，PCWP 可反映左心室舒张末期压力。

（四）诊断要点

1. 临床表现

根据临床表现、呼吸困难和心源性水肿的特点，以及无创和（或）有创辅助检查及心功能的测定，一般不难做出诊断：临床诊断应包括心脏病的病因（基本病因和诱因）、病理解剖、生理、心律及心功能分级等诊断。

2. NYHA 心功能分级

Ⅰ级：日常活动无心力衰竭症状。

Ⅱ级：日常活动出现心力衰竭症状（呼吸困难、乏力）。

Ⅲ级：低于日常活动出现心力衰竭症状。

Ⅳ级：在休息时出现心力衰竭症状。

（五）鉴别诊断

1. 左心衰竭的鉴别诊断

左心衰竭时以呼吸困难为主要表现，应与肺部疾病引起的呼吸困难相鉴别。虽然大多数呼吸困难的患者都有明显的心脏疾病或肺部疾病的临床证据，但部分患者心源性和肺源性呼吸困难的鉴别较为困难，慢性阻塞性肺部也会在夜间发生呼吸困难而憋醒，但常伴有咳痰，痰咳出后呼吸困难缓解，而左心衰竭者坐位时可减缓呼吸困难；有重度咳嗽和咳痰病史的呼吸困难常是肺源性呼吸困难。急性心源性哮喘与支气管哮喘发作有时鉴别较为困难，前者常见于有明显心脏病临床证据的患者，且发作时咳粉红色泡沫痰，或者肺底部有水泡音，则进一步支持本病与支气管哮喘的鉴别；呼吸系统疾病和心血管疾病两者并存时，有慢性支气管炎或哮喘病史者发生左心衰竭常并发严重的支气管痉挛，并出现哮鸣音，对支气管扩张剂有效者支持肺源性呼吸困难的诊断，而强心、利尿及扩张血管药有效，则支持心力衰竭是呼吸困难的主要原因。呼吸困难的病因难以确定时，肺功能测定对诊断有帮助此外，代谢性酸中毒、过度换气及心脏神经官能症等，有时也可引起呼吸困难，应注意鉴别。

2. 右心衰竭的鉴别诊断

右心衰竭和（或）全心衰竭引起的肝肿大、水肿、腹水及胸腔积液等应与缩窄性心包炎、肾源性水肿、门脉性肝硬化引起者相鉴别；仔细询问病史，结合相关体征及辅助检查以资鉴别。

二、治疗

（一）一般治疗

1. 去除诱发因素

控制感染，治疗心律失常特别是心房颤动伴有快速心室律，纠正贫血、电解质紊乱。

2. 改善生活方式，降低新的心脏损害的危险性

戒烟、戒酒，肥胖患者应减轻体重，控制高血压、高血脂、糖尿病，饮食低脂和低盐。重度心力衰竭患者应限制射入水量，应每日称体重以早期发现液体潴留；应鼓励心力衰竭患者做动态运动；重度心力衰竭患者，可在床边小坐，其他病情程度不同的心力衰竭患者，可每日多次步行，每次 3 ～ 5 min；心力衰竭稳定，心功能较好者，可在专业人员监护下进行限制性有氧运动，如步行每周 3 ～ 5 次，每次 20 ～ 30 min，但避免用力的长时间运动；在呼吸道疾病流行或冬春季节，可给予流感疫苗、肺炎球菌疫苗等，以预防感染。

（二）药物治疗

1. 血管紧张素转换酶抑制剂（ACEI）

ACEI是心力衰竭治疗的基石。全心衰竭患者，包括NYHA Ⅰ级、无症状性心力衰竭，除非有禁忌证或不能耐受，均须应用ACEI，而且须终身应用；治疗宜从小剂量开始，逐步递增至最大耐受量或靶剂量：依那普利5～10 mg，每日2次，口服；或用培哚普利4 mg，每日1次，口服；或用卡托普利25～50 mg，每日3次，口服。不良反应有咳嗽、高血钾、尿素氮增高、肌酐增高、蛋白尿、血管神经性水肿、血细胞减少等。注意儿童、孕妇、哺乳期妇女及对本类药物过敏者禁止使用用药前及使用过程中应监测肾功能，肾功能不全、手术麻醉患者慎用。

2. 利尿剂

适用于所有有症状的心力衰竭患者。NYHA Ⅰ级、无症状心力衰竭患者不必应用，以免血容量降低致心排血量减少通常从小剂量开始，如呋塞米20 mg，每日1次，口服；或用氢氯噻嗪25 mg，每日1次，口服，逐渐增加剂量直至尿量增加，体重每日减轻0.5～1 kg；仅有轻度液体潴留，而肾功能正常的心力衰竭患者，可选用噻嗪类尤其适用于伴有高血压的心力衰竭患者；有明显体液潴留，特别当伴有肾功能损害时宜选用袢利尿剂，如呋塞米，呋塞米的剂量与效应呈线性关系，故剂量不受限制。注意利尿剂可引起低血钾、低血镁而诱发心律失常。

3. β受体阻滞剂

除非有禁忌证，所有NYHA Ⅱ级、Ⅲ级病情稳定者均必须应用β受体阻滞剂。临床上须从极小剂量开始，如美托洛尔每日12.5 mg，口服；或用比索洛尔每日1.25 mg，口服；或用卡维地洛3.125 mg，每日2次，口服。每2～4周剂最加倍，达最大耐用量或目标剂量后长期维持。β受体阻滞剂应用的禁忌证：支气管痉挛性疾病；心动过缓（心率＜60次/分钟）；二度及以上房室传导阻滞（除非已安装起搏器）；有明显体液潴留，须大量利尿者。

4. 洋地黄

地高辛被推荐应用于发作性心力衰竭患者的临床状况，应与利尿剂、ACEI和β受体阻滞剂联合应用；对于已开始ACEI或β受体阻滞剂治疗，但症状改善欠佳者，应及早使用地高辛，地高辛目前多采用自开始即用固定维持量的给药方法，即以每日0.125～0.25 mg为维持量；对于70岁以上或肾功能损害者，宜用小剂量地高辛0.125 mg，每日1次或隔日1次，口服；为了控制心房颤动的心室率，可应用较大剂量地高辛，每日0.375～0.50 mg，口服，但不宜作为窦性心律心力衰竭患者的治疗剂量，而且在同时应用β受体阻滞剂的情况下一般并不需要;地高辛不能用于窦房结阻滞、二度或高度房室传导阻滞无永久起搏器保护的患者。地高辛的不良反应主要包括：①心律失常（期前收缩、折返性心律失常和传导阻滞）。②胃肠道症状（厌食、恶心和呕吐）。③神经精神症状（视觉异常、定向力障碍、昏睡及精神错乱）。目前，临床上不推荐地高辛用于无症状的左心室收缩功能障碍（NYHA Ⅰ级）的治疗，因为治疗这类患者的唯一理由是预防心力衰竭发展，然而尚无证据表明地高辛对这类患者有益。

5. 醛固酮受体拮抗剂

对近期或目前为 NYHA Ⅳ级心力衰竭患者，可考虑应用小剂量的螺内酯，每日 20 mg，口服，有关醛固酮拮抗剂在轻、中度心力衰竭的有效性和安全性则尚待确定。

6. 血管紧张素Ⅱ受体阻滞剂（ARB）

对 ACEI 耐受良好或未用过 ACEI 者不必应用 ARB 替代；但对低血压、肾功能恶化和高钾血症的作用则 ARB 和 ACEI 相似。常用药物：氯沙坦 50 mg，每日 1 次，口服；或用缬沙坦 80 mg，每日 1 次，口服。

7. 环腺苷酸（cAMP）依赖性正性肌力药

包括 β 肾上腺素能激动剂（如多巴酚丁胺）、磷酸二酯酶抑制剂（如米力农），由于缺乏 cAMP 依赖性正性肌力药有效的证据，以及考虑到药物本身毒性，不主张对慢性心力衰竭患者长期、间歇地静脉滴注此类正性肌力药，对心脏移植前的终末期心力衰竭、心脏手术后心肌抑制所致的急性心力衰竭以及难治性心力衰竭可考虑短期支持应用 3 ～ 5 d，推荐剂量：多巴酚丁胺每分钟 2 ～ 5 μg/kg；或用米力农，50 μg/kg 负荷量，继以每分钟 0.375 ～ 0.75 μg/kg 维持。

（三）心力衰竭伴有心律失常治疗

无症状性、非持续性室性和室上性心律失常不主张用抗心律失常药物治疗。持续性室性心动过速、心室颤动、心脏猝死复苏、室上性心动过速伴快速心室率或血流动力学不稳定者应予以治疗，治疗原则与非心力衰竭者相同。任何心力衰竭并发心律失常患者，均应注意寻找和去除各种可能引起心律失常的原因，如心力衰竭未控制、心肌缺血、低钾血症、低镁血症、各种正性肌力药和血管扩张药物的致心律失常作用，可用胺碘酮，常规剂量为 0.2 g，每日 3 次，口服 5 ～ 7 d；然后 0.2 g，每日 2 次，每周 5 d 口服直至减量为 0.2 g，隔日 1 次口服。

（四）起搏器同步化治疗

主要适用于药物效果不佳，QRS 波群时限＞ 0.12 s，EF 值≤ 0.35，QRS 波群呈完全左束支传导阻滞或室内传导阻滞的扩张型心肌病的患者。

（五）心脏移植

对严重的难治性心力衰竭患者，可考虑心脏移植，术后积极控制免疫排斥反应。

三、病情观察

（一）诊断明确者

门诊治疗应观察患者胸闷、气促、呼吸困难是否缓解，尿量是否增加，水肿是否消退，是否能平卧休息；住院患者亦应观察上述症状的改善。应注意观察血压变化、心电图变化，如血压正常而无禁忌证则应尽量加用β受体阻滞剂、ACEI；如有严重心律失常应及时处理，严密观察各种药物应用后的不良反应，应及时停药或观察心率变化，如症状改善则心率变慢，奔马律逐渐消失，随时监测患者体重，记24 h出入量，观察患者的活动情况，肺部啰音的变化，有肝肿大者应观察其恢复情况。

（二）诊断不明确者

接诊时，应告知患者或其直系亲属慢性心力衰竭的常见症状和诊断方法，应行心脏超声等检查以明确诊断；亦可行诊断性治疗，嘱患者密切观察服药后尿量、体重、饮食、活动等情况。

四、病历记录

（一）门急诊病历

记录患者就诊的主要症状，如呼吸困难、心悸、水肿的特点，有无黑矇、晕厥、抽搐，有无病毒性心肌炎史、饮酒史，以往有无类似发作史、治疗效果，洋地黄、利尿剂、β受体阻滞剂、血管紧张素转换酶抑制剂、抗心律失常药等使用情况。体检记录血压、口唇发绀、颈静脉怒张、肺部啰音、心界大小、心率、心律、杂音、奔马律、腹水、水肿情况记录心电图、X线胸片、超声心动图等辅助检查结果。

（二）住院病历

详尽记录患者主诉、发病过程、门急诊及外院治疗经过、所用药物及效果如何。记录本病的诊断依据、鉴别诊断要点、诊疗计划记录患者入院治疗后病情变化、治疗效果，有关心电图、X线胸片、超声心动图等检查结果，如需特殊检查治疗如临时起搏、电复律，应记录与患者或其亲属的谈话经过，无论同意与否，应请患者或其亲属签名。

五、注意事项

（一）医患沟通

应告知患者及其直系亲属，慢性心力衰竭是临床上常见的危重疾病，是多数器质性心脏病患者几乎不可避免的结局，治疗过程中可能有许多突发事件的发生，如恶性心律失常、可能猝死等，以期得到患者家属的充分认识及理解，对患者的饮食给予指导，嘱其戒烟酒、注意休息；常与患者交流，适时给予鼓励及信心，如患者诊断未明确，应向患者及家属解释行心脏超声等检查的必要性，可予以利尿剂试验性治疗，以尽快明确诊断。治疗中注意患者的病情变化，及时向上级医师汇报，以得到及时指导，从而准确处理，使患者转危为安。如需有创检查及治疗，则应告知必要性和风险，以征得患者同意，并签字为据。

（二）经验指导

（1）呼吸困难、踝部水肿和乏力是心力衰竭的特征性症状，特别是老年患者、肥胖者及妇女。外周水肿、静脉压增高和肝肿大是体循环静脉淤血的特征性体征，应当通过仔细的临床检查包括视诊、触诊和听诊发现心力衰竭体征。

（2）根据患者的主观症状评定心功能状态时，应注意与其他也可能产生心悸，气促等类似症状的疾病做鉴别，如慢性阻塞性疾病、甲状腺功能亢进、贫血、肺栓塞等；若心脏病患者同时存在上述疾病，其鉴别更为困难，此时必须借助有关实验室和器械检查，才能做出较为合理的评估。

（3）体力活动应予限制，但不强调完全卧床休息应予以心理治疗或兼药物辅助。

（4）过去重视钠盐射入的控制，但由于目前应用的利尿剂均有强力排钠作用，故钠盐的控制不必过严，以免发生低钠血症。

（5）临床上应避免滥用利尿剂，注意合理应用。

①排钾利尿剂：具有强力排钾、排钠作用，宜间歇应用，以使机体电解质有一恢复平衡的过程保钾利尿剂起效较慢，作用较弱，故宜持续应用。

②排钾与保钾利尿剂合用时：一般可不必补充钾盐。保钾利尿剂不能和钾盐合用。

③根据病情轻重选择应用：轻度患者可以噻嗪类或袢利尿剂间歇应用如氢氯噻嗪 25 mg，每周 2 次，或呋塞米口服 20 ~ 40 mg，每周 2 次；中度患者采用保钾利尿剂持续应用合并噻嗪类或袢利尿剂的间歇应用，后者可用呋塞米 20 ~ 40 mg，一次肌内注射；重症患者上述疗法无效时，可用保钾利尿剂和一种排钾利尿剂合并持续应用，配合另一种排钾利尿剂间歇应用，如以氢氯噻嗪与氨苯蝶啶合用，再予呋塞米每周注射 2 次：必要时可用氨茶碱 0.25 ~ 0.58 mg 缓慢静脉滴注，可因增加肾小球滤过率而加强利尿。

④根据肾功能选择应用：肾功能不全时应选择袢利尿剂，因利尿作用不受体内酸碱平衡

变化的影响。禁用保钾利尿剂，后者有时可引起严重的高钾血症。

⑤根据治疗反应调整剂量：利尿剂的不良反应多由强大利尿作用所致，而且利尿剂呋塞米的剂量与效应呈线性关系，因此，如 20 mg 呋塞米已有利尿作用，就不宜再加大剂量；如无利尿作用，可再加量。氢氯噻嗪每日 100 mg 已达最大效应剂量（剂量 – 效应曲线已达平台期），再增量亦无效。一旦患者肺部啰音消失，水肿消退，体重稳定，利尿剂即应改成维持量。

⑥注意水、电解质紊乱：特别是低钾血症、低镁血症和低钠血症。严重低钾血症时须同时补镁才较易纠正，可应用 25% 硫酸镁 10 ~ 20 ml 溶于 500 ~ 1000 ml 葡萄糖溶液中静脉滴注。缺钠性低钠血症和稀释性低钠血症应加以区别，因两者治疗原则不同。缺钠性低钠血症发生于大量利尿后，属容量减少性低钠血症，患者可有直立性低血压，尿少而比重高，治疗应予补充钠盐，轻者可进食咸食，重者须输盐水；稀释性低钠血症又称难治性水肿，患者钠、水均有潴留，而水潴留多于钠潴留，故属高血容量性低钠血症。患者尿少而比重偏低，严重时可有水中毒而致抽搐、昏迷。治疗应严格限制入水量，并以排水为主。一般利尿剂排钠作用均强于排水，不宜应用。可短期试用糖皮质激素，但效果常不理想。出现水中毒时，可酌情应用高渗盐水以缓解症状。

⑦注意药物的相互作用：如呋塞米可使氨基糖苷类和头孢类抗生素的肾毒性增加吲哚美辛可对抗呋塞米作用。

⑧噻嗪类：对脂质代谢、糖代谢均有不良作用，并可引起高尿酸血症，应予注意。

（6）患者慢性心力衰竭后，要定期到正规医院诊治，心功能不全Ⅱ级以上，宜长期服药，低盐饮食，注意休息，保温不受凉，经常注意避免各种不良诱因及时治疗病因，如属风湿性心脏病并发心功能不全，尽快进行人工瓣膜置换术。

第八章　抗肿瘤治疗相关的冠状动脉粥样硬化性心脏病

第一节　稳定型心绞痛

稳定型心绞痛（stable angina）是指心绞痛反复发作的临床表现，持续在2个月以上，而且心绞痛发作性质基本稳定。由劳累引起的心肌缺血，表现为阵发性的前胸压榨性疼痛和窒息样感觉，主要位于胸骨后，可放射至左肩或上臂等部位，持续时间为1～5 min，休息或含服硝酸甘油后可迅速缓解冠状动脉供血不足，心肌氧的供需不平衡是心绞痛发作的病理生理基础。多发生于40岁以上男性，劳累、情绪激动、受寒、阴雨天气、急性循环衰竭等均为常见诱因，高血压、高脂血症、吸烟、饮酒、糖尿病、肥胖均为心绞痛高危因素。

一、诊断

（一）症状

稳定型劳力性心绞痛简称稳定型心绞痛，亦称普通型心绞痛，是最常见的心绞痛。由心肌缺血缺氧引起的典型心绞痛发作，其临床表现在1～3个月内相对稳定，即每日和每周疼痛发作次数大致相同，每次发作疼痛的性质和疼痛部位无改变，疼痛时限相仿（3～5 min），用硝酸甘油后也在相近时间内发生疗效。心绞痛发作时，患者表情焦虑，皮肤苍白、发冷或出汗。血压可略增高或降低，心率可正常、增快或减慢。

（二）体征

（1）可有血压升高、心率增快。

（2）皮肤黏膜可有发绀或苍白（须排除贫血）。

（3）胸廓对称，气管居中，肺部有时可闻及啰音。

（4）心脏听诊有第四、第三心音奔马律，心尖区可有收缩期杂音（二尖瓣乳头肌功能失调所致），第二心音有可逆分裂，还可有交替脉或心前区抬举性搏动等体征。

（三）检查

1. 实验室检查

（1）血常规：一般无血红蛋白下降，严重贫血亦会有心绞痛症状。

（2）血糖：测定空腹、餐后 2 h 血糖，部分患者有血糖升高。

（3）血脂：可见血脂升高。

（4）心肌酶谱：一般无异常变化。

2. 特殊检查

（1）心电图：是发现心肌缺血、诊断心绞痛最常用的方法，其种类包括：①稳定型心绞痛患者静息时心电图半数是正常的，最常见的心电图异常是 ST–T 改变。②近 95% 的患者心绞痛发作时出现有相当特征的心电图改变，可出现暂时性心肌缺血引起的 ST 移位，在平时有 T 波持续倒置的患者，发作时可变为直立（所谓“假正常化”）。③心电图负荷试验对怀疑有冠心病的患者给心脏增加运动负荷，而激发心肌缺血的心电图检查，心电图改变以 ST 段水平型或下斜型压低≥ 0.1 mV（J 点后 60 ～ 80 ms）持续 2 min 作为阳性标准。④从连续记录的 24 h 心电图中发现心电图 ST–T 改变和各种心律失常，出现时间可与患者的活动和症状相对照。

（2）超声心动图：稳定型心绞痛患者静息时，超声心动图大多数无异常。与负荷心电图一样，负荷超声心动图可以帮助识别心肌缺血的范围和程度。根据各室壁的运动情况，可将负荷状态下室壁运动异常分为运动减弱、运动消失、矛盾运动及室壁瘤。

（3）放射性核素检查：TI– 心肌显像或兼做负荷试验，休息时 ^{201}TI 显像所示灌注缺损主要见于心肌梗死后瘢痕部位；在冠状动脉供血不足部位的心肌灌注缺损仅见于运动后缺血区。

（4）冠状动脉造影：是目前诊断冠心病最准确的方法，可以准确反映冠状动脉狭窄的程度和部位。

（5）血管内超声：从血管腔内显示血管的横截面，不仅能够提供血管腔的形态，而且能够显示血管壁的形态、结构和功能状态。

（四）诊断要点

（1）有上述典型的发作特点和体征，含硝酸甘油后能缓解；存在上述冠心病易患因素。

（2）除外其他原因所致的心绞痛，结合发作时心电图检查特征，一般可建立诊断。

（3）发作时心电图检查可见以 R 波为主的导联中，ST 段压低，T 波低平或倒置；心电图无改变者可考虑作心电图负荷试验和 24 h 动态心电图，如心电图出现阳性变化或负荷试验阳性可做出诊断，诊断有困难者行放射性核素和冠状动脉造影术确诊。

（五）鉴别诊断

1. 急性心肌梗死

疼痛部位与心绞痛相仿，但性质更剧烈，持续时间多超过 30 min，可长达数小时，常伴有心律失常、心力衰竭和（或）休克，含服硝酸甘油多不能使之缓解。心电图中面向梗死部位的导联 ST 段抬高并有异常 Q 波、实室检查显示白细胞计数增高、红细胞沉降率增快，心肌坏死标志物（肌红蛋白、肌钙蛋白 I 或 T、CK–MB 等）增高。

2. 其他疾病引起的心绞痛

包括严重的主动脉瓣狭窄或关闭不全、风湿性冠状动脉炎、梅毒性主动脉炎引起冠状动脉口狭窄或闭塞、肥厚型心肌病、X 综合征等病均可引起心绞痛，要根据其他临床表现来进行鉴别，其中 X 综合征多见于女性，心电图负荷试验常阳性，但冠状动脉造影则阴性且无冠状动脉痉挛，预后良好，被认为是冠状动脉系统毛细血管功能不良所致。

3. 肋间神经痛及肋软骨炎

疼痛常累及 1 ~ 2 个肋间，但并不一定局限在胸前，为刺痛或灼痛，多为持续性而非发作性，咳嗽、用力呼吸和身体转动可使疼痛加剧，肋软骨处或沿神经行经处有压痛，手臂上举活动时局部有牵拉疼痛，故与心绞痛不同。

4. 心脏神经官能症

患者常诉胸痛，但为短暂（几秒钟）的刺痛或持久（几小时）的隐痛，患者常喜欢不时地吸一大口气或作叹息性呼吸。胸痛部位多在左胸乳房下心尖部附近，或经常变动症状多在疲劳之后出现，而不在疲劳的当时，做轻度体力活动反觉舒适，有时可耐受较重的体力活动而不发生胸痛或胸闷。含服硝酸甘油无效或在 10 min 后才见效，常伴有心悸、疲乏及其他神经衰弱的症状。

5. 不典型疼痛

还须与反流性食管炎等食管疾病、膈疝、消化性溃疡、肠道疾病、颈椎病等相鉴别。

二、治疗

治疗原则为改善冠脉供血，降低心肌耗氧，降脂、抗炎、抗凝、抗栓，稳定并逆转动脉粥样硬化斑块。

（一）一般治疗

发作时应立刻休息，一般患者在停止活动后症状即可消除，平时应尽量避免各种确知的足以引起发作的因素，如①过度的体力活动、情绪激动、饱餐等，冬天注意保暖，平时避免烟酒，调整日常生活与工作量。②减轻精神负担。③保持适当的体力活动，以不发生疼痛为度。

④治疗高血压、糖尿病、贫血等疾病。

（二）药物治疗

1.发作时的治疗

（1）立即停止活动，安静休息。

（2）药物治疗：硝酸甘油 0.3 ~ 0.6 mg 置于舌下含化，迅速为唾液吸收，1 ~ 2 min 见效，长时间反复应用可产生耐受性，效力降低，停用 10 h 以上，即可恢复疗效。不良反应有头痛、头胀、面红、心悸等，偶有低血压。硝酸异山梨酯 5 ~ 10 mg 舌下含化，2 ~ 5 min 见效，可持续 2 ~ 3 h。也可用上述药物的气雾剂喷雾、同时可考虑应用镇静剂。

2.缓解期治疗

（1）抗血小板药物：阿司匹林可降低血液黏稠度，减少心绞痛发作，减少死亡和心肌梗死发生率，一般每日 75 ~ 150 mg；氯吡格雷每日 75 mg 单用或与阿司匹林合用。

（2）硝酸酯类制剂：硝酸异山梨酯 5 ~ 20 mg 口服，每日 3 次，服后 0.5 h 起作用，持续 3 ~ 5 h；缓释剂可持续 12 h，可用 20 mg，每日 2 ~ 3 次。5– 单硝酸异山梨酯等长效硝酸酯类药物，每次 20 ~ 40 mg，每日 2 次。硝酸甘油膏或贴片涂或贴在胸前或上臂皮肤而缓慢吸收，用于预防夜间心绞痛发作。要注意硝酸酯类药物的耐药性。

（3）β 受体阻滞剂：降低心率和血压，从而降低心肌耗氧，缓解心绞痛发作。注意与硝酸酯类合用有协同作用。只要无禁忌证，β 受体阻滞剂要坚持持续应用，不能停用，停用时要逐渐减量，以防反跳；哮喘患者禁用。常用口服制剂有：美托洛尔 25 ~ 150 mg，每日 2 ~ 3 次；缓释片 100 ~ 200 mg，每日 1 次；阿替洛尔 12.5 ~ 50 mg，每日 1 ~ 2 次；比索洛尔 2.5 ~ 10 mg，每日 1 次；兼有 α 受体阻滞作用的卡维地洛 25 mg，每日 2 次。

（4）钙通道阻滞剂：扩张冠状动脉，解除冠状动脉痉挛；抑制心肌收缩力，减少心肌耗氧；扩张周围血管，降低动脉压，减轻心脏负荷，是治疗变异型心绞痛的首选药物。常用制剂有硝苯地平缓释片（10 ~ 20 mg，每日 2 次）、硝苯地平控释片（30 ~ 60 mg，每日 1 次）、地尔硫䓬（30 ~ 120 mg，每日 3 次）、维拉帕米（40 ~ 80 mg，每日 3 次）或缓释剂 240 ~ 480 mg 每日 1 次。

（5）中医中药：复方丹参制剂、通心络、脑心通、速效救心丸等均可在冠心病患者与其他西药合并使用，缓解心绞痛。

（三）介入治疗

临床观察显示，经球囊导管心肌血运重建术与内科保守疗法相比，前者能使稳定型心绞痛患者的生活质量提高（活动耐量提高），但是心肌梗死的发生和死亡率无显著差异；随着心血管新技术的出现，尤其新型药物涂层支架及新型抗血小板药物的应用，介入治疗不仅可以改善患者的生活质量，而且可以明显降低心肌梗死的发生率和死亡率。

（四）外科治疗

主要是行冠状动脉旁路移植术，手术适应证：①冠状动脉多支病变，尤其并发糖尿病患者。②冠状动脉左主干病变。③适合行介入治疗的患者。④心肌梗死伴有室壁瘤，须进行室壁瘤切除的患者。⑤狭窄远端管腔要通畅，血管供应区有存活心肌。

三、病情观察

（1）诊断明确者，对于稳定型心绞痛应观察药物治疗效果，注意心绞痛发作时心电图是否有变化；心绞痛发作次数、时间、性质有无变化，是否转为不稳定型心绞痛；对于不稳定型心绞痛，患者到医院就诊时应进行危险度分层，低危险度患者可酌情短期留院观察，中度或高危险度患者应住院治疗。

①陈旧性心肌梗死患者其危险度分层上调一级，若心绞痛是由非梗死区缺血所致时，应视为高危险组。②左心室射血分数（LVEF）＜ 40%，应视为高危险组。③若心绞痛发作时并发左心功能不全、二尖瓣反流、严重心律失常或低血压（收缩压＜ 95 mmHg），应视为高危险组。④当横向指标不一致时，按危险度高的指标归类例如心绞痛类型为低危险组，但心绞痛发作时 ST 段压低＞ 1 mV，应归入中危险组。

（2）诊断不明确者，应告知患者或亲属有关冠心病、心绞痛常用的诊断方法，建议患者行心电图负荷试验或 24 h 动态心电图检测，必要时建议患者住院行冠状动脉造影以明确诊断。

四、病历记录

（一）门急诊病历

记录患者就诊时间，记录患者就诊的主要症状，例如，心前区疼痛的性质、部位、范围、持续时间、诱发因素、缓解方式等，有无高血压、糖尿病等病史，有无烟酒嗜好，以往有无类似发作史，如有，应记录其诊疗经过、药情况、效果如何、是否维持治疗，并记录所用药物的名称剂量，以及有无心前区胸痛发作时的心电图记录等。体格检查注意心前区有无压痛点，胆囊区有无压痛。辅助检查记录心电图、平板运动试验、24 h 动态心电图等结果。

（二）住院病历

详尽记录患者主诉、发病过程、门急诊或外院诊疗经过、所用药物及效果如何。首次病程记录应提出相应诊断、与其他疾病的鉴别要点、详尽的诊疗计划。记录患者入院治疗后的病情变化、治疗效果、上级医师的查房意见，记录有关心电图、运动平板试验、放射性核素及心肌酶谱等检查结果需特殊检查或治疗者（如行介入治疗）以及患者病情恶化，应记录与患者或其亲属的谈话经过，并要求其签署知情同意书。

五、注意事项

（一）医患沟通

患者诊断明确时，应告知患者或亲属有关冠心病、心绞痛的特点、治疗药物、治疗方法。告知患者调整饮食、戒烟酒，控制血压、血糖心绞痛患者治疗后应进行长期随访。了解患者药物治疗的依从性、治疗疗效、不良反应、心绞痛发作情况、生活质量等。告知患者坚持长期、规则治疗的重要性，治疗后 1 ~ 2 个月应随访 1 次；如心绞痛发作频繁，疼痛性质、时间发生变化时，患者应立即来院诊治；如诊断不明确，应告知患者或其亲属有关运动平板试验、放射性核素检查以及冠状动脉造影的目的、过程、有无风险等，以得到患者的同意一般应在上级医师的指导下，确定患者个体化的治疗方案，有关治疗效果、治疗中出现的并发症、需调整的治疗方案，或需做的特殊检查、使用的贵重药物以及行介入治疗时，应及时告知患者及其家属，以征得患者同意并签字为据。

（二）经验指导

（1）仔细询问病史，了解患者的既往病史对确定患者是否属于冠心病的范畴十分重要。多数本病患者均有不同程度的胸痛不适症状，典型的缺血性胸痛多为心前区或胸骨后压榨性疼痛或有窒息感，部分患者可能表现为胸闷、心前区烧灼感，常在劳累或情绪激动后发作。但应特别注意的是，少数患者的胸痛症状并不典型，这种情况多见于老年人、糖尿病或女性患者，其首发症状可能仅仅是胸闷、针刺样疼痛，无明显的放射痛；还有部分患者可能表现为上消化道症状或胸膜刺激症状，这些不典型的主诉症状是导致误诊或漏诊的主要原因。

（2）患者合并有心功能不全或血流动力学不稳定状态时，查体可有相应的肺部啰音、心率增快或血压下降等阳性发现，体格检查应注意排除非心源性疾病、非心肌缺血性疾病等。

（3）本病诊断一般依据患者的临床表现以及心电图检查结果，心电图可以明确患者有无缺血性 ST–T 改变，尤其是胸痛发作时的心电图。若心电图有 ST–T 动态变化，则提示患者处于高危状态；静息心电图无变化时，可以行运动平板试验或负荷超声心动图等检查。

（4）硝酸酯类和钙通道阻滞剂是对各类心绞痛都有效的药物，但以血管痉挛为发病机制的自发性心绞痛或变异性心绞痛，钙通道阻滞剂更为有效，β 受体阻滞剂为治疗稳定型劳力性心绞痛的主要有效药物，但不宜单独使用，临床用药时应注意各种药物的不良反应、禁忌证。

第二节　不稳定型心绞痛

不稳定型心绞痛（unstable angina，UA）是指介于稳定型心绞痛和急性心肌梗死（AMI）

之间的一组临床综合征，包括如下亚型：①初发劳力型心绞痛：2个月内新发生的心绞痛（无心绞痛或有心绞痛病史，但在近半年内未发作过心绞痛）。②恶化劳力型心绞痛：病情突然加重，表现为胸痛发作次数增加，持续时间延长，诱发心绞痛的活动阈值明显减低，硝酸甘油缓解症状的作用减弱，病程2个月以内。③静息心绞痛：心绞痛发生在休息或安静状态，发作持续时间相对较长，含硝酸甘油效果欠佳，病程1个月以内。④梗死后心绞痛：指急性心肌梗死发病24 h后至1个月内发生的心绞痛。⑤变异型心绞痛：休息或一般活动时发生的心绞痛，发作时心电图显示ST段暂时性抬高。不稳定型心绞痛是由于动脉粥样硬化斑块破裂或糜烂并发血栓形成、血管收缩、微血管栓塞所导致的急性或亚急性心肌供氧减少所致。

一、诊断

（一）症状

不稳定型心绞痛患者中约有20%可发生心肌坏死而无ST段抬高即非ST段抬高性心肌梗死，两者的分界只能通过血液心肌肌钙蛋白和心肌酶学分析来判断，原有稳定的阻塞性冠状动脉病变者在下列情况时可诱发不稳定型心绞痛：贫血、感染、甲状腺功能亢进或心律失常等，有人将之称为继发性不稳定型心绞痛。下列线索有助于不稳定型心绞痛的诊断：①诱发心绞痛的体力活动阈值突然或持久地降低。②心绞痛发作频率、严重程度和持续时间增加、出现静息性或夜间心绞痛。③胸痛放射至附近的或新的部位。④发作时伴有新的相关特征，如出汗、恶心、呕吐、心悸或呼吸困难。⑤原来能使稳定型心绞痛缓解的常规休息或舌下含服硝酸甘油的方法只能暂时或不完全性地缓解症状。

（二）体征

1. 心脏听诊

可闻及第三心音或第四心音，以及二尖瓣反流引起一过性的收缩期杂音。

2. 合并

有心功能不全或血流动力不稳定状态时，可有相应的肺部啰音、心率增快、血压下降等阳性体征。

（三）检查

1. 实验室检查

（1）血常规：一般无血红蛋白下降严重贫血者亦会引起心绞痛症状。

（2）血糖：测定空腹、餐后2 h血糖，部分患者可有血糖升高。

（3）血脂：部分患者有血脂升高。

（4）心肌酶谱：无异常发现。

2. 特殊检查

（1）心电图：①不稳定型心绞痛患者静息时心电图半数是正常的，最常见的心电图异常是 ST–T 改变。②近 95% 的患者心绞痛发作时出现明显有相当特征的心电图改变，可出现暂时性心肌缺血引起的ST–T改变，在平时有T波持续倒置的患者，发作时可变为直立（所谓的“假正常化”）。③从连续记录的 24 h 心电图中发现心电图 ST–T 改变和各种心律失常，出现时间可与患者的活动和症状相对照。

（2）超声心动图：不稳定型心绞痛患者静息超声心动图大多数无异常。与负荷心电图一样，负荷超声心动图可以帮助识别心肌缺血的范围和程度。根据各室壁的运动情况，可将负荷状态下室壁运动异常分为运动减弱、运动消失、矛盾运动及室壁瘤。

（3）运动负荷试验：①对于低危险组的不稳定型心绞痛患者，病情稳定 1 周以上可考虑行运动试验检查，若诱发心肌缺血的运动量超过 Bruce Ⅲ级，可采用内科保守治疗；若低于上述的活动量即诱发心绞痛，则须做冠状动脉造影检查以决定是否行介入治疗或外科手术治疗。②对于中危险和高危险组的患者在急性期的 1 周内应避免做负荷试验，病情稳定后可考虑行运动试验如果已有心电图的缺血证据，病情稳定者也可直接行冠状动脉造影检查。

（4）冠状动脉造影：在冠心病的诊断和治疗基础上，冠状动脉造影是最重要的检查手段，中危险和高危险组的不稳定心绞痛患者，若条件允许，应作冠状动脉造影检查，目的是为了明确病变情况及指导治疗。不稳定型心绞痛患者具有以下情况时，为冠状动脉造影的适应证：①近期心绞痛反复发作，胸痛持续时间较长，药物治疗效果不满意者，可考虑行冠状动脉造影，以决定是否行急诊介入治疗或急诊冠状动脉旁路移植术（CABG）。②原有劳力型心绞痛近期突然出现休息时频繁发作者。③近期活动耐量明显减低，特别是低于 Bruce Ⅱ级或 4 METs 者。④梗死后心绞痛。⑤原有陈旧性心肌梗死，近期出现非梗死区缺血所致的劳力型心绞痛。⑥严重心律失常、左心室射血分数＜ 40% 或充血性心力衰竭。

（四）诊断要点

（1）原有的稳定型心绞痛性质改变，即心绞痛频繁发作、程度严重和持续时间延长。

（2）休息时心绞痛发作。

（3）最近 1 个月内新近发生的、轻微体力活动亦可诱发的心绞痛。

三项中的一项或一项以上，并伴有心电图 ST–T 改变者，可成立诊断。如果既往有稳定型心绞痛、心肌梗死、冠状动脉造影异常和运动试验阳性等病史，即便心电图无 ST–T 改变，但具有典型不稳定心绞痛症状，亦可确立诊断。心绞痛发生于心肌梗死后 2 周内者，则称为梗死后不稳定型心绞痛。

（五）鉴别诊断

1. 心脏神经官能症

患者诉胸痛，但多为短暂（几秒钟）的刺痛或较持久（几小时）的隐痛，喜欢不时地深吸一大口气或做叹气样呼吸，含服硝酸甘油无效或 10 min 以上才见效。

2. 稳定型心绞痛

与不稳定型心绞痛不同，稳定型心绞痛患者含服硝酸酸甘油后能缓解，发作时心电图检查可见以 R 波为主的导联中，ST 段压低，T 波低平或倒置。

3. 急性心肌梗死

疼痛更为剧烈，持续时间可达数小时，常伴有休克、心律失常及心力衰竭，并有发热的表现，含服硝酸甘油多不能使之缓解；心电图中梗死区的导联 ST 段抬高，并有异常 Q 波，实验室检查有心肌酶谱增高。

4. 肋间神经痛

常累及 1 ~ 2 个肋间，常为刺痛或灼痛，多为持续性，咳嗽、用力呼吸和身体转动可使疼痛加剧，沿神经行径处有疼痛，手臂上举时局部有牵拉疼痛。

5. 肺炎、气胸、胸膜炎等呼吸系统疾病

这些患者可有胸痛，但常伴有呼吸道感染症状，如咳嗽、咳痰，疼痛与呼吸有关，持续时间长，亦可有畏寒、发热等表现。

6. 胃肠道疾病

消化性溃疡、慢性胆囊炎等，其疼痛与进食、饮酒等有关而与体力活动无关，调节饮食和服药可缓解疼痛，X 线、B 超检查有助于诊断。

二、治疗

（一）一般治疗

不稳定型心绞痛急性期须卧床休息 1 ~ 3 d、吸氧、持续心电监护。对于低危险组患者留院观察期间未再发生心绞痛，心电图也无缺血改变，无左心衰竭的临床证据，在留院观察 12 ~ 24 h 期间未发现有 CK-MB 升高，心肌肌钙蛋白 T 或 I 正常者，可留院观察 24 h 后出院；对于中危险组或高危险组的患者，特别是肌钙蛋白 T 或 I 升高者，住院时间相对延长，并应强化内科治疗。

（二）药物治疗

1. 缓解疼痛

口服或舌下给予硝酸酯见“稳定型心绞痛”，静脉滴注硝酸甘油或硝酸异山梨酯，从每分钟 10 μg 开始，每 3 ～ 5 min 增加 10 μg，直至症状缓解或出现血压下降。如效果不佳，可用非二氢吡啶类钙通道阻滞剂，如地尔硫䓬静脉滴注 1 ～ 5 μg/（kg · min），常能控制发作。无禁忌证时，β 受体阻滞剂用至最大耐受剂量，应能够控制发作。

2. 抗血小板治疗

阿司匹林为抗血小板治疗的首选药物。急性期阿司匹林使用的剂量为每日 150 ～ 300 mg，口服，可达到快速抑制血小板聚集的作用，3 d 后可改为小剂量口服，每日 50 ～ 150 mg 维持治疗；对阿司匹林存在变态反应的患者，可采用噻氯匹定或氯吡格雷替代治疗，使用时应注意定时检查血象，一旦出现明显白细胞或血小板降低，应立即停药。

3. 抗凝血酶治疗

静脉肝素治疗一般用于中危险组和高危险组的患者，国内临床常采用先静脉推注 5000 U 肝素，然后以每小时 1000 U 维持静脉滴注，调整肝素剂量使激活的部分凝血活酶时间（APTT）延长至对照的 1.5 ～ 2 倍（无条件时可监测全血凝固时间或激活的全血凝固时间），静脉肝素治疗 2 ～ 5 d 为宜，后可改为肝素 7500 U，每 12 h 1 次，皮下注射，治疗 1 ～ 2 d。目前已有证据表明低分子量肝素降低不稳定型心绞痛有更优或至少相同的疗效；由于低分子量肝素不需血凝监测、停药无反跳，使用方便，故可采用低分子量肝素替代普通肝素。

4. 硝酸酯类药物

使用此类药物的主要目的是控制心绞痛的发作，心绞痛发作时应口含硝酸甘油，初次含服硝酸甘油的患者以先含 1 片为宜，对于已有含服经验的患者，心绞痛症状严重时也可 2 片 1 次含服。心绞痛发作时，若含服 1 片无效，可在 3 ～ 5 min 之内追加 1 片含服；若连续含服硝酸甘油 3 ～ 4 片仍不能控制疼痛症状，须应用强镇痛剂以缓解疼痛，并随即采用硝酸甘油或硝酸异山梨酯静脉滴注，硝酸甘油剂量以每分钟开始，以后每 5 ～ 10 min 增加 5 μg，直至症状缓解，最高剂量一般不超过每分钟 100 μg，患者一旦出现头痛或血压降低（收缩压＜ 95 mmHg）应迅速减少静脉滴注剂量；硝酸甘油或硝酸异山梨酯维持静脉滴注的剂量以每分钟 10 ～ 30 μg 为宜；对于中危险组和高危险组的患者，硝酸甘油持续静脉滴注 24 ～ 48 h 即可，以免产生耐药性而降低疗效。目前，常用的口服硝酸酯类药物为硝酸异山梨酯（消心痛）和 5- 单硝酸异山梨酯。①硝酸异山梨酯作用的持续时间为 4 ～ 5 h，故以每日 3 次口服给药为妥。②对劳力型心绞痛患者应集中在白天给药，5- 单硝酸异山梨酯可采用每日 2 次给药。③白天和夜间或清晨均有心绞痛发作者，硝酸异山梨酯可采用每 6 h 给药 1 次，但宜短期治疗以避免耐药性。④对于频繁发作的不稳定型心绞痛患者，口服硝酸异山梨酯短效药物的疗效常优于服用 5- 单硝类的长效药物，硝酸异山梨酯的使用剂量可从每次 10 mg 开始，症状控制不满意时可逐渐加大剂量，但一般不超过每次 40 mg，只要患者心绞痛发作时口含硝酸甘油有效，就应是增加硝酸异山梨酯剂量的指征。⑤若患者反复口含硝酸甘油不能缓解症状，常提示患者有极为严重的冠状动脉阻塞性病变，此时即使加大硝酸异山梨酯剂量也不一定能取得良好效果。

5. β 受体阻滞剂

此类药物对不稳定型心绞痛患者控制心绞痛症状以及改善患者近、远期预后均有好处，因此，除非有肺水肿、未稳定的左心衰竭、支气管哮喘、低血压（收缩压≤ 95 mmHg）、严重窦性心动过缓或Ⅱ、Ⅲ度房室传导阻滞等禁忌证，一般主张常规服用 β 受体阻滞剂。选择 β 受体阻滞剂时，应首选具有心脏选择性的药物，如阿替洛尔、美托洛尔和比索洛尔等。除少数症状严重者可采用静脉推注 β 受体阻滞剂外，一般主张口服给药，使用剂量应个体化，并根据患者症状、心率及血压情况调整剂量，如用阿替洛尔 12.5 ~ 25 mg，每日 2 次，口服；或用美托洛尔 25 ~ 50 mg，每日 2 ~ 3 次，口服；或用比索洛尔 5 ~ 10 mg，每日 1 次，口服，不伴有劳力型心绞痛的变异性心绞痛不主张使用。

6. 钙通道阻滞剂

服用此类药物是以控制心肌缺血发作为主要目的的。

（1）硝苯地平：对缓解冠状动脉痉挛有独到的效果，故为变异性心绞痛的首选用药，用法为：①硝苯地平 10 ~ 20 mg，每日 1 次，口服。②若仍不能有效控制变异性心绞痛的发作，还可与地尔硫䓬合用，以产生更强的解除冠状动脉痉挛的作用，病情稳定后可改为缓释和控释制剂。③短效二氢吡啶类药物也可用于治疗不稳定型心绞痛伴有高血压病患者，但应与 β 受体阻滞剂合用，该类药物的不良反应是加重左心功能不全，造成低血压和反射性心率加快，所以使用时须注意了解左心功能情况。

（2）地尔硫䓬：有减慢患者心率、降低心肌收缩力的作用，故地尔硫䓬较硝苯地平更常用于控制心绞痛发作，用法为：①地尔硫䓬 30 ~ 60 mg，每日 3 ~ 4 次，口服。②该药可与硝酸酯类药物合用，亦可与 β 受体阻滞剂合用，但与后者合用时须密切注意患者心率和心功能变化，对已有窦性心动过缓和左心功能不全的患者，应禁用此类药物。③对于一些心绞痛反复发作，静脉滴注硝酸甘油不能控制的患者，也可试用地尔硫䓬静脉滴注，使用方法为 5 ~ 15 mg/（kg · min），可持续静脉滴注 24 ~ 48 h，静脉滴注过程中须密切观察患者心率、血压的变化。④静息心率＜ 50 次 / 分钟者，应减少地尔硫䓬剂量或停用地尔硫䓬。

（3）维拉帕米：一般不与 β 受体阻滞剂配伍，维拉帕米多用于心绞痛合并支气管哮喘不能使用 β 受体阻滞剂的患者。总之，对于严重不稳定型心绞痛患者常须联合应用硝酸酯类、β 受体阻滞剂、钙通道阻滞剂。

7. 降脂治疗

常用的为羟甲基戊二酰辅酶 A 还原酶抑制剂（HMG-CoA 还原酶抑制剂，简称他汀类）。如用辛伐他汀 20 ~ 40 mg，每日 1 次，口服；或用普伐他汀 10 ~ 40 mg，每日 1 次，口服；

或用氟伐他汀 20 ~ 40 mg，每日 1 次。此类药物不宜与 β 受体阻滞剂或烟酸类等药物合用，治疗过程中应注意肝功能及肌酸激酶的检测。

8. 伴随疾病的控制与治疗

如有高血压、糖尿病等，应予以相应治疗。

（三）不稳定型心绞痛的介入治疗和外科手术治疗

高危险组患者如果存在以下情况之一的，应该考虑行紧急介入治疗或冠状动脉架桥术：①虽经内科加强治疗，心绞痛仍反复发作。②心绞痛发作时间明显延长超过 1 h，药物治疗不能有效缓解缺血发作。③心绞痛发作时伴有血流动力学不稳定，如出现低血压、急性左心功能不全或伴有严重心律失常等。不稳定型心绞痛的紧急介入治疗的风险一般高于择期介入治疗，故在决定之前应仔细权衡利弊，紧急介入治疗的主要目标是以迅速开通病变的血管，恢复其远端血流为原则，对于多支病变的患者，可以不必一次完成全部的血管重建，如果患者冠状动脉造影显示为左冠状动脉主干病变或弥漫性狭窄病变不适宜介入性治疗时，则应选择急诊冠脉搭桥术（CABG）。对于血流动力学不稳定的患者最好同时应用主动脉内球囊反搏，力求稳定高危患者的血流动力学状态。除以上少数不稳定型心绞痛患者外，大多数不稳定型心绞痛患者的介入性治疗宜放在病情稳定 48 h 后进行。

三、病情观察

（1）诊断明确者，应观察药物的治疗效果，注意心绞痛发作时心电图有无变化，心绞痛发作次数，时间、性质有无变化。

（2）诊断不明确者，应告知患者或亲属有关冠心病、心绞痛常用的诊断方法，建议患者行心电图负荷试验或 24 h 动态心电图检测，必要时可建议患者住院行冠状动脉造影以明确诊断。

（3）对于中、高危险度的不稳定型心绞痛患者应收入住院行抗缺血治疗，并做心肌标记物及常规血液检查；对心电图正常或呈非特征性心电图改变的患者，应继续评估病情及治疗效果，并行包括心电监护、迅速测定血清心肌标记物浓度、二维超声心动图检查等床旁监测（床旁监测应一直持续到获得一系列血清标记物浓度结果），评估患者有无缺血或梗死证据，再决定继续观察治疗。

四、病历记录

（一）门急诊病历

记录患者就诊时间，详细记录患者就诊的主要症状，如心前区疼痛的性质、部位、范围、持续时间、诱发因素、含服硝酸甘油能否缓解，有无呼吸困难、出汗、恶心、呕吐或眩晕，有无晕厥、昏迷等。有无冠心病史及以往有无类似发作史，如有，应记录其诊疗经过、用药情况及其效果，以及是否维持治疗，如有，则应记录用药名称与剂量。询问既往有无高血压、糖尿病病史，有无烟酒嗜好。体格检查记录有无心率增快或减慢，听诊有无闻及第四心音（房性或收缩期前奔马律）、第三心音（室性）奔马律，有无第一、第二心音减轻、心包摩擦音和无收缩期杂音。辅助检查记录心电图、心肌酶谱等检查结果。

（二）住院病历

详尽记录患者主诉、发病过程、门急诊或外院诊疗经过、所用药物及效果如何。记录应提出本病的相应诊断、与其他疾病的鉴别要点、详尽的诊疗计划。病程记录患者入院治疗后的病情变化、治疗效果、上级医师的查访意见，患者的心电图、运动平板试验、放射性核素及心肌酶谱等检查结果。需特殊检查或治疗者以及患者病情恶化的，应记录与患者或其亲属的谈话经过，无论同意与否，应请患者或亲属签名。

五、注意事项

（一）医患沟通

如患者心绞痛诊断明确，应告知患者或其亲属有关冠心病、心绞痛的特点、治疗药物及方法，告知患者调整饮食、戒烟酒，控制血压、血糖心绞痛患者经治疗后应进行长期随访，了解患者药物治疗的依从情况及疗效、不良反应、心绞痛发作情况、生活质量等。如病程中心绞痛发作频繁，疼痛性质、时间发生变化时应立即来医院诊治；诊断不明确者，应告知患者或其直系亲属，有关运动平板试验、放射性检查以及冠状动脉造影的目的、过程、有无风险等，以得到患者的同意。对于中、高危险度的不稳定型心绞痛患者，多有发生急性心肌梗死危险尤其肌钙蛋白 T 或 I 增高的患者，此类患者病情极不稳定，死亡率高，应及时向家属交代清楚。一般应在上级医师的指导下，确定个体化的治疗方案，有关治疗的疗效、治疗中出现并发症、需调整治疗方案、需做特殊检查、需使用贵重药物以及行介入治疗的，应及时告知患者及其家属，以征得患者同意并签字为据。

不稳定型心绞痛患者出院后需定期门诊随访，低危险组的患者 1 ～ 2 个月随访 1 次，中、高危险组的患者无论是否行介入性治疗都应每月随访 1 次，如果病情无变化，随访半年即可。须嘱咐患者或家属，患者出院后仍需继续服用阿司匹林、β 受体阻滞剂和一些扩张冠状动脉的药物，不能突然减药或停药。

（二）经验指导

（1）不稳定型心绞痛诊断需注意以下几点：①不稳定型心绞痛的诊断应根据心绞痛发作的性质、特点、发作时的体征和发作时心电图改变以及冠心病危险因素等，结合临床综合判断，以提高诊断的准确性。②心绞痛发作时心电图 ST 段抬高和压低的动态变化最具诊断价值，应及时记录发作时和症状缓解后的心电图，动态 ST 段水平型或下斜型压低≥ 1 mV 或 ST 段抬高（肢体导联≥ 1 mV，胸导联> 2 mV）有诊断意义。若发作时倒置的 T 波呈伪性改变（假正常化），发作后 T 波恢复原倒置状态；或以前心电图正常者近期出现心前区多导联 T 波深倒，在排除非 Q 波性急性心肌梗死后结合临床也应考虑不稳定型心绞痛的诊断。当发作时心电图显示 ST 段压低> 0.5 mV 但< 1 mV 时，仍需高度怀疑患本病。③不稳定型心绞痛急性期应避免做任何形式的负荷试验，这些检查宜放在病情稳定后进行。

（2）不稳定型心绞痛诊断明确后应进行不稳定型心绞痛危险度分层。患者病情严重性的判断主要依据患者心脏病病史、体征和心电图，特别是发作时的心电图，病史中的关键点是近 1 个月来的心绞痛发作频次，尤其是近 1 周的发作情况，其内容应包括：①活动耐量降低的程度。②发作持续时间和严重性加重情况。③是否在原劳力型心绞痛基础上近期出现静息心绞痛。根据心绞痛发作状况、发作时 ST 段压低程度以及发作时患者的一些特殊体征变化，可将不稳定型心绞痛患者分为高、中、低危险组。

（3）不稳定型心绞痛因其发病机制及分型的不同，治疗应遵循个体化的治疗原则。除口服阿司匹林及硝酸酯类药物作为常规治疗外，初发或恶化劳力型心绞痛应用 β 受体阻滞剂，自发型（包括变异性）心绞痛可应用钙通道阻滞剂，但常需两药或三药合用以增加疗效。病情较重者，可使用肝素及硝酸甘油。高危险组患者如果存在上述急诊治疗指征者，应考虑行紧急介入性治疗，大多数不稳定型心绞痛患者的介入性治疗宜放在病情稳定至少 48 h 后进行。不适宜经皮腔内冠状动脉成形术（PTCA）而心绞痛反复发作，内科治疗病情不能稳定者，可考虑冠状动脉旁路移植术。

第三节　急性心肌梗死

急性心肌梗死（acute myocardial infarction，AMI）也称心肌急性缺血性坏死，原因是在冠状动脉病变的基础上，心肌发生严重而持久的急性缺血所致。具体原因分为冠状动脉粥样硬化病变的基础上继发血栓形成；非动脉粥样硬化所导致的心肌梗死可由感染性心内膜炎、血栓脱落、主动脉夹层、动脉炎等引起。发生心肌梗死时临床表现有剧烈持久的胸痛、组织坏死反应和心肌急性损伤、缺血和坏死的系列性心电图病变和血清酶学动态变化；严重的患者易发展为严重的心律失常、心源性休克和心力衰竭，甚至猝死。

一、诊断

（一）症状

随梗死的大小、部位、发展速度和原来心脏的功能情况等而轻重不同。

1.疼痛

是最先出现的症状，疼痛部位和性质与心绞痛相同，但常发生于安静或睡眠时，疼痛程度较重，范围较广，持续时间可长达数小时或数日，休息或含用硝酸甘油片多不能缓解，患者常烦躁不安、出汗、恐惧，有濒死感。临床上 1/6 ～ 1/3 的患者疼痛的性质及部位不典型：如位于上腹部，常被误认为胃溃疡穿孔或急性胰腺炎等急腹症；位于下颌或颈部，常被误认为牙病或骨关节病；部分患者无疼痛，多为糖尿病患者或老年人，一开始即表现为休克或急性心力衰竭；少数患者在整个病程中都无疼痛或其他症状，而事后才发现患过心肌梗死。

2.全身症状

主要是发热，伴有心动过速、白细胞增高和红细胞沉降率增快等，由坏死物质吸收所引起。一般在疼痛发生后 24 ～ 48 h 出现，程度与梗死范围常呈正相关，体温一般在 38℃上下，很少超过 39℃，持续 1 周左右。

3.胃肠道症状

约 1/3 有疼痛的患者，在发病早期伴有恶心、呕吐和上腹胀痛，与迷走神经受坏死心肌刺激和心排血量降低组织灌注不足等有关；肠胀气也不少见；重症者可发生呃逆（以下壁心肌梗死多见）。

4.心律失常

见于 75% ～ 95% 的心肌梗死患者，多发生于起病后 1 ～ 2 周内，尤以 24 h 内最多见。各种心律失常中以室性心律失常为最多，尤其是室性期前收缩；如室性期前收缩频发（每分钟 5 次以上），成对出现，心电图上表现为多源性或落在前一心搏的易损期时，常预示即将发生室性心动过速或心室颤动。加速的心室自主心律时有发生，多数历时短暂，自行消失。各种程度的房室传导阻滞和束支传导阻滞也较多，严重者发生完全性房室传导阻滞。室上性心律失常则较少。

5.充血性心力衰竭

急性心肌梗死患者 24% ～ 48% 存在不同程度的左心衰竭严重者发生肺水肿。严重右心室梗死可有右心衰竭的临床表现。

6.休克

急性心肌梗死中心源性休克的发生率为 4.6% ～ 16.1%，是由于心肌梗死面积广泛，心排血量急剧下降所致。

7. 不典型的临床表现

急性心肌梗死可以不发生疼痛。无痛病例绝大多数有休克、重度心力衰竭或脑血管意外等并发症。急性心肌梗死可表现为猝死。极少数心肌梗死患者急性期无任何症状，因其他疾病就诊做心电图检查时而发现陈旧性心肌梗死改变。这类人可能对疼痛的敏感性低，在急性期症状模糊而未被察觉。

（二）体征

（1）心脏可有轻至中度增大，其中一部分与以往陈旧性心肌梗死或高血压有关。

（2）心率可增快或减慢，听诊时可闻及第四心音（房性或收缩期前奔马律）、第三心音（室性）奔马律，第一、第二心音多减轻。

（3）部分患者发病第 2 ~ 3 日可闻及心包摩擦音；乳头肌功能障碍引起二尖瓣关闭不全时，可闻及收缩期杂音。

（4）右心室梗死严重时，可出现颈静脉怒张。

（5）除发病极早期可有一过性血压升高外，几乎所有患者病程中均有血压降低。

（三）检查

1. 实验室检查

（1）白细胞计数：白细胞增多常与体温升高平行发展，出现于发病的 24 ~ 48 h，持续数日，计数在（10 ~ 20）$\times 10^9$/L，中性粒细胞 75% ~ 90%，嗜酸粒细胞常减少或消失。

（2）红细胞沉降率：红细胞沉降率增快在病后 24 ~ 48 h 出现，持续 2 ~ 3 周。常为轻至中度增快。

（3）心肌坏死的生化指标：①急性心肌梗死的血清酶学动态改变曲线为 CK、CK-MB，LDH_1（LDH 同工酶）在胸痛后 4 ~ 6 h 开始升高，20 ~ 24 h 达高峰，48 ~ 72 h 恢复正常；LDH 在胸痛后 8 ~ 12 h 开始升高，2 ~ 3 d 达高峰，1 ~ 2 周恢复正常，其中 CK-MB 和 LDH_1 特异性高。②肌钙蛋白 TnT 或 TnI 在临床事件发生后 24 d 内超过正常（< 0.01 μg/ml）上限，可持续 7 ~ 10 d。

（4）血和尿肌红蛋白测定：尿肌红蛋白排泄和血清肌红蛋内含量测定，也有助于诊断急性心肌梗死。尿肌红蛋白在梗死后 5 ~ 40 h 开始排泄，平均持续达 83 h。血清肌红蛋白的升高出现时间较肌钙蛋白和 CK-MB 的出现时间均略早，高峰消失较快，多数 24 h 即恢复正常。

（5）其他：血清肌凝蛋白轻链或重链、血清游离脂肪酸、C 反应蛋白在急性心肌梗死后均增高，血清游离脂肪酸显著增高者易发生严重室性心律失常。此外，急性心肌梗死时，由于应激反应，血糖可升高，糖耐量可暂时降低，2 ~ 3 周后恢复正常。

2. 心电图检查

（1）特征性改变：有 Q 波心肌梗死为：①宽而深的 Q 波。② ST 段呈弓背向上型抬高，与T波相连形成单相曲线。③T波倒置，常在梗死后期出现。无Q波心肌梗死为普遍性ST段压低≥0.1 mV，但aVR（有时还有V_1）导联ST段抬高，或有对称性T波倒置。

（2）动态改变（有Q波心肌梗死者）：①起病数小时内的超急性期，出现异常高大且两支不对称的T波。②数小时后，ST段明显弓背向上抬高与逐渐降低的直立T波连接，形成单相曲线；出现病理性Q波或QS波，R波减低，为急性期改变。③ST段抬高持续数日至2周左右，逐渐回到基线水平，T波由低直、平坦、双向至倒置，为亚急性期改变。④数周至数月后T波尖锐倒置，回复至正常，或遗留程度不等的T波尖锐倒置（以后可回复至正常），或T波低平改变（为慢性或陈旧性心肌梗死）。病理性Q波也可为此期唯一的心电图改变。

3. 放射性核素检查

^{99m}Tc-MIBI心肌灌注断层显像可为急性心肌梗死的定位与定量诊断提供证据，方法简便易行。

4. 超声心动图检查

根据超声心动图上所见的室壁运动异常可对心肌缺血区作出判断在评价有胸痛而无特征性心电图变化时，超声心动图有助于排除主动脉夹层，评估心脏整体和局部功能、乳头肌功能不全、室壁瘤和室间隔穿孔等。多巴酚丁胺负荷超声心动图检查还可用于评价心肌存活性。

（四）诊断要点

（1）有上述典型的临床表现、特征性的心电图改变及动态演变过程、实验室检查发现，诊断本病并不困难。

（2）老年患者，突然发生的严重心律失常、休克、心力衰竭而原因不明，或突然发生的较重而持久胸闷和胸痛者，都应考虑本病的可能、除应按急性心肌梗死处理外，短期内进行心电图和血清酶、肌钙蛋白测定等的动态观察，可以确定诊断。

（五）鉴别诊断

1. 心绞痛胸痛

很少超过15 min，一般不伴有低血压或休克，心电图如有变化，一般为ST段下移，T波倒置，且常随胸痛缓解而恢复如前，无动态演变规律，变异性心绞痛患者可有ST段抬高，但时间短暂，无坏死性Q波，无血清酶学升高。

2. 急腹症

如溃疡病穿孔、急性胰腺炎、急性胆囊炎等，患者多可查得相应的病史及客观体征，缺乏急性心肌梗死的心电图特征性改变和血清酶升高。

3. 急性肺动脉栓塞

突然发作胸痛、呼吸困难或有咯血、常伴有休克和右心室急剧增大、肺动脉瓣区搏动增强及第二心音亢进、三尖瓣区出现收缩期杂音等右心负荷加重的表现。

4. 主动脉夹层动脉瘤

胸痛剧烈呈撕裂样，常放射至背、腰部及下肢，血压多不下降反而上升，两上肢血压有时出现明显差别，且常出现主动脉瓣关闭不全等，X线及超声心动图检查可发现主动脉进行性加宽。

二、治疗

对ST段抬高的急性心肌梗死（AMI）诊疗的关键是应早发现、早住院，加强院前就地处理。治疗原则是尽快恢复心肌的血流灌注，到达医院后30 min内开始溶栓或90 min内开始冠状动脉介入治疗，以挽救濒死的心肌、防止梗死范围扩大、缩小心肌缺血范围，并保护心脏功能。同时，应及时处理严重心律失常、泵衰竭和各种并发症，防止猝死。

对非ST段抬高的急性心肌梗死的治疗可以应用抗凝抗血小板的抗栓治疗，而不采用纤维蛋白溶解药物溶栓；是否进行PCI治疗，根据本地本医院条件和经验决定。

（一）ST段抬高的急性心肌梗死

1. 一般治疗

（1）监测：持续心电、血压和血氧饱和度监测，及时发现和处理心律失常、血流动力学异常和低氧血症。

（2）卧床休息：可降低心肌耗氧量，减少心肌损害对血流动力学稳定且无并发症的AMI患者卧床休息1 ~ 3 d，而对病情不稳定及高危患者卧床时间应适当延长。

（3）建立静脉通道：保持给药途径畅通。

（4）镇痛：AMI时剧烈胸痛使患者交感神经过度兴奋，产生心动过速、血压升高和心肌收缩功能增强，从而增加心肌耗氧量，并易诱发快速性室性心律失常，应迅速给予有效镇痛剂。可给哌替啶50 ~ 100 mg肌内注射或吗啡3 ~ 5 mg静脉推注，必要时1 ~ 2 h后重复1次，若有胸痛，每4 ~ 6 h可重复应用，注意该药可导致呼吸功能抑制，并有恶心、呕吐、低血压等不良反应，一旦出现呼吸抑制，可每隔3 min静脉推注纳洛酮0.4 mg（最多3次）以拮抗之。

（5）吸氧：AMI初发时即使无并发症，也应给予鼻导管吸氧，以纠正因肺淤血和肺通气或血流比例失调所致的缺氧。在严重左心衰竭、肺水肿和有机械并发症的患者，多伴有严重低氧血症，需要面罩加压给氧或气管插管机械通气给氧。

2. 再灌注治疗

对ST段抬高的AMI应该尽早进行心肌再灌注治疗。1 h内溶栓治疗的开通率可达80%以上，随着时间的延长开通率不断降低，最佳时间是在发病后前3 h内尤其对前壁心肌梗死、低血压（收缩压＜100 mmHg）或心率增快（＞100次/分钟）的患者治疗意义更大。经皮介入治疗越早实施挽救心肌越多，患者预后越好。

（1）溶栓治疗：AMI溶栓治疗与安慰剂相比可明显降低病死率，症状出现后越早进行溶栓治疗降低病死率效果越明显（IA），但对梗死后 6 ~ 12 h 仍有胸痛及 ST 段抬高的患者溶栓治疗仍可获益溶栓治疗，获益的机制为挽救濒死心肌和预防心肌梗死后心室重塑。溶栓治疗的具体方法及其适应证、禁忌证详见本节急性心肌梗死溶栓治疗的内容。

（2）药物治疗。

①硝酸酯类药物。AMI 患者使用硝酸酯类药物可轻度降低病死率。AMI 早期通常给予硝酸甘油静脉滴注 24 ~ 48 h 对 AMI 伴再发性心肌缺血、充血性心力衰竭或需处理的高血压患者更为适宜。第一，静脉滴注硝酸甘油应从低剂量（每分钟 10 μg）开始，可酌情逐渐增加剂量，每 5 ~ 10 min 增加 5 ~ 10 μg，直至症状控制。第二，血压正常者动脉收缩压降低 10 mmHg 或高血压患者动脉收缩压降低 35 mmHg，为有效治疗剂量范围。第三，在静脉滴注过程中，如果出现心率明显加快或收缩压≤ 95 mmHg，应减慢滴注速度或暂停使用。第四，静脉滴注硝酸甘油的最高剂量以不超过每分钟 200 μg 为宜，过高剂量可增加低血压的危险，对 AMI 患者是不利的。第五，硝酸甘油持续静脉滴注的时限为 24 ~ 48 h，开始 24 h 一般不会产生耐药性，后 24 h 若硝酸甘油的疗效减弱或消失可增加滴注剂量因为中长效的硝酸酯类药物作用时间长，血流动力学不易纠正，所以中长效的硝酸酯不推荐在 AMI 时应用。

硝酸酯类药物的不良反应有头痛、反射性心动过速和低血压等。该药的禁忌证为 AMI 并发低血压（收缩压≤ 90 mmHg）或心动过速（心率＞ 100 次 / 分钟），下壁伴右心室梗死时即使无低血压也应慎用。

②抗血小板治疗。冠状动脉内斑块破裂诱发局部血栓形成是导致 AMI 的主要原因。在急性血栓形成中，血小板活化起着十分重要的作用。抗血小板治疗已成为 AMI 的常规治疗，溶栓前即应使用。阿司匹林和氯吡格雷是目前临床上常用的抗血小板药物。①阿司匹林：阿司匹林通过抑制血小板内的环氧化酶使血栓烷 A_2（血栓素 A_2）合成减少，达到抑制血小板聚集的作用。阿司匹林的上述抑制作用是不可逆的，由于每日均有新生的血小板产生，而当新生血小板占到整体的 10% 时，血小板功能即可恢复正常，所以，阿司匹林需每日维持服用。阿司匹林口服的生物利用度为 70% 左右，1 ~ 2 h 内血浆浓度达高峰，半衰期随剂量增加而延长。AMI 急性期阿司匹林使用剂量应在每日 150 ~ 300 mg，首次服用时应选择水溶性阿司匹林或肠溶阿司匹林嚼服以达到迅速吸收的目的，3 d 后改为小剂量每日 75 ~ 150 mg 维持。②氯吡格雷：氯吡格雷主要抑制 ADP 诱导的血小板聚集。口服后起效快，不良反应明显低于噻氯匹定，现已替代噻氯匹定。初始剂 300 mg，以后剂量每日 75 mg 维持。

③抗凝治疗。凝血酶是使纤维蛋白原转变为纤维蛋白并形成血栓的关键环节。因此，抑制凝血酶至关重要。抑制途径包括抑制凝血活酶（Ⅹa因子）生成和直接灭活凝血酶（Ⅱa因子），诚然抑制上游Ⅹa 比抑制下游Ⅱa 对于预防血栓形成更有效。目前在防治急性冠脉综合征中，经大型临床试验证实有效的为普通肝素和低分子量肝素。①普通肝素：对于 ST 段抬高的 AMI，肝素作为溶栓治疗的辅助用药，而对于非 ST 段抬高的 AMI，肝素则作为常规的治疗用药。一般使用方法是先静脉推注 5000 U 冲击量，继之以每小时 1000 U 维持静脉滴注，每 4 ~ 6 h 测定 1 次 APIT 或 ACT，根据 APTT 或 ACT 调整肝素剂量，使 APTT 保持在 50 ~ 80 s 静脉

给药肝素一般使用时间为 48 ~ 72 h，以后可改用皮下注射肝素钙 7500 U，每 12 h 注射 1 次，治疗 2 ~ 3 d 如果存在体循环血栓形成的倾向，如左心室附壁血栓形成、心房颤动或有静脉血栓栓塞史的患者，静脉肝素治疗时间可适当延长或改口服抗凝药物。肝素作为 AMI 溶栓的辅助治疗，随溶栓制剂不同，用法亦有不同。R–tPA 为选择性溶栓剂，半衰期短，对全身纤维蛋白原影响较小，血栓溶解后仍有再次血栓形成的可能，故需要充分抗凝治疗。尿激酶和链激酶均为非选择性溶栓剂，消耗因子Ⅴ和Ⅷ，大量降解纤维蛋白原。因此，溶栓期间不需要继续充分抗凝治疗，溶栓后 6 h 开始测定 APTT 或 ACT，待 APTT 恢复到对照值 2 倍以内时（约 70 s）开始给予皮下肝素治疗。对于就诊晚已失去溶栓治疗机会、临床未显示自发再通或经溶栓治疗临床判断未能再通的患者，肝素静脉滴注治疗是否有利并无充分证据相反，对于大面积前壁心肌梗死的患者有增加心脏破裂的倾向。此情况下以采用皮下注射肝素治疗较为稳妥。②低分子量肝素：低分子量肝素为普通肝素的一个片段，平均分子量在 4000 ~ 6500，抗Ⅹa 因子的作用是普通肝素的 2 ~ 4 倍，但抗Ⅱa 因子的作用弱于后者。由于倍增效应，预防血栓形成的效应，低分子量肝素优于普通肝素；大量随机临床试验研究 ESSENCE、TIMI11 B 和 FRAXIS 等证明，低分子量肝素在降低不稳定性心绞痛患者的心脏事件方面优于或者等于静脉滴注普通肝素。鉴于低分子量肝素应用方便、不须监测凝血时间、出血并发症低等优点，建议用低分子量肝素代替普通肝素。

④ β 受体阻滞剂。β 受体阻滞剂通过减慢心率，降低血压和减弱心肌收缩力来减少心肌耗氧量，对改善缺血区的氧供需平衡、缩小心肌梗死面积、降低急性期病死率有肯定的疗效。在无禁忌证时应及早足量应用。常用的 β 受体阻滞剂为美托洛尔、阿替洛尔，前者常用剂最为每次 25 ~ 100 mg，每日 2 ~ 3 次，后者为每次 6.25 ~ 50 mg，每日 2 次用药时须严密观察，使用剂量必须个体化。在急症情况下，如前壁 AMI 伴有剧烈胸痛和高血压，β 受体阻滞剂可静脉使用，美托洛尔静脉注射剂量为每次 5 mg，间隔 3 ~ 5 min 后可再给予 1 ~ 2 次，若血压和心率稳定，每次 50 mg 每日 4 次口服，然后每次 75 ~ 100 mg 每日 2 次维持治疗。β 受体阻滞剂治疗的禁忌证为：第一，病态窦房结综合征，窦性心律＜ 50 次 / 分钟。第二，休克，收缩压小于 95 mmHg。第三，中、重度左心衰竭（≥ Killip Ⅲ级）。第四，Ⅱ、Ⅲ度房室传导阻滞或 P–R 间期＞ 0.26 s。第五，哮喘。第六，末梢循环灌注不良。相对禁忌证：第一，动脉收缩压＜ 100 mmHg。第二，周围血管疾病。第三，胰岛素依赖性糖尿病。第四，心率＜ 60 次 / 分钟。

⑤ ACEI。CCS–1（China cardiac study–1，中国心脏研究 –1）研究已确定 AMI 早期使用 ACEI 能降低病死率，尤其是前 6 周的病死率降低最显著，而前壁心肌梗死伴有左心室功能不全的患者获益最大。在无禁忌证的情况下，溶栓治疗后血压稳定即可开始使用 ACEI。ACEI 使用的剂量和时限应视患者情况而定。一般来说，AMI 早期 ACEI 应从低剂量开始逐渐增加剂量。如初始给予卡托普利 6.25 mg 作为试验剂量，1 日内可加至 12.5 mg 或 25 mg，次日加至 12.5 ~ 25 mg，每日 3 次。长期应用可以防止心肌梗死后的心室重塑。

ACEI 的禁忌证：① AMI 急性期动脉收缩压小于 95 mmHg。②临床出现严重肾衰竭（血肌酐＞ 265 μmol/L）。③有双侧肾动脉狭窄病史者。④对 ACEI 过敏者。⑤妊娠、哺乳妇女等。

（二）非 ST 段抬高的急性心肌梗死

1. 药物治疗

除了溶栓治疗外，所有 ST 段抬高的 AMI 的药物治疗均适用于非 ST 段抬高的 AMI 的治疗。此外，非 ST 段抬高的 AMI 适用的治疗措施如下。

（1）血小板膜糖蛋白（GP）Ⅱ b/ Ⅲ a 受体拮抗剂：当血小板被活化后，血小板膜 GP Ⅱ / Ⅲ a 受体改变，其构型与纤维蛋白原二聚体的一端结合完成血小板聚集，所以 GP Ⅱ b/ Ⅲ a 受体被认为是血小板聚集的最后共同途径。目前，临床使用的血小板 GP Ⅱ / Ⅲ a 受体拮抗剂有以下 3 种：阿昔单抗（abciximab，reopro）、依替非巴肽（eptifibatide，integrilin）和替罗非班（tirofiban）。临床研究显示，以上 3 种药物的静脉制剂在接受介入治疗的急性冠状动脉综合征（ACS）患者均有肯定的疗效，在非介入治疗的 ACS 患者中疗效不能肯定。口服制剂在治疗非 ST 段抬高的 ACS 患者中疗效不优于阿司匹林。

（2）低分子量肝素：临床试验研究显示，在非 ST 段抬高的 ACS 患者中使用低分子量肝素在降低心脏事件方面优于或等于静脉滴注肝素的疗效。由于其使用方便、不需监测凝血时间、不会产生普通肝素引起的血小板减少症，现已主张用低分子量肝素替代普通肝素治疗非 ST 段抬高的急性冠状动脉综合征患者。

（3）钙通道阻滞剂：在 AMI 治疗中不作为一线用药。临床试验研究显示，无论 Q 波或非 Q 波心肌梗死的早期或晚期，即使合用 β 受体阻滞剂，给予速效硝苯地平不能降低、甚至可增加再梗死发生率和病死率。因此，在 AMI 治疗中不宜使用钙通道阻滞剂。对于无左心衰竭的非 Q 波 AMI 患者，服用地尔硫草可能降低再梗死发生率，有一定的临床益处。AMI 并发快速心房颤动（心室率＞ 100 次 / 分钟），且无严重左心功能障碍的患者，可静脉使用地尔硫草，5 min 内缓慢推注 10 mg，随之 5 ～ 15 μg/（kg・min）维持静脉滴注，静脉滴注过程中需密切观察心率、血压的变化，如心率＜ 55 次 / 分钟，应减少剂量或停用，静脉滴注时间不宜超过 48 h。AMI 后心绞痛频发，禁忌应用 β 受体阻滞剂的患者，应用此药可获益。

2. 介入治疗

对非 ST 段抬高的 AMI 紧急介入治疗是否优于保守治疗现尚无充分证据。由于多支严重狭窄病变、陈旧性心肌梗死以及合并高血压、糖尿病在非 ST 段抬高的 AMI 患者中更常见，紧急介入治疗的风险反而大于 ST 段抬高的 AMI 患者。因此，较为稳妥的策略是：首先对非 ST 段抬高的患者进行危险性分层，低危险度的患者可择期行冠状动脉造影和介入治疗，对于中危险度和高危险度的患者紧急介入治疗应为首选，而高危险度患者合并心源性休克时应先插入主动脉内气囊反搏（IABP），尽可能使血压稳定后再行介入治疗。

（三）急性心肌梗死溶栓治疗

1. 溶栓治疗的适应证

（1）两个或两个以上相邻导联 ST 段抬高（胸导联多 0.2 mV、肢体导联≥ 0.1 mV）或 AMI 病史伴新发生的左束支传导阻滞、起病时间< 12 h、年龄< 75 岁（ACC/AHA 指南列为Ⅰ类适应证）。

（2）对前壁心肌梗死、低血压（收缩压< 100 mmHg）或心率增快（> 100 次 / 分钟）的患者治疗意义更大。

（3）对 ST 段抬高且年龄≥ 75 岁这类患者无论是否溶栓治疗，AMI 死亡的危险性均很大。研究表明，年龄≥ 75 岁的患者溶栓治疗降低病死率的程度低于 75 岁以下患者，治疗益处相对降低，但是对年龄≥ 75 岁的 AMI 患者溶栓治疗每 1000 例患者仍可多挽救 10 人生命。因此，慎重权衡利弊后仍可考虑溶栓治疗（ACC/AHA 指南列为Ⅱ a 类适应证）。

（4）ST 段抬高的 AMI 发病时间在 12 ～ 24 h 者，溶栓治疗获益不大。但是，对于有进行性缺血性胸痛、广泛 ST 段抬高并经过选择的患者，仍可考虑溶栓治疗（ACC/AHA 指南列为Ⅱ b 类适应证）。

（5）对高危心肌梗死患者，就诊时收缩压> 180 mmHg 和（或）舒张压> 110 mmHg，由于此类患者颅内出血的危险性较大，应认真权衡溶栓治疗的益处与出血性脑卒中的危险性。先应镇痛、降压（如应用硝酸甘油静脉滴注、β 受体阻滞剂口服等），将血压降至 150/95 mmHg 时再行溶栓治疗，降压是否能降低颅内出血的危险性尚未得到证实。对此类患者若有条件应考虑直接 PTCA 或支架置入术（ACC/AHA 指南列为Ⅱ b 类适应证）。而对于虽有 ST 段抬高，但起病时间> 24 h，缺血性胸痛已消失者或仅有 ST 段压低者，不主张溶栓治疗（ACC/AHA 指南列为Ⅲ类适应证）。

2. 溶栓治疗的禁忌证

（1）既往发生过出血性脑卒中、1 年内发生过缺血性脑卒中或脑血管事件；颅内肿瘤。

（2）近期（2 ～ 4 周）有活动性内脏出血（月经除外）。

（3）可疑主动脉夹层。

（4）入院时严重且未控制的高血压（> 180/110 mmHg）或慢性严重高血压病史。

（5）目前正在使用治疗剂量的抗凝药（INR 为 2 ～ 3），已知的出血倾向。

（6）近期（2 ～ 4 周）有创伤史，包括头部创伤、创伤性心肺复苏或较长时间（> 10 min）的心肺复苏。

（7）近期（< 3 周）接受外科大手术。

（8）近期（< 2 周）在不能压迫部位的大血管穿刺。

（9）曾使用链激酶（尤其 5 d 至 2 年内使用者）或对其过敏的患者，不能重复使用链激酶。

（10）妊娠。

（11）活动性消化性溃疡。

3. 溶栓治疗的并发症

轻度出血是指皮肤、黏膜瘀斑，肉眼及显微镜下血尿，或小量咯血、呕血等（穿刺或注射部位少量瘀斑不作为并发症）；重度出血是指大量咯血或消化道大出血、腹膜后出血等引起失血性低血压或休克需要输血者；危及生命的出血包括颅内、蛛网膜下腔、纵隔内或心包出血再灌注性心律失常是短暂的，尤其多见于溶栓治疗的结束阶段，应该注意监测，及时处埋，并注意其对血流动力学影响，一过性低血压及变态反应多见于应用链激酶或重组链激酶时。

4. 溶栓剂的使用方法

（1）尿激酶：我国应用最广的溶栓剂，根据我国的大量临床试验结果，目前建议剂量为150 万 U 于 30 min 内静脉滴注，配合肝素钙皮下注射 7500 ~ 10000 U 每 12 h 1 次或低分子量肝素 4000 ~ 5000 U 腹部皮下注射，每日 2 次。

（2）链激酶或重组链激酶：根据国际上进行的大量临床试验及国内的研究，建议 150 万 U 于 1 h 内静脉滴注，配合肝素钙皮下注射 7500 ~ 10000 U 每 12 h 1 次或低分子量肝素 4000 ~ 5000 U 腹部皮下注射，每日 2 次。

（3）重组组织型纤溶酶原激活剂（rt–PA）：国外较为普遍的用法为加速给药方案（即GUSTO 方案）。首先静脉注射 15 mg，继之在 30 min 内静脉滴注 0.75 mg/kg（不超过 50 mg），再在 60 min 内静脉滴注 0.5 mg/kg（不超过 35 mg）。给药前静脉推注肝素 5000 U 继之以每小时 1000 U 的速率静脉滴注，以 APTT 结果调整肝素给药剂量，使 APTT 维持在 60 ~ 80 s。鉴于东西方人群凝血活性可能存在差异，以及我国脑出血发生率高于西方人群，我国进行的 TUCC（中国 rt–PA 与尿激酶对比研究），临床试验应用 rt–PA 50 mg（8 mg 静脉注射，42 mg 在 90 min 内静脉滴注，配合肝素静脉应用，方法同上）也取得较好疗效。其 90 min 冠状动脉造影通畅率明显高于尿激酶出血需要输血及脑出血发生率，与尿激酶溶栓无显著差异。

三、病情观察

（1）急诊科对疑诊急性心肌梗死的患者应争取在 10 min 内完成临床检查，描记 18 导联心电图并进行分析，对有适应证的患者在就诊后 30 min 内开始溶栓治疗，或 90 min 内开始直接急诊经皮冠脉腔内成形术（PTCA）。常规治疗时应注意监测和防治急性心肌梗死的不良事件或并发症。

（2）对非 ST 段抬高，但心电图高度怀疑缺血（ST 段下移、T 波倒置）或有左束支传导阻滞、临床病史高度提示心肌缺血的患者，应入院行抗缺血治疗，并做心肌标志物及常规血液检查；对心电图正常或呈非特征性心电图改变的患者，应在急诊科继续对病情进行评价和治疗，并进行床旁监测，包括心电监护、迅速测定血清心肌标记物浓度及二维超声心动图检查等；二维超声心动图可在缺血损伤数分钟内发现节段性室壁运动障碍，有助于急性心肌梗死的早期诊断，对疑诊主动脉夹层、心包炎和肺动脉栓塞的鉴别诊断具有特殊价值，床旁监测应一直持续到获得一系列血清标记物浓度结果，最后评估有无缺血或梗死证据，再决定继续观察或入院治疗。

（3）如果心电图表现无决定性诊断意义，早期血液化验结果为阴性，但临床表现高度可疑，则应以血清心肌标记物监测急性心肌梗死，推荐患者入院后即刻、2 ~ 4 h、6 ~ 9 h、12 ~ 24 h 采血，采用快速床旁测定，以迅速得到结果；如临床疑有再发心肌梗死，则应连续测定存在时间短的血清心肌标志物，如肌红蛋白、CK–MB 及其他心肌标记物，以确定再梗死的诊断和发生时间。

四、病历记录

（一）门急诊病历

记录患者就诊时间，详细记录患者就诊的主要症状，如心前区疼痛的性质、部位、范围、持续时间、诱发因素、含服硝酸甘油能否缓解等，有无呼吸困难、出汗、恶心、呕吐或眩晕、晕厥、昏迷等，以往有无类似发作史，如有，应记录其诊疗经过、用药情况、效果如何；是否维持治疗，如有，则应记录所用药物的名称与剂量。询问既往有无高血压、糖尿病病史，有无烟酒嗜好。体格检查注意有无心率增快或减慢，听诊有无第四心音（房性或收缩期前奔马律）、第三心音（室性）奔马律，有无第一、第二心音减轻，有无心包摩擦音，有无收缩期杂音注意心前区有无压痛点辅助检查记录心电图、心肌酶谱等检查结果

（二）住院病历

入院病历应记录患者主诉、发病过程、门急诊或外院诊疗经过、所用药物及效果如何，首次病程记录应提出本病的相应诊断、与其他疾病的鉴别要点、详尽的诊疗计划病程记录患者入院治疗后的病情变化、治疗效果记录有关心电图、运动平板试验、放射性核素及心肌酶谱等检查的结果需行介入治疗的，以及患者病情恶化的，记录与患者或其亲属的谈话经过，无论同意与否，应请患者或其亲属签名。

五、注意事项

（一）医患沟通

急性缺血性胸痛及疑诊急性心肌梗死的急诊患者，临床上常用初始的 18 导联心电图来评估诊断其危险性，患者病死率随 ST 段抬高的心电图导联数的增加而增高、如患者伴有下列任何 1 项，即属于高危患者：女性、高龄（ ＞ 70 岁）、既往有急性心肌梗死史、房颤、前壁心肌梗死、肺部啰音、低血压、窦性心动过速、糖尿病。肌钙蛋白水平越高，预测的危险越大、

病情越危重、死亡率越高，应及时向家属交代清楚。在上级医师的指导下，确定个体化的治疗方案。有关治疗的效果、治疗中出现的并发症、需调整治疗方案，或需做特殊检查和行介入治疗时，应及时告知患者及其家属，以征得患者同意并签字为据。

（二）经验指导

（1）急性心肌梗死疼痛通常位于胸骨后或左胸部，可向左上臂、颌部、背部或肩部放射，有时疼痛部位不典型，可见于上腹部、颈部、下颌等部位疼痛常持续 20 min 以上，通常较剧烈的压榨性疼痛或紧迫、烧灼感，常伴有呼吸困难、出汗、恶心、呕吐或眩晕等诊断中应注意非典型疼痛部位、无痛性心肌梗死和其他不典型表现的急性心肌梗死，女性常表现为不典型胸痛，而老年人更多地表现为呼吸困难。临床上要注意与急性肺动脉栓塞、急性主动脉夹层、急性心包炎及急性胸膜炎等引起的胸痛相鉴别。

（2）部分心肌梗死患者心电图不表现 ST 段抬高，而表现为其他非诊断性的心电图改变，常见于老年人及有心肌梗死病史的患者，因此血清心肌标记物浓度的测定对诊断心肌梗死有重要价值。应用心电图诊断急性心肌梗死时应注意到超急性期 T 波改变、后壁心肌梗死、右室梗死及非典型心肌梗死的心电图表现，伴有束支传导阻滞时，心电图诊断心肌梗死困难，需进一步检查确立诊断。

（3）急性心肌梗死患者被送达医院急诊室后，临床医师应迅速做出诊断并尽早给予再灌注治疗。对 ST 段抬高的急性心肌梗死患者，应在 30 min 内收住冠心病监护病房（CCU）开始溶栓，或在 90 min 内开始行急诊经皮冠脉腔内成形术（PTCA）治疗；典型的临床表现和心电图 ST 段抬高已能确诊为急性心肌梗死时，绝不能因等待血清心肌标记物检查结果而延误再灌注治疗的时间。

（4）急性心肌梗死患者行溶栓治疗时要注意溶栓的适应证和禁忌证；溶栓时间越早，病死率越低同时要注意溶栓药物的不良反应。

（5）急性心肌梗死急性期不应对非梗死相关动脉行选择性经皮冠脉腔内成形术（PTCA），发病 12 h 以上或已接受溶栓治疗且已无心肌缺血证据者，不应进行直接（急诊）PTCA；直接 PTCA 必须避免时间延误，必须由有经验的医师进行，否则不能达到理想效果，治疗的重点仍应放在早期溶栓上。

（6）心律失常处理上首先应加强针对急性心肌梗死、心肌缺血的治疗，溶栓、血运重建术（急诊 PTCA、冠状动脉架桥术）、β 受体阻滞剂、主动脉内球囊反搏（IABP）、纠正电解质紊乱等均可预防或减少心律失常的发生。药物治疗时要注意各种药物的适应证、禁忌证以及不良反应。

第九章　抗肿瘤治疗相关的高血压

第一节　原发性高血压

原发性高血压即不明原因的血压升高，占高血压人群的95%以上。无基础疾病者称为原发性高血压。高血压是最常见的心血管疾病之一，也是导致人类死亡的常见疾病（如脑卒中、冠心病、心力衰竭等）的重要危险因素。

一、诊断

（一）症状

一般表现起病缓慢，早期可无症状或出现非特异性症状（如头晕、头痛、头胀、眼花、耳鸣、失眠、乏力等），而这些症状与血压水平之间常缺乏相关性。体检可听到主动脉瓣区第二心音亢进和主动脉瓣区第四心音。前者系主动脉内压力增高所致，后者则系为克服左心室心肌顺应性的降低，左心房代偿性收缩加强所致。当出现抬举性心尖搏动时，提示有左心室肥厚，多见于病程较久者。

1. 缓进型高血压

有家族史者发病年龄提前，起病多数隐匿，病情发展慢，病程长。早期患者血压波动，血压时高时正常，为脆性高血压阶段，多在劳累、精神紧张、情绪波动时易有血压升高，休息和去除上述因素后，血压可降至正常。随着病情的发展，血压可趋向持续性升高或波动幅度变小。患者的主观症状和血压升高的程度可不一致，约半数患者无明显症状，只是在体格检查或因其他疾病就医时才发现有高血压，少数患者则在发生心、脑、肾等器官的并发症时才明确高血压病的诊断。早期患者由于血压波动幅度大，可有较多症状，而在长期高血压后即使在血压水平较高时也可无明显症状。因此，无论有无症状，都应定期检测患者的血压。

（1）神经精神系统表现：头晕、头痛和头胀是高血压常见的神经系统症状，也可有头部或颈项扳紧感：高血压直接引起的头痛多发生在早晨，位于前额、枕部或颞部。这些患者舒张压多较高，经降压药物治疗后头痛可减轻高血压引起的头晕可为暂时性或持续性，伴有眩晕者较少，与内耳迷路血管障碍有关，经降压药物治疗后症状可减轻，但要注意有时血压下降得过多也可引起头晕，少数患者有耳鸣、乏力、失眠、工作能力下降等。

（2）心血管系统表现：高血压时心脏最先受影响的是左心室舒张功能。左心室肥厚时舒张期顺应性下降、松弛和充盈功能受影响，甚至出现在临界高血压和临床检查没发现左心室肥厚时，这可能是由于心肌间质已有胶原组织增加之故，但此时患者可无明显临床症状，由于高血压可促进动脉粥样硬化，部分患者可因伴有冠状动脉粥样硬化心脏病而有心绞痛、心肌梗死的表现。

（3）肾脏表现：肾血管病变的程度和血压及病程密切相关。实际上，血压未得到控制的本病患者均有肾脏的病变，但在早期可无任何临床表现。随病程的进展可先出现蛋白尿，但是在缓进型高血压患者出现尿毒症前多数已死于心、脑血管并发症。

（4）其他表现：出现急性大动脉夹层者根据病变的部位可有剧烈的胸痛或腹痛；伴有冠状动脉粥样硬化心脏病者可有心绞痛，心肌梗死的表现；有下肢周围血管病变者可出现间歇性跛行。

2. 急进型高血压

在未经治疗的原发性高血压患者中，约1%可发展成急进型高血压，发病可较急骤，也可发病前有病程不一的缓进型高血压。典型表现为血压显著升高，舒张压多持续在130 ~ 145 mmHg或更高。男女比例约3 ：1，多在中青年发病，近年来此型高血压已少见，可能和早期发现轻中度高血压患者并及时有效的治疗有关（其表现基本上与缓进型高血压相似，头痛症状明显，病情严重、发展迅速、视网膜病变和肾功能很快衰竭等。常于数月至1 ~ 2年内出现严重的心、脑、肾损害，发生脑血管意外、心力衰竭和尿毒症。并常有视物模糊或失明，视网膜可发生出血、渗出物及视神经乳头水肿。由于肾脏损害最为显著，常有持续蛋白尿，24 h尿蛋白可达3 g，并可有血尿和管型尿，如不及时治疗最后多因尿毒症而死亡。

3. 高血压危象

高血压危象包括高血压急症和高血压重症。高血压危象是指：①加剧性的恶性高血压，舒张压常＞145 mmHg，并伴有眼底乳头水肿、渗出、出血，患者可出现头痛、心悸、烦躁、出汗、恶心、呕吐、嗜睡、迷糊、失明、少尿甚至抽搐、昏迷等症状。②血压明显升高并有脑、心、肾等器官严重病变及其他紧急情况如高血压脑病、脑卒中、颅创伤、急性心肌梗死、急性心力衰竭、急性动脉夹层、急性肾炎、嗜铬细胞瘤、术后高血压、严重烧伤、子痫等。高血压脑病可发生在缓进型或急进型高血压患者，当平均血压上升到185 mmHg以上时，脑血管在血压水平变化时可自主调节舒缩状态以保持脑血流相对稳定的功能减弱甚至消失，由收缩转为扩张，过度的血流在高压状态进入脑组织导致脑水肿，患者出现剧烈头痛、头晕、恶心、呕吐、烦躁不安、脉搏多慢而有力，可有呼吸困难或减慢、视力障碍、黑矇、抽搐、意识模糊、甚至昏迷，也可出现暂时性偏瘫、失语、偏身感觉障碍等。检查可见视神经乳头水肿，脑脊液压力增高、蛋白含量增高。发作短暂者历时数分钟，长者可数小时甚至数日高血压急症的患者应静脉给药尽快地（以分钟、小时计）将血压控制到适宜的水平。

（二）体征

（1）血压升高是本病最主要的体征。心界可向左下扩大；可闻及主动脉瓣区第二音亢进，年龄大者可呈金属音，可有第四心音或主动脉收缩早期喷射音。若患者伴有靶器官受损，可有相关体征。

（2）高血压时，检查眼底可见有视网膜动脉变细、反光增强、狭窄及眼底出血、渗出等；检查颈、腹部有无血管杂音，以及颈动脉、上下肢及腹部动脉搏动情况，注意腹部有无肿块、肾脏是否增大等，这些检查有助于鉴别继发性高血压。

（3）部分患者体重明显超重，体重指数（BMI）均值升高 [BMI= 体重（kg）/ 身高^2（m^2）]。

（三）检查

1. 实验室检查

尿液检查早期可呈阴性，随后可出现 β_2- 微球蛋白增高或有少量蛋白尿和红细胞；晚期可有大量蛋内尿、尿中有红细胞和管型，尿浓缩和稀释功能减退、肾小球滤过率降低，血肌酐和尿素氮增高。

2. 胸部 X 线检查

后期患者并发高血压性心脏病时，有左心室增大。

3. 心电图检查

早期可正常，晚期并发高血压性心脏病时可有左心室肥厚或伴劳损。

4. 超声心动图检查

早期可无改变或仅见主动脉增宽，晚期并发高血压性心脏病时可有左心室肥厚、顺应性降低。

5. 动态血压监测

即在 24 h 内，每隔 15 min 或 20 min 自动 连续测量血压和心率。此项检查目前尚无统一的正常值，故并不主要用于诊断，其应用的主要目的在于：①排除“白大衣性高血压”：即在诊疗单位内血压升高，但在诊疗单位外血压正常。②了解血压昼夜模式：正常人血压有昼夜波动性。动态血压曲线呈双峰谷，即夜间血压最低，清晨起床后迅速上升，在上午 6 ~ 10 时及下午 4 ~ 8 时各有一高峰，继之缓慢下降。原发性高血压患者的血压昼夜模式即可与正常人相同，也可不相同，后一种情况多反映靶器官损害的程度较重。目前认为靶器官损害的程度与 24 h 动态血压参数相关而与偶测血压不相关。③了解心绞痛发作（即高血压Ⅲ期）时的心率与血压的乘积，为心绞痛分型提供依据。④评价降压药物的疗效，评价的主要指标是谷、峰比值，即服用降压药物后，最大的降压效应（血压最低值，称谷效应）与最小的降压效应（血压最高值，称峰效应）二者之间的比值应＜ 50%。

（四）诊断要点

（1）在非药物状态下，3 次或 3 次以上非同日多次重复血压测量均超过 140/95 mmHg。动态血压监测可进一步明确诊断。

（2）既往有高血压病史，即使服药后血压降至正常水平，仍可诊断高血压。

（3）高血压的诊断应包括：①确认高血压，即血压是否高于正常。②排除症状性高血压。③高血压分期、分级。④重要脏器心、脑、肾功能估计。⑤有无并发可影响高血压病情发展和治疗的情况，如冠心病、高脂血症、高尿酸血症、慢性呼吸道疾病等。

（五）鉴别诊断

对突然发生明显高血压（尤其是青年人），高血压时伴有心悸、多汗、乏力或其他一些高血压不常见的症状，上下肢血压明显不一致，腹部腰部有血管杂音的患者应考虑继发性高血压的可能性，须做进一步的检查以鉴别。此外，也要注意与主动脉硬化、高动力循环状态、心排血量增高时所致的收缩期高血压相鉴别。高血压患者均应做尿常规、肾功能、心电图、胸部 X 线检查、超声心动图、眼底检查等以了解重要脏器的功能，除有助于诊断病情外，也有治疗的参考价值。

二、治疗

（一）治疗原则

1. 血压控制的目标值

不同人群降压的目标值：一般人群降压的目标血压值是< 140/95 mmHg；对于有糖尿病或肾病的高危高血压患者，血压目标是< 130/85 mmHg；对于其他特殊人群，如脑卒中患者、心肌梗死后患者等，危险性分层属于高危患者，对其血压控制仍要求必须控制在< 140/95 mmHg，老年收缩期高血压是高血压治疗的难点，尽量将收缩压控制在 140 mmHg 以下。

2. 高血压防治策略

（1）低危患者：以改善生活方式为主，如 6 个月后无效，再给药物治疗。

（2）中危患者：首先是积极改善生活方式，同时观察患者的血压及其他危险因素数周，进一步了解情况，然后决定是否开始药物治疗。

（3）高危患者：必须立即给予药物治疗，同时要积极改善生活方式。

（4）极高危患者：必须立即开始对高血压及并存的危险因素和临床情况进行强化治疗。

部分轻型高血压患者改善生活方式后，可减少甚至免于降压药物治疗；病情较重的患者在改善生活方式后也可提高降压药物的治疗效果。

3. 防治原则

必须全方位把握心血管病的危险因素、靶器官的损害（TOD）和并存的临床情况（ACC），做好危险分层，全面降低心血管病的发病率和死亡率。

（二）非药物治疗

非药物治疗包括提倡健康的生活方式，消除不利于心理和身体健康的行为和习惯，尽力减少高血压以及其他心血管病的发病危险。

1. 减重

建议体重指数（kg/m^2）应控制在 24 以下。减重对健康的利益是巨大的，如在人群中平均体重下降 5 ~ 10 kg，收缩压可下降 5 ~ 25 mmHg；高血压患者体重减少 10%，则可使胰岛素抵抗、糖尿病、高脂血症和左心室肥厚改善。减重的方法一方面是减少总热量的摄入，强调减少脂肪并限制过多碳水化合物的摄入；另一方面则须增加体育锻炼，如跑步、打太极拳、跳健美操等，在减重过程中还须积极控制其他危险因素，老年高血压则须严格限盐等。减重的速度可因人而异，但首次减重最好达到减重 5 kg 以增强减重信心，减肥可提高整体健康水平，包括减少癌症等许多慢性病，关键是“吃饭适量，活动适度”。

2. 合理膳食

（1）减少钠盐摄入：WHO 建议每人每日食盐量不超过 6 g。我国膳食中约 80% 的钠来自烹调或含盐高的腌制品，因此限盐首先要减少烹调用盐及含盐高的调料，少食各种咸菜及腌制食品。北方居民减少日常用盐一半，南方居民减少 1/3，则基本接近 WHO 建议。

（2）减少膳食脂肪，补充适量优质蛋白质：有流行病学资料显示，即使不减少膳食中的钠和不减重，如果将膳食脂肪控制在总热量 25% 以下，P/S 比值维持在 1，连续 40 d 可使男性收缩压和舒张压下降 12%，女性下降 5%。研究表明，每周吃鱼＞ 4 次与吃鱼最少者相比，冠心病发病率减少 28%。建议改善动物性食物结构，减少含饱和脂肪酸高的猪肉，增加含蛋白质较高而脂肪较少的禽类及鱼类、蛋白质占总热量 15% 左右，动物蛋白占总蛋白质 20%。蛋白质含量依次为奶、蛋；鱼、虾；鸡、鸭；猪、牛、羊肉；植物蛋白中豆类最好。

（3）注意补充钾和钙：MRFIT 研究资料表明钾与血压呈明显负相关，这一相关在 INTERSALT 研究中被证实。中国膳食低钾、低钙，应增加高钾高钙的食物，如绿叶菜、鲜奶、豆类制品等。

（4）多吃蔬菜和水果：研究证明增加蔬菜或水果摄入，减少脂肪摄入可使收缩压和舒张压有所下降，素食者比肉食者有较低的血压。其降压的作用可能基于水果、蔬菜、食物纤维和低脂肪的综合作用。人类饮食应是以素食为主，并辅以适当肉食最理想。

（5）限制饮酒：尽管有研究表明少量饮酒可能减少冠心病发病的危险，但是饮酒和血压水平及高血压患病率之间却呈线性相关，大量饮酒可诱发心脑血管疾病发作。因此不提倡用少量饮酒预防冠心病，提倡高血压患者应戒酒。因饮酒可增加服用降压药物的抗性。如果饮酒，建议饮酒量应为少量，男性饮酒每日不超过 30 g，即葡萄酒＜ 150 ml，或啤酒＜ 500 ml，或白酒＜ 50 ml；女性则减半量，孕妇不饮酒；不提倡饮高度烈性酒。WHO 对饮酒的新建议是越少越好。

3. 增加体力活动

每个参加运动的人特别是中老年人和高血压患者在运动前最好了解一下自己的身体状况，以决定自己的运动种类、强度、频度和持续运动时间。对中老年人应包括有氧、伸展及增强肌力练习三类，具体项目可选择步行、慢跑、太极拳、门球、气功等。运动强度必须因人而异，按科学锻炼的要求，常用运动强度指标可用运动时最大心率达到 180（或 170）减去年龄，如 50 岁的人运动心率为 120 ～ 130 次 / 分钟，如果求精确则采用最大心率的 60% ～ 85% 作为运动适宜心率，须在医师指导下进行。运动频率一般要求每周 3 ～ 5 次，每次持续 20 ～ 60 min 即可，可根据运动者身体状况和所选择的运动种类以及气候条件等而定。

4. 减轻精神压力，保持平衡心理

长期精神压力和心情抑郁是引起高血压和其他一些慢性病的重要原因之一，对于高血压患者，这种精神状态常促使他们酗酒、吸烟，继而降低对抗高血压治疗的依从性。对有精神压力和心理不平衡的人，应减轻精神压力和改变心态，要正确对待自己、他人和社会，倡导健康的生活方式，积极参加社会和集体活动。

5. 其他方面

对高血压患者来说戒烟也是重要的。虽然尼古丁只使血压一过性地升高，但它降低服药的依从性并导致增加降压药物的剂量。

（三）药物治疗

降压药物治疗原则：已有证据表明降压药物治疗可以有效地降低心血管疾病的发病率和死亡率，并可防治卒中、冠心病、心力衰竭和肾病的发生和发展。降压药的共同作用为降低血压，不同类别降压药可能有降压以外作用的差别，这些差别是针对不同患者选用药物时的主要参考。

1. 常用药物的分类

（1）利尿剂：常用作高血压的基础治疗，主要用于轻中度高血压。应注意这类药物可以影响电解质和血糖、血脂和尿酸代谢，故应慎用于糖尿病、血脂异常患者，痛风患者禁用。包括噻嗪类利尿剂，如氢氯噻嗪，在血肌酐＞ 2.0 ragAU，GFR ＜ 15 ～ 25 ml/min 时噻嗪类作用明显降低，应该慎用；吲达帕胺具有利尿剂与钙通道阻滞剂双重作用，对血脂的影响比噻嗪类小，有引起低血钾的可能性，在肝脏内代谢，服药后 4 周达到最大降压效果；保钾利尿剂包括螺内酯、阿米洛利，有保钾作用，肾功能不良时慎用。

（2）α 受体阻滞剂：这类药物对血糖、血脂等代谢过程无影响，包括哌唑嗪、特拉唑嗪、多沙唑嗪等。后两者与受体亲和力较哌唑嗪弱，血压下降缓和，而直立性低血压发生率较低。

①哌唑嗪：哌唑嗪口服后，1 ~ 3 h 血药浓度达高峰，半衰期为 2 ~ 3 h，降压时间可持续 4 ~ 6 h。

②特拉唑嗪：特拉唑嗪半衰期较长，约 12 h，给药后 1 ~ 2 h 达血药浓度峰值。

③多沙唑嗪：多沙唑嗪起效缓慢，2 ~ 3 h 血药浓度达峰值，半衰期为 9 ~ 12 h。

（3）β 受体阻滞剂：降压作用较弱，起效时间较长（1 ~ 2 周）。心脏传导阻滞，严重心动过缓、哮喘、慢性阻塞性肺病与周围血管病患者禁用；胰岛素依赖性糖尿病和高脂血症患者慎用。

（4）钙通道阻滞剂：可用于各种程度的高血压，在老年人高血压或并发稳定型心绞痛时尤为适用。非二氢吡啶类药物在心脏传导阻滞和心力衰竭时禁忌使用。不稳定性心绞痛和急性心肌梗死时不宜应用速效二氢吡啶类钙通道阻滞剂。

（5）血管紧张素转换酶抑制剂：适用于各种类型高血压，尤可用于下列情况如高血压并发左心室肥厚、心功能不全或心力衰竭、心肌梗死后、糖尿病肾损害、高血压伴周围血管病变等。妊娠和肾动脉狭窄、肾衰竭（血肌酐 > 265 μmol/L 或 3 mg/dl）患者禁用。

（6）血管紧张素Ⅱ受体阻滞剂：临床药理作用与 ACEI 相似，但不引起咳嗽等不良反应。临床主要适用于 ACEI 不能耐受的患者。

2. 高血压药物治疗方法

大多数慢性高血压患者应该在几周内逐渐降低血压至目标水平，这样对远期事件的减低有益。推荐应用长效制剂，其作用可长达 24 h，每日服用 1 次，这样可以减少血压的波动、降低主要心血管疾病的发生和防治靶器官损害，并提高用药的依从性。强调长期有规律的抗高血压治疗，达到有效、平稳、长期控制的要求。根据基线血压水平、有无靶器官损害和危险因素，选用单药治疗或联合治疗。

（1）单药治疗：起始时用低剂量单药，如血压不能达标，增加剂量至足量或换用低剂量的另一种药物，如仍不能使血压达标，则将后一种药物用至足量，或改用联合药物治疗。起始用低剂量单药的优点是可以了解患者对各种药物的疗效和耐受性的反应，但需要时间。

（2）联合治疗：为了最大程度取得治疗高血压的效果，单药增大剂量易出现不良反应。随机临床试验证明，大多数高血压患者为控制血压需要用两种或两种以上降压药，合并用药时每种药物剂量不大，选用药物间有协同治疗作用或相加作用的药物，其不良反应相互抵消或至少不相加。

（3）伴有其他疾病时降压治疗药物的选择：高血压并发其他心血管病时，需要考虑降压药物的器官保护作用，应该充分考虑现有大量临床试验的证据，选用对器官具有保护作用、降低相关临床情况病死率、提高生存率的抗高血压药物。

（四）高血压急症的治疗

高血压急症时必须迅速使血压下降至安全水平，以静脉给予降压药为宜，以便根据血压下降水平随时改变药物使用剂量。最初目标是在数分钟至 2 h 内使平均动脉压下降不超过

25%，以后的 2 ~ 6 h 使血压降至 160/100 mmHg，避免血压下降过快、过猛而加重心、脑和肾脏缺血。

三、病情观察

治疗过程中应密切注意降压药物的疗效，注意观察治疗中可能产生的各种不良反应，及时加以纠正或调整用药。

四、病历记录

（一）门急诊病历

记录患者就诊时间，记录患者就诊的主要症状，如头昏、头痛、胸闷、胸痛等，有无诱发因素，如劳累、睡眠不足、情绪激动，有无停服、漏服药物等，记录患者发作时的血压、心电图、心脏超声、尿检等检查情况。

（二）住院病历

详细记录患者主诉、发病过程、门急诊及外院以往的治疗经过、以往所用药物及效果如何首次病程记录应提出初步诊断，记录分级、危险分层，制定个体化的治疗方案，病程记录应记录患者对药物的治疗效果、不良反应。

五、注意事项

（一）医患沟通

对高血压患者进行宣教，让患者了解自己的病情，包括高血压、危险因素同时存在的临床情况，了解控制血压的重要性，了解终身治疗的必要性。为争取药物治疗取得满意疗效，随诊时应强调按时服药，并让患者了解该种药物治疗可能出现的不良反应，一旦出现，应及早报告。深入浅出地耐心向患者解释改变生活方式的重要性，使之理解治疗意义，自觉地将防治方案付诸实践，并长期坚持。

若患者血压升高仅属正常高值或 1 级，危险分层属低危，仅服一种药物治疗，可安排每 6 个月随诊 1 次；较复杂患者随诊的间隔时间应缩短，治疗后血压降低达到目标，其他危险因素得到控制，可以减少随诊次数；若治疗 6 个月，血压仍未达目标，应考虑将患者转至高血压专科门诊。应向患者讲明高血压患者一般须终身治疗，确诊为高血压后若自行停药，其血压（或迟或早）终将恢复到治疗前水平；但若患者的血压已长期控制，可以尝试小心、逐步地减少服药次数或剂量，尤其是正在进行非药物治疗、密切观察改进生活方式效果的患者，此类患者在试行这种“逐步减药”时，应注意监测血压。

（二）经验指导

（1）由于血压的波动性，应至少两次在非同日静息状态下测得血压升高时方可诊断高血压，而血压值应以连续测量 3 次的平均值计算，须注意情绪激动、体力活动时会引起一时性的血压升高，被测者手臂过粗，周径＞ 35 cm 时，明显动脉粥样硬化者气袖法测得的血压可高于实际血压。

（2）高血压是最重要的心血管危险因素，应该积极防治。患者应该坚持健康的生活方式，做到：①胸襟开阔、乐观豁达、劳逸结合、积极参加文体活动，减轻体重、不吸烟、少吃盐等都对本病有积极意义。②开展群防群治工作，定期健康检查，对有高血压家族史或本人血压曾有过高记录者，定期随访观察，则有利于对本病的早期发现和早期治疗。③提倡每名医师都将血压列入常规检查，这有助于发现无症状的高血压患者，并为他们提供早期防治的机会。

（3）根据目前认识，药物治疗高血压应采取以下原则：①采用最小的有效剂可以获得较满意疗效而使不良反应降至最小，如治疗有效，可以根据患者年龄和反应逐步递增剂量以获得最佳的疗效。②为了有效地防止靶器官损害，要求 1 日 24 小时内降压稳定，并须防止从夜间较低血压到清晨血压突然升高而导致猝死、脑卒中和心脏病发作，要达到此目标，最好使用每日 1 次给药而有持续 24 h 降压作用的药物，其标志之一是降压谷峰比值＞ 50%（即给药后 24 h 仍保持 50% 以上的最大降压效应），此种药物还能增加治疗的依从性。③为使降压效果增大且不增加药物的不良反应，当用低剂量单药治疗疗效不够时，可以采用两种或两种以上药物联合治疗。

第二节　继发性高血压

继发性高血压又称症状性高血压。此种高血压存在明确的病因，占所有高血压患者的 5% 左右。症状性高血压本身的临床表现和危害性，与高血压甚相似。因此当原发病的其他症状不多或不太明显时，容易被误认为高血压。由于症状性高血压和高血压的治疗方法不尽相同，且有些症状性高血压的原发病是可以治愈的，治愈后高血压亦随之而消失，因此在临床工作中，两者的鉴别关系到是否能及时正确地进行治疗。

一、诊断

（一）症状

症状性高血压患者的临床表现主要是有关的原发系统性疾病的症状和体征，高血压仅是其中的一个症状。但有时也可由于其他症状和体征不甚显著而使高血压成为主要的临床表现。症状性高血压本身的症状、体征和临床过程，与高血压相类似。但在不同病因的高血压中，可各有自身的特点。

（二）体征

（1）血压升高是本病最主要的体征。心界可向左下扩大；可闻及主动脉瓣区第二心音亢进，年龄大者可呈金属音，可有第四心音或主动脉收缩早期喷射音。若患者伴有靶器官受损，可有相关体征。

（2）高血压时，检查眼底可见有视网膜动脉变细、反光增强、狭窄，眼底出血、渗出等；检查颈、腹部有无血管杂音，以及颈动脉、上下肢及腹部动脉搏动情况，注意腹部有无肿块、肾脏是否增大等，这些检查有助于鉴别继发性高血压。

（3）部分患者体重明显超重，体重指数均值升高。

（三）检查

1. 实验室检查

（1）血常规：红细胞和血红蛋白一般无异常，急进型高血压时可有 Coombs 试验阴性的微血管性溶血性贫血，伴畸形红细胞、血液黏度增加。

（2）尿常规：早期患者尿常规正常，肾浓缩功能受损时尿比重逐渐下降，可有少量尿蛋白、红细胞，偶见管型；随肾病变进展，尿蛋白量增多，良性肾硬化者如 24 h 尿蛋白在 1 g 以上时，提示预后差，红细胞和管型亦可增多，管型主要为透明和颗粒管型。

（3）肾功能：早期患者检查并无异常，肾实质受损害到一定程度时，尿素氮、肌酐开始升高；成人肌酐＞ 114.3 μmol/L，老年人和妊娠者＞ 91.5 μmol/L 时提示有肾损害，酚红排泄试验、内生肌酐清除率等可低于正常。

（4）其他检查：可见有血清总胆固醇、三酰甘油、低密度脂蛋白胆固醇增高和高密度脂蛋白胆固醇、载脂蛋白 A1 的降低；部分患者血糖升高和高尿酸血症；部分患者血浆肾素活性、血管紧张素Ⅱ的水平升高。

2. 特殊检查

（1）胸部 X 线检查：可见主动脉升部、弓部纡曲延长，其升部、弓部或降部可扩张；高血压性心脏病时有左心室增大，有左心衰竭时左心室增大更明显，全心衰竭时则可左右心室都增大，并有肺淤血征象；肺水肿时则见肺间质明显充血，呈蝴蝶形模糊阴影。

（2）心电图检查：左心室肥厚时心电图可显示左心室肥大或劳损的表现，左心室舒张期顺应性下降，左心房舒张期负荷增加，可出现 P 波增宽、切凹、pV_1 的终末电势负值增大等，上述表现甚至可出现在心电图发现左心室肥大之前，可见室性期前收缩、心房颤动等心律失常。

（3）动态血压监测：推荐以下参考标准正常值：24 h 平均＜ 130/85 mmHg，白昼平均＜ 135/85 mmHg，夜间平均小于 125/75 mmHg。正常情况下，夜间血压均值比白昼血压均值低 10% ~ 20%。

（4）超声心动图检查：目前认为，此项检查和X线胸部检查、心电图比较，超声心动图是诊断左心室肥厚最敏感、可靠的手段；可在二维超声定位基础上记录M型超声曲线或直接从二维图进行测量，室间隔和（或）心室后壁厚度＞13 mm者为左心室肥厚。高血压时左心室肥大多是对称性的，但有1/3左右以室间隔肥厚为主（室间隔和左室后壁厚度比＞1.3），室间隔肥厚上端常先出现，提示高血压最先影响左心室流出道。此外，超声心动图尚可观察其他心脏腔室、瓣膜和主动脉根部的情况并可做心功能检测。左心室肥厚早期虽然心脏的整体功能如心排血量、左心室射血分数仍属正常，但已有左心室收缩期和舒张期顺应性减退，如心肌收缩最大速率（V_{max}）下降，等容舒张期延长、二尖瓣开放延迟等。出现左心衰竭后，超声心动图检查可发现左心室、左心房心腔扩大，左室壁收缩活动减弱。

（5）眼底检查：测量视网膜中心动脉压可见增高，在病情发展的不同阶段可见下列的眼底变化。Ⅰ级：视网膜小动脉普遍变细，反光增强；Ⅱ级：视网膜动脉狭窄，动脉交叉压迫；Ⅲ级：眼底出血或棉絮状渗出；Ⅳ级：出血或渗出物体有视神经乳头水肿。

（四）诊断要点

引起症状性高血压的疾病，较常见者有下列五类，诊断时必须抓住这些线索。

1. 肾脏疾病

包括：①肾实质性病变，如急性和慢性肾小球肾炎、慢性肾盂肾炎、妊娠高血压综合征、先天性肾脏病变（多囊肾、马蹄肾、肾发育不全）、肾结核、肾结石、肾肿瘤、继发性肾脏病变（各种结缔组织疾病、糖尿病性肾脏病变、肾淀粉样变、放射性肾炎、创伤和泌尿道阻塞所致的肾脏病变）等。②肾血管病变，如肾动脉和肾静脉狭窄阻塞（先天性畸形、动脉粥样硬化、炎症、血栓、肾蒂扭转）。③肾周围病变，如炎症、脓肿、肿瘤、创伤、出血等。肾脏疾病引起的高血压，是症状性高血压中最常见的一种，称为肾性高血压。占肾脏病的19.6%～57.7%，占成人高血压的2%～4%。

2. 内分泌疾病

如原发性醛固酮增多症、皮质醇增多症（库欣综合征）、嗜铬细胞瘤、有高血压的肾上腺变态综合征、甲状旁腺功能亢进、垂体前叶功能亢进、绝经期综合征和女性长期口服避孕药等内分泌疾病伴有高血压的并不少见。

3. 血管病变

如主动脉缩窄、多发性大动脉炎等，主要引起上肢血压升高。

4. 颅脑病变

如脑部创伤、脑瘤、脑干感染等。

5. 其他

妊娠高血压综合征、红细胞增多症、高原病、药物（糖皮质激素、拟交感胺、甘草）。

（五）鉴别诊断

1. 肾小球肾炎

儿童与青少年期的症状性高血压，以肾小球肾炎引起者最为常见。急性肾小球肾炎的临床表现具有特征性：发病前可有链球菌等细菌或病毒的感染史，有发热、水肿、血尿，严重者可并发心力衰竭或高血压脑病；尿检查有蛋白、红细胞和管型；血中尿素氮、肌酐水平可略增高；X 线检查可见心脏普遍增大，静脉肾盂造影常因肾小球滤过率明显降低而不显影；眼底检查视网膜动脉痉挛、水肿等，诊断一般并不困难。慢性肾小球肾炎的症状可能比较隐蔽，与高血压的鉴别有时不易，在血压显著升高或发生肾衰竭时，就更不易与第三期高血压以及急进型高血压相鉴别。患者可能均有肾衰竭的临床表现，尿中有蛋白、红细胞和管型，并伴氮质血症和视网膜动脉硬化、出血、视神经乳头水肿等病变。如患者过去有肾小球肾炎的病史，或有反复水肿史，有较明显贫血、血浆白蛋白降低和氮质血症而视网膜病变还不明显，蛋白尿出现在高血压之前，或蛋白尿持续而血压增高不显著，静脉肾盂造影显示造影剂排泄延迟，双侧肾影缩小等情况，有利于慢性肾小球肾炎的诊断。反之，如患者有多年的高血压病史后出现尿的变化，则高血压的可能性较大，如血压长期地停留在极高水平（收缩压＞255 mmHg 和（或）舒张压＞135 mmHg），则以急进型高血压更为多见。

2. 慢性肾盂肾炎

慢性肾盂肾炎常伴有高血压，有时临床表现如高血压，甚至可伴高血压性心脏病：若肾脏症状不明显，可误诊为高血压，必须详细询问病史和详查尿常规、肾功能和尿培养等方可鉴别。本病多有尿路感染的病史，临床表现包括发热、腰酸痛、尿频、尿痛、尿中出现红细胞等，即使是发生在多年以前仍有意义。急性期和慢性活动期尿细菌培养多为阳性（菌落数＞1000/ml），尿中白细胞增多（离心沉淀 10 min，高倍视野下有 10 个以上），也可同时有蛋白、红细胞和颗粒管型，后期尿浓缩功能差，比重可在 1.012 以下。静脉肾盂造影可显示肾盂与肾脏的瘢痕和萎缩性变化（杆状肾盂和肾轮廓扭曲），并可能发现下泌尿道有阻塞。单侧慢性肾盂肾炎病肾萎缩或排尿功能明显受损，但当膀胱中的尿主要为健侧肾所排时，则尿常规检查时可能阴性，需特别注意。

3. 妊娠高血压综合征

妊娠高血压综合征与高血压的鉴别，有时颇为困难，且两者常可同时存在。原有高血压的患者，妊娠后约 30% 发生妊娠中毒症。两者的鉴别要点是：高血压患者在妊娠早期血压即已增高，过去有高血压病史，多不伴有明显的蛋白尿；妊娠高血压综合征则一般在妊娠晚期出现高血压，且逐渐增高，并伴有水肿和蛋白尿。

4. 肾动脉狭窄

本病可为单侧性或双侧性。病变性质可为先天性、炎症性（在我国常为多发性大动脉炎的一部分）或动脉粥样硬化性等。后者主要见于老年人，前两者则主要见于青少年，其中炎症性者尤多见于30岁以下的女性。凡突然发生高血压（尤其青年或老年人），高血压呈恶性或良性高血压突然加重，以及对药物治疗无反应的高血压患者，都应怀疑本症。本病患者多呈舒张压的中、重度固定性增高，体检时约50%患者可在上腹部或背部肋脊角处听到高音调的收缩－舒张期或连续性杂音。对怀疑本病者，可做①静脉肾盂造影，如见一侧肾排泄造影剂迟于对侧、肾轮廓不规则或显著小于对侧（直径1.5 cm以上）、造影剂密度深于对侧或输尿管上段和肾盂有压迹（可能为扩大的输尿管动脉的压迹）、提示有肾血管病变的可能。②放射性核素肾图测定，通过分析曲线血管相、实质相和排泄相，有助于判断两侧肾脏的血液供应、肾小管功能和排尿情况，从而估计有无肾缺血的存在。③腹部超声波检查。④药物（如血管紧张素转换酶抑制剂）筛选试验对有阳性发现者，可进一步做肯定性诊断试验，即选择性肾动脉造影和分侧肾静脉血浆肾素测定。前者用以确定狭窄部位，后者通过证实患侧肾脏肾素产生增多而评定肾动脉狭窄的功能意义。分侧肾素测定如显示病侧的肾素活性为健侧1.5倍或以上，且健侧的肾素活性不高于下腔静脉血，可诊断本病且预测手术治愈率可达80% ~ 90%测定前给予一定的激发措施，包括倾斜体位、低盐饮食或给予血管扩张剂、利尿剂或转换酶抑制剂（如测定前24 h口服卡托普利25 mg）可刺激患侧肾脏释放肾素转换酶抑制剂刺激患侧肾脏分泌肾素增加的机制为降低血压和阻断血管紧张素Ⅱ对肾素释放的反馈性抑制如不做激发或测定前未停用抑制肾素分泌的降压药（β受体阻滞剂，交感神经抑制剂和神经节阻滞剂），可导致假阴性结果。

5. 其他肾脏疾病

多囊肾患者常有家族史或家族中有中年死于尿毒症者。肾脏肿瘤和多囊肾可在肾区扪到肿块，肾盂造影或超声检查有助于明确肾脏肿块为囊性或实质性。马蹄肾和肾发育不全可通过静脉肾盂造影来发现。肾结核、肾结石和继发性肾脏病变本身的临床表现比较明显，诊断一般不难。

6. 嗜铬细胞瘤

对以下高血压患者要考虑本病的可能：血压波动明显，阵发性血压增高伴有心动过速、头痛、出汗、苍白等症状，对一般降压药无反应，高血压伴有高代谢表现和体重减轻、糖代谢异常，以及对诱导麻醉和降压药治疗的升压反应。进一步的诊断需证实患者血浆或尿中儿茶酚胺或其代谢产物的浓度增高，然后经CT、放射性核素检查或血管造影对肿瘤进行定位。前者包括24 h尿儿茶酚胺、3－甲氧基－4羟基苦杏仁酸（VMA）和3－甲氧基肾上腺素测定，对增高者可做血浆儿茶酚胺测定，测定前患者须充分休息。嗜铬细胞瘤患者的血浆儿茶酚胺水平较高血压患者明显增高，而VMA水平在两种疾病可有相当大的重叠。对有一定症状而休息时血浆儿茶酚胺水平在临界状态的高血压患者，可在给予可乐定后复查血浆儿茶酚胺水平，正常人和高血压患者的儿茶酚胺水平将下降，而嗜铬细胞瘤患者则不受影响。但对已在接受降压药治疗者应慎用，曾有报道可乐定抑制试验引起严重的低血压。大多数患者使用CT可对嗜铬细胞瘤做出定位诊断，约10%患者的嗜铬细胞瘤由于较小（直径 1.0 cm 以下）或位于肾上腺外，不能用 CT 对肾上腺的检查而发现，可用碘－间碘苯甲酸胍做嗜铬细胞瘤显像。以上两种方法检查均可有假阴性存在，因此必要时可做选择性血管造影或分侧静脉插管测定局部血浆儿茶酚胺水平，但这些方法都有一定的危险性，要严格掌握应用指征。

7. 皮质醇增多症（库欣综合征）

本病除高血压外，还有向心性肥胖、面色红润、皮肤紫纹、毛发增多，以及血糖增高等临床体征，诊断一般并不困难。但本病为一组较复杂的疾病，尤其是病因多样，症状可稍不同，诊断治疗方案各异。

8. 原发性醛固酮增多症

本病多见于成年女性，临床上以长期的血压增高和顽固的低血钾为特征。表现为肌无力、周期性四肢麻痹或抽搐、烦渴、多尿等。实验室检查有低血钾、高血钠、代谢性碱中毒、尿比重低而呈中性或碱性、尿中醛固酮排泄增多、血浆肾素活性低且对缺钠的反应迟钝、尿 17-酮皮质类固醇和 17- 羟皮质类固醇等正常。高血压患者伴有低血钾时要考虑到本病的可能，但也要注意排除失钾性肾炎、长时间应用利尿剂引起尿排钾过多和各种原因所致的继发性醛固酮增多症。正常的血钾水平也不能排除原发性醛固酮增多症，特别是在患者饮食中限制钠盐摄入或摄钾增多的情况下。在不控制饮食的情况下所测的血浆肾素活性和血浆或尿中醛固酮水平对原发性醛固酮增多症的诊断没有帮助。给予高钠饮食 3 d 后所测得的 24 h 尿中醛固酮排出量，如超过 14.0 μg 则可诊断本病。应用 CT 可对多数病例的病变进行定位，鉴别为增生或肿瘤。如鉴别有困难，可经皮穿刺直接由肾上腺静脉抽血测定醛固酮水平，患侧增高不到健侧 2 倍则提示为双侧增生，超过 3 倍者提示为腺瘤。肾上腺静脉造影对肾上腺肿瘤的定位十分精确，但有较高的腹膜后或肾上腺内出血的发生率，现已较少使用。

9. 其他内分泌疾病

伴有高血压的内分泌疾病尚有多种，如先天性肾上腺皮质增生、前（腺）脑垂体功能亢进症、甲状旁腺功能亢进症、更年期综合征等。

10. 主动脉缩窄

先天性主动脉缩窄或多发性大动脉炎引起的降主动脉和腹主动脉狭窄，都可引起上肢血压增高，多见于青少年。本病的特点是上肢血压高而下肢血压不高或降低，因上肢血压高于下肢而形成反常的上下肢血压差别［正常平卧位用常规血压计测定时下肢收缩压读数较上肢高 2.7 ～ 5.3 kPa（20 ～ 45 mmHg）］，同时伴下肢动脉搏动减弱或消失，有冷感和乏力感。在胸背和腰部可听到收缩期血管杂音，在肩胛区、胸骨旁、腋部和中上腹部，可能有侧支循环动脉的搏动、震颤和杂音。胸部 X 线片可显示肋骨受侧支循环动脉侵蚀引起的切迹，主动脉造影可以确立诊断。多发性大动脉炎在引起降主动脉或腹主动脉狭窄的同时，还可以引起主动脉弓在头臂动脉分支间的狭窄或一侧上肢动脉的狭窄，这时一侧上肢血压增高，而另一侧则血压降低或测不到，应予注意。

11.颅脑病变

本类病变的神经系统表现多具特征性，诊断一般并不困难，有时需与高血压引起的脑血管病变相鉴别。

二、治疗

治疗原则为症状性高血压的治疗。

症状性高血压的治疗，主要是针对其原发疾病，进行病因治疗。如单侧肾脏病变、肾脏肿瘤、肾动脉狭窄、泌尿道阻塞、嗜铬细胞瘤、肾上腺皮质肿瘤或增生、主动脉缩窄、多发性大动脉炎、脑瘤和脑外伤等可行手术治疗，及时而成功的手术可使血压下降，甚至可完全根治。对原发病不能手术或术后血压仍高者，除采用其他针对病因的治疗外，对高血压可按治疗高血压的方法进行降压治疗。α 受体阻滞剂酚苄明 10 ~ 30 mg(开始用小剂量逐渐增加)，每日 1 ~ 2 次，或合并应用 β 受体阻滞剂，对控制嗜铬细胞瘤所致高血压有效，可在手术准备阶段或术后使用。醛固酮拮抗剂螺内酯 20 ~ 40 mg，每日 3 次，可用于原发性醛固酮增多症手术前的准备阶段，有利于控制血压和减少钾的排泄，对术后血压仍高或不能手术者，可长期给予螺内酯控制血压。

三、病情观察

治疗过程中应密切注意降压药物的疗效，注意观察治疗中可能产生的各种不良反应，及时加以纠正或调整用药。

四、病历记录

（一）门急诊病历

记录患者就诊时间；记录患者就诊的主要症状，如头昏、头痛、胸闷、胸痛等；有无诱发因素，如劳累、睡眠不足、情绪激动和有无停服、漏服药物等；记录患者发作时的血压、心电图、尿检、心脏超声等检查。

（二）住院病历

详细记录患者主诉、发病过程、门急诊及外院以往的治疗经过、以往所用药物及效果如何，首次病程记录应提出初步诊断，记录分级、危险分层，制定个体化的治疗方案病程记录应记录患者对药物的治疗反应、不良反应。

五、注意事项

（一）医患沟通

对高血压患者进行宣教，让患者了解自己的病情，包括高血压、危险因素同时存在的临床情况，了解控制血压的重要性，了解终身治疗的必要性，为争取药物治疗取得满意疗效，随诊时应强调按时服药，让患者了解该种药物治疗可能出现的不良反应，后者一旦出现，应及早报告；深入浅出地耐心向患者解释改变生活方式的重要性，使之理解治疗意义，自觉地将治疗方案与生活方式转变付诸实践，长期坚持。

（二）经验指导

（1）突然发生的明显高血压（尤其是青年人），高血压时伴有心悸、多汗、乏力或其他一些高血压不常见的症状，上下肢血压明显不一致、腹腰部有血管杂音的患者，应考虑继发性高血压的可能性，需做进一步的相关检查予以鉴别此外，要注意与主动脉硬化、高动力循环状态、心排血量增高时所致的收缩期高血压相鉴别。

（2）降压治疗药物的选用应根据治疗对象的个体状况，以及治疗药物的作用、代谢、不良反应和药物相互作用，参考以下几点做出决定：①治疗对象是否存在心血管病危险因素。②治疗对象是否已有靶器官损害，如心血管疾病（尤其是冠心病）、肾病、糖尿病的表现。③治疗对象是否合并有受降压药影响的其他疾病，如高血压并糖尿病或肾功能不全，不宜使用利尿剂，可用血管紧张素转换酶抑制剂。④与治疗合并疾病所使用的药物之间有无可能发生相互作用。⑤选用的药物是否已有减少心血管病发病率与死亡率的证据及其力度。⑥所在地区降压药物品种供应与价格状况及治疗对象的支付能力。

（3）近年来研究认为，为了最大程度取得治疗高血压的疗效，就要求更大程度地降低血压，而做到这一点单药治疗常力不能及，或是剂量增大而易出现不良反应。国际大规模临床试验证明，合并用药有其实际需要和应用价值。合并用药可用两种或多种降压药，每种药物的剂量不大，药物的治疗作用应有协同或至少相加的作用，其不良作用可以相互抵消或至少不重叠或相加；合并用药时所用的药物种数不宜过多，过多则可有复杂的药物相互作用。现今认为比较合理的配伍为：① ACEI（或血管紧张素Ⅱ受体拮抗剂）与利尿药。②钙通道阻滞剂与 β 受体阻滞剂。③ ACEI 与钙通道阻滞剂。④利尿药与 β 受体阻滞剂。⑤ α 受体阻滞剂与 β 受体阻滞剂。合理的配方还应考虑到各药作用时间的一致性。合并用药：一种是可以采用各药的按需剂量配比，其优点是易根据临床调整品种和剂量；另一种是采用固定配比的复方，其优点是方便，有利于提高患者的顺从性。

（4）治疗的目标是总体上减少心血管病危险性。因此，治疗高血压患者的其他危险因素和存在的临床疾病也同样重要。在对合并或伴有糖尿病、高胆固醇血症、冠心病、脑血管病或肾脏疾病病患治疗时，经治医师应请有关专科进行检查，为患者综合制订适宜的生活方式和药物治疗。

第十章 抗肿瘤治疗相关的心律失常

第一节 心律失常的机制

一、心脏传导系统的构造和工作过程

心脏的传导系统由负责正常冲动的形成与传导的特殊心肌细胞构成，包括窦房结、结间束、房室结、希氏束、左右束支以及浦肯野纤维网。

冲动在窦房结形成后，由结间束和普通心房肌传递，抵达房室结及右心房。冲动在房室结内传导速度极为缓慢，抵达希氏束后传导再度加速。束支与浦肯野纤维的传导速度均极快，使全部心室肌几乎同时被激动。最后，冲动抵达心外膜，完成一次心动周期。

二、窦房结的结构与位置

窦房结是心脏正常窦性心律的起搏点，人类窦房结呈扁椭圆形结构，位于上腔静脉入口与右心房交界处界沟的长轴心外膜下约 1 mm 处，长 10 ~ 20 mm，宽 5 mm，厚 1.5 ~ 2 mm。主要由 P（起搏）细胞与 T（移行）细胞组成。冲动在 P 细胞形成后，通过 T 细胞传导至窦房结以外的心房组织。窦房结中央的窦房结动脉 55% ~ 60% 起源于右冠状动脉，40% ~ 45% 起源于左冠状动脉回旋支。

三、结间和房间传导的结构

结间束连接窦房结与房室结，分成前、中与后结间束。三支结间束的部分纤维均绕过房室结的嵴，延伸到远处。这些结间组织并不显示特殊通道的组织学分布，与普通心房肌细胞具有不同的电生理特性，其传导速度比普通心房肌快。

（1）前结间束：始于窦房结前缘，弓状绕上腔静脉达房间束的前部，称为 Bachman 束或上房间束，然后延续到左心房，进入房室结的上缘。Bachman 束是一组大肌束，传递心脏冲动优先从右心房传导至左心房。

（2）中结间束：始于窦房结后上缘，行于上腔静脉后方，向下进入房间隔后部，从卵圆

窝的上方越过，沿房间隔下行达房室结的上缘。

（3）后结间束：始于窦房结后下缘，沿界嵴下行，经欧式结穿越冠状窦口上方房间隔到达房室结的后下缘。

四、房室交界区的组织与构成

房室交界区是指心房肌纤维和希氏束之间的纤维复合体，根据组织学观察可分为三种不同的特殊组织。

（1）过渡细胞带：位于房室结的后方，过渡细胞间相互集合，错综交织成迷路样结构，与致密部分相连接，是房室结传导缓慢的解剖基础。

（2）致密部分：即房室结本身，位于房间隔的右后下部、冠状窦开口前、三尖瓣附着部的上方，长 5 ～ 8 mm，宽 2 ～ 4 mm，厚 0.5 ～ 2 mm。根据电生理特性，房室结被分成房结区（AN）、结区（N）和结希区（NH）。AN 区相当于节后部位的过渡细胞带，具有传导性和潜在自律性。N 区为光镜下见到的房室结，有传导性及自律性。NH 区为结下部束支起始部前，位于房室结和希氏束之间，具有传导性和潜在自律性。85% ～ 90% 心脏的房室结由右冠状动脉间隔支供血，部分来自左前降支的分支。

（3）希氏束：为索状结构，长 10 ～ 15 mm，宽约 3 mm，与房室结致密部分远端相连，穿过中央纤维体，通过肌部室间隔，与主动脉瓣瓣环和三尖瓣瓣环相邻，称为房室束穿隔部，绕过膜部室间隔和肌部室间隔上缘，称为房室束隔后部，最后为分叉部上端。

五、室内传导系统的结构与构成

（1）左束支：大部分来源于胚胎组织的室－球圈细胞，小部分来于胚胎组织的房室圈后部细胞。它发自房室束，短而粗，位于室间隔左侧心内膜下，分出三组分支：①左前分支：近左心室流出道处下行入前乳头肌根部，由左冠状动脉前降支的前穿隔支供血。②左后分支：近左心室流出道处向下后行，分布于室间隔后半部、后乳头肌和左心室的后下壁。由右冠状动脉的后降支和左冠状动脉的回旋支供血。③间隔支：从前两分支的夹角处发出，或始于前两分支，或由前两支发出的网状分支交织复合而成。

（2）右束支：主要来源于胚胎组织的室－球圈细胞，起自房室束穿隔部，下行于室间隔右侧，然后转向外下止于右室前乳头肌的基底部。并在其前上方分成前分支止于肺动脉口部；后分支分布于右室后壁、后乳头肌及间隔右后部；外分支止于右心室壁。此三组分支形成右室末梢纤维网。右束支细长，呈圆柱状，主要由左冠状动脉前降支的前穿支供血。

（3）浦肯野纤维：由束支分支的末端构成纵横交织的网状结构，分布于左、右心室的心内膜下和心室肌内，心室基底部和乳头肌顶部较少。浦肯野细胞覆盖两心室心内膜的大部分，细胞大而清晰，细胞间主要通过发达的闰盘尾尾相连，少数边边连接，主要功能是传导心脏冲动，速度达 40000 mm/s。游离走行的浦肯野纤维亦被称为假腱索，由顺序排列的浦肯野细胞构成，具有收缩功能。

六、心脏神经支配的作用

心脏传导系统接受迷走和交感神经支配。迷走神经兴奋性增加抑制窦房结的自律性与传导性，延长窦房结与周围组织的不应期，减慢房室结的传导并延长其不应期。交感神经的作用与迷走神经相反。心脏交感神经的节前神经元位于脊髓第 1 ~ 第 5 胸段的中间外侧柱，节后纤维来自脊椎旁的星状神经节或颈交感神经节。迷走神经节前纤维主要由泌涎核腹侧发出，少部分源于迷走神经背核和核间区，神经节位于肺静脉、下腔静脉、左房后部和房室沟的脂肪垫中，迷走神经纤维穿越房室沟于心外膜浅层走行 1 ~ 2 cm 之后，穿入心室的心内膜下，因而心内膜下心室迷走神经纤维易受缺血损伤。

七、心律失常的分类

心律失常是指心脏冲动的频率、节律、起源部位、传导速度或激动次序的异常。按其发生原理，区分为冲动形成异常和冲动传导异常两大类。按照心律失常发生时心率的快慢，可将其分为快速性心律失常与缓慢性心律失常两大类。

八、冲动形成异常的种类

（1）窦性心律失常：①窦性心动过速。②窦性心动过缓。③窦性心律不齐。④窦性停搏。

（2）异位心律

1）被动性异位心律：①逸搏（房性、房室交界性、室性）。②逸搏心律（房性、房室交界性、室性）。

2）主动性异位心律：①期前收缩（房性、房室交界性、室性）。②阵发性心动过速（房性、房室交界性、房室折返性、室性）。③心房扑动、心房颤动。④心室扑动、心室颤动。

九、冲动传导异常的种类

（1）生理性：干扰及房室分离。

（2）病理性：①窦房传导阻滞。②房内传导阻滞。③房室传导阻滞。④束支或分支阻滞（左、右束支及左束支分支传导阻滞）或室内阻滞。

（3）房室间传导途径异常：预激综合征。

十、心律失常的发生机制——自律性

通常自律性分为正常自律性和异常自律性。正常自律性心脏的基本起搏点在窦房结，自律性的产生源于窦房结细胞的 4 期自动去极化。影响窦房结自律性的因素包括窦房结细胞的最大舒张期电位、去极化阈电位以及4相去极化的斜率。异常自律性由实验干预或疾病因素引起，在它们的跨膜电位发生异常的情况下容易出现自律性。异常自律性可以发生于心脏任何部位，其机制在于心肌细胞静息膜电位明显降低后发生的自发舒张期去极化，并由此激起重复脉冲，即所谓膜电位降低引起的自律性或称异常自律性。当窦房结的正常自律性受到抑制，或异常自律灶发放的频率高于窦性心律时，即可产生心律失常。

十一、心律失常的发生机制——触发活动

触发活动是一种异常的细胞电活动，是指心肌细胞在其动作电位的复极过程中，动作电位上的振荡性后电位或称后去极化达到去极化的阈电位时，发生了一次新的去极化和兴奋反应。起触发作用的搏动可以是正常窦性或其他异常搏动，包括外加的电刺激。这些后去极化如果能达到起搏阈值便造成异常的自律活动。如果该异常自律活动后的后去极化又引起另一次异常自律活动，反复循环，自律活动便不要外界的触发就能持续重复发生。

十二、触发活动的分类

触发活动根据后除极在先前动作电位中出现的时相可分为早期后除极和延迟后除极两种：①早期后除极（EAD）：当心脏动作电位的2相、3相膜电位水平从下降变为上升时称为早期后除极。也有人称3时相膜振荡电位。早期后除极发生在动作电位的2相平台期或3相早期，表现为在先前动作电位平台期上小幅度膜电位振荡。如后除极波足够高，能达到阈值，则出现单个或一串快速的异常搏动。②延迟后除极（DAD）：当发生于完全复极后4相时，膜电位振荡称为延迟后除极，又称4时相膜振荡电位，系复极终末或复极完成后所触发的后除极。如在阈值之下，则不产生异常搏动。而当其除极幅度达到阈电位，则可触发异位搏动，形成期前收缩；延迟后除极产生的动作电位又会触发另一次后除极及动作电位，如此反复便引起一系列异位搏动，形成心动过速。

十三、心律失常的发生机制——折返激动

折返是激动传导异常的常见电生理现象。折返激动可发生于心脏任何部位，是形成快速性心律失常的最重要机制。绝大多数的室上性心动过速、多数的室性心动过速和过早搏动都是折返引起。正常的心脏冲动起源于窦房结，按一定顺序传布到心脏，然后灭活，进入舒张期，等待窦房结的再次冲动形成，周而复始形成窦性心律。当心脏在解剖或功能上存在双重的传导途径时，激动可沿一条途径下传，又从另一途径返回，使在心脏内传导的激动持续存在，并在心脏组织不应期结束后再次兴奋心房或心室，这种现象称为折返激动。

十四、折返形成的基本条件

形成折返需要三个基本条件，称为折返发生的基质，包括：①激动折返的径路——折返环。②一条径路单向阻滞。③另一条径路存在缓慢传导。产生折返的基本条件是传导异常，当心脏存在两个或多个部位的传导性与不应期各不相同的传导路径，相互连接形成一个闭合环；其中一条通道发生单向传导阻滞；另一通道传导缓慢，使原先发生阻滞的通道有足够时间恢复兴奋性；原先阻滞的通道再次激动，从而完成一次折返激动。冲动在环内反复循环，产生持续而快速的心律失常。

十五、常见的折返性心动过速

根据折返环形运动的位置，折返性心动过速可分为以下几种。

（1）窦房结区域折返性心动过速：折返环路涉及窦房结、窦房结周围组织、部分右心房上部组织，心动过速时心房的激动顺序呈右心房上部领先。

（2）心房内折返性心动过速：折返环路位于心房内，心动过速时心房的激动顺序呈心房某部领先。心房扑动是在心房内存在一个较大的、规则的折返环。心房颤动是由心房内数量不等、杂乱的微折返环形成。

（3）房室交界区折返性心动过速：房室结可功能性地纵向分离为快径和慢径，称为房室结双径路（有时甚至可分离为多径路），一般快径路的特征为传导速度快而不应期长，慢径路的特征为传导速度慢而不应期短，二者在匹配适当时，可组成折返径路而形成折返性心动过速。

（4）房室折返性心动过速：为房室旁路参与的折返性心动过速，折返环路包括心房、房室交界区、心室、旁路，如以房室交界区为顺传支、以房室旁路为逆传支，称为顺传型（常见型）；如以房室旁路为顺传支、以房室交界区为逆传支，称为逆传型（罕见型）。顺传型房室折返性心动过速是临床最常见的折返性心动过速。

（5）心室内折返性心动过速：折返环路限于心室内，多见于器质性心脏病，如缺血性心脏病、心肌病等，但也可见于没有明确器质性心脏病者。折返途径包括左束支和右束支的大折返环，形成束支折返性心动过速；折返途径包括左束支的分支，形成分支折返性心动过速；折返途径包括浦肯野纤维心室肌，形成室内折返性心动过速。

十六、心律失常的发生机制——传导障碍

由于生理或病理的原因心脏传导系统本身的病变或外来因素的影响均可引起冲动传播过程中出现传导缓慢或传导中断，与许多心律失常的产生密切相关。其中包括传导减慢、传导阻滞、递减性传导、单向阻滞、单向传导和不均匀传导。冲动传导异常在临床上常表现为各

种传导阻滞，分为窦房结性、房性、房室性及室内性阻滞。其中以房室和室内阻滞较为多见。当冲动传至处于生理不应期的传导组织或心肌时，表现为应激性差和传导障碍（传导延缓或传导中断），形成生理传导阻滞或干扰现象。生理性传导阻滞主要发生在房室交界区和心室内，常为暂时性，有时能对心脏起到保护作用，使心室免于过度频繁无效的收缩。当传导组织或心肌固有的不应期异常延长或传导途径损害甚至中断时，传导能力降低或丧失，激动下传受阻，为病理性传导阻滞。另外，动作电位的幅度降低、除极速度减慢或频率减低，可引起传导延缓和阻滞。

十七、3 相阻滞的概念及分类

3 相阻滞是指心率加快、心动周期缩短时出现的阻滞现象，又称为快频率依赖性阻滞。3 相阻滞按发生机制不同可分为生理性和病理性。心肌细胞缺血、缺氧或由于药物作用的影响，有效或相对不应期异常的延长，即动作电位第 2、3 相病理性延长，此时再传来的激动，虽落在复极过程之后一段时间，但仍处于不应期中，故发生传导阻滞或传导延缓，即病理性 3 相阻滞。任何早期发生的室上性激动，若落入传导系统的有效不应期中，不能产生扩布性兴奋，便受到阻滞；若落入相对不应期中，其产生的动作电位 0 相上升速度慢，振幅低，传导延缓，如室上性过早搏动伴干扰性 PR 间期延长；如果发生于室内传导系统，则称 3 相性室内差异传导。此为生理性 3 相阻滞，又称生理性的干扰现象。

十八、与 3 相阻滞有关的心律失常

与 3 相阻滞有关的心律失常有室上性过早搏动和室上性心动过速伴室内差异性传导、窦房干扰现象、房室干扰现象、隐匿性传导、房室传导裂隙现象、文氏现象和折返激动的形成等。

十九、4 相阻滞的概念、产生机制及表现

4 相阻滞是指心率减慢、心动周期延长时出现的阻滞现象，又称为慢心率依赖性阻滞。电生理实验发现，浦肯野纤维舒张期电位会逐渐降低，所以落在舒张期后期的激动，由于膜电位已显著减小，所产生的 0 相上升速率与振幅均减小，因而该激动不能传播，或只能以较慢的速度传播。这一机制引起的传导障碍称为 4 相阻滞，其在临床上十分少见，可表现为 4 相性束支传导阻滞和 4 相性房室传导阻滞，绝大多数的 4 相阻滞伴发于器质性心脏病。

二十、与 4 相阻滞有关的心律失常

①慢心率依赖性束支传导阻滞。②阵发性房室传导阻滞。③并行心律的传出阻滞。④ 4 相阻滞引起的折返激动。

第二节 快速性心律失常

一、窦性心动过速

（一）窦性心动过速的概念

窦性心动过速是指成人的窦性心率＞100次/分钟时的状况。窦性心动过速由生理（如运动、情绪激动、饮酒或喝咖啡等）或病理（如发热、贫血、甲状腺功能亢进、缺氧、休克、心力衰竭、药物等）因素引起。迷走功能减弱会导致不恰当的窦性心动过速。体位改变时也可引起窦性心动过速（直立性心动过速综合征）。窦房结折返性心动过速或窦房折返性心动过速是由窦房结内或其邻近组织的折返激动所致。

（二）窦性心动过速的病因

（1）生理性原因：正常人在运动、情绪激动、饮酒或咖啡等可出现短暂的窦性心动过速。

（2）病理性原因：发热、甲状腺功能亢进、贫血、失血、炎症、休克、心力衰竭和心肌缺血等。

（3）药物性影响：应用肾上腺素、阿托品、异丙肾上腺素等药物。

（三）窦性心动过速的临床表现

（1）症状：患者常自觉心悸，其他症状取决于发生的原因。当心动过速发生在心力衰竭或心肌缺血患者时，由于心室充盈的缩短和冠状动脉血流的减少，可诱发心力衰竭加重或心绞痛恶化。

（2）体征：窦性心动过速通常是逐渐开始与逐渐终止的，频率大多在100 ~ 180次/分钟，偶尔超过200次/分钟，容易有暂时的波动。刺激迷走神经的操作（按摩颈动脉窦、Valsalva动作等）可使其频率逐渐减慢，停止刺激后又加速至原先水平。

（四）窦性心动过速的辅助检查

（1）静息和动态心电图：窦性心动过速静息心电图特点为窦性P波，频率＞100次/分钟，PR间期0.12 ~ 0.20 s。动态心电图检查可以提供平均心率、心率变异性、心动过速发作和终止方式、心动过速持续时间等信息，可以为诊断和鉴别诊断提供依据。

（2）窦房结固有心率测定：应用非选择性β受体阻滞剂普萘洛尔和胆碱能受体阻滞药阿托品完全阻断自主神经，测定窦房结固有心率。固有心率的正常值=118.1-（0.57×年龄）。该试验也可用于鉴别不适当的窦性心动过速患者，许多这类患者有固有心率的增快。

测定固有心率后还可以应用不同剂量的异丙肾上腺素，评价对心率的影响以及运动后心率的反应，许多不适当的窦性心动过速患者对异丙肾上腺素的敏感性异常增加。

（3）超声心动图：了解有无器质性心脏病以及心脏结构和功能。

（五）窦性心动过速的鉴别诊断

（1）不适当的窦性心动过速：该种情况下，患者通常心率更快，静息或轻微活动心率超过 100 次 / 分钟，主诉心悸，持续或间歇性，多数患者神经紧张，症状多而复杂，严重者可有近似晕厥的表现。少数患者表现为慢性长期持续的窦性心动过速，可发展为心动过速心肌病、心力衰竭、心源性休克等。许多不适当的窦性心动过速患者有固有心率的增快和对异丙肾上腺素敏感性异常增加。

（2）阵发性室上性心动过速：心率通常在 150 ～ 250 次 / 分钟，节律规整；突然发作突然终止；刺激迷走神经（颈动脉窦按摩、按压眼球、咽喉刺激、屏气等）可终止心动过速。阵发性室上性心动过速通常容易经程序刺激诱发和终止，如果不能记录到患者发作时的体表心电图，可行食管电生理检查。

（3）自律性房性心动过速：简称“房速”，患者发作时通常有“温醒”现象，终止时有“冷却”现象，易被异丙肾上腺素诱发。

（六）窦性心动过速的治疗

窦性心动过速一般不必治疗。应注意病因和诱因的寻找与纠正，如给低血容量患者补液、给发热患者降温等。少数病例可使用镇静剂（如地西泮 5 ～ 10 mg，每天 1 ～ 4 次），必要时可用 β 受体阻滞剂（如普萘洛尔 10 ～ 40 mg，每天 4 次）。

（七）生理性窦速的概念和发病机制

生理性窦速是指在正常情况下，窦房结频率在 60 ～ 90 次 / 分钟时的状况，其频率受自主神经调节，还受温度、低氧血症酸中毒，机械张力、激素（如三碘甲状腺素、5- 羟色胺）以及药物（氨茶碱、阿托品、儿茶酚胺、迷幻剂、大麻）等因素的影响。抗癌治疗（特别是蒽环类抗生素，如阿霉素、柔红霉素）可引起急性或慢性心脏毒性反应，出现窦速。上述因素均影响了窦房结内起搏细胞的除极频率。生理性窦速呈非阵发性，不同于折返所致的窦速。

（八）生理性窦速的治疗

生理性窦速的处理首先要寻找病因，针对病因治疗。β 受体阻滞剂用于情绪激动或焦虑所致的症状性窦速十分有效，用于治疗 AMI 后的窦速可改善预后，也可用于慢性心衰所致的窦速，以改善症状和预后；对症状性甲亢患者应联合使用 β 受体阻滞剂和抗甲亢药物。伴有症状的甲亢患者对 β 受体阻滞剂禁忌时，可用非二氢吡啶类钙通道阻滞剂，如地尔硫䓬或维拉帕米替代。

（九）不适当的窦速的概念及机制

不适当的窦速是指无明确的生理、病理诱因，静息状态时窦性心率加快。不适当的窦速可能的机制为窦房结自律性增加或窦房结自主神经调节异常，交感张力过度增加而副交感张力减弱。

（十）不适当的窦速的临床表现

不适当的窦速在医务人员中较多见，而且近 90% 为女性，可能与医务人员容易觉察自己的心率有关。心悸是主要症状，但胸痛、气短、头晕、眩晕以及接近晕厥等症状也有表现。不适当的窦速程度变化极大，患者可完全没有症状而仅在常规体检时发现；症状严重者需服用药物，辅以心理治疗。临床体检和常规检查可以排除心动过速的继发性原因。

（十一）不适当的窦速的诊断标准

① Holter 监测白天心率＞ 100 次 / 分钟，而夜间心率正常。②心动过速和相关症状呈非阵发性。③ P 波形态与心内激动顺序和窦性心律时一致。④除外继发性原因（如甲状腺功能亢进、嗜铬细胞瘤、心力衰竭、贫血、心肌炎等）。

（十二）不适当的窦速的治疗

不适当的窦速的治疗主要取决于有无症状。在不治疗的患者中，心动过速致心肌病的风险尚不清楚，但可能性很小。尽管无大规模的临床试验证据，但 β 受体阻滞剂和非二氢吡啶类钙通道阻滞药（如维拉帕米和地尔硫草）仍为首选药物。对难治性不适当的窦速，导管消融改良窦房结也是一种治疗选择。但其预后良好，症状也轻微，一般不需采用创伤性的治疗方法。

（十三）窦房结折返性心动过速的概念

窦房结折返性或窦房折返性心动过速是指由于窦房结内或其邻近组织发生折返而形成的心动过速，呈阵发性。表现为非持续性发作，其 P 波形态和窦性 P 波相同或相似。通常可以被一个房性期前收缩突然诱发或终止。

窦房结内传导的不一致性是形成折返的基础，但折返环是否局限在窦房结内，以及窦房结周围心房组织或部分界嵴是否也参与折返尚不清楚。然而这类心律失常和房室结折返性心动过速（AVNRT）相似，对刺激迷走神经和腺苷敏感，事实表明窦房结组织参与了折返环。

（十四）窦房结折返性心动过速的临床表现

在因室上速而行电生理检查的患者中，窦房结折返性心动过速的检出率为 1.8% ~ 16.9%；而在局灶性房速的患者中，窦房折返可高达 27%。伴有器质性心脏病患者的窦房结折返性心动过速发病率较高。患者有心悸、头晕和接近晕厥。晕厥相当少见，因为心动过速的频率很少超过 180 次 / 分钟。阵发性发作是诊断的重要线索。

（十五）窦房结折返性心动过速的诊断

①心动过速和相关症状呈阵发性。② P 波形态和窦性 P 波相同。③心内心房激动顺序和窦性心律相同。④房性期前收缩刺激可诱发和（或）终止心动过速。⑤刺激迷走神经或腺苷可终止发作。⑥心律失常的诱发与房内或房室结传导时间无关。

（十六）窦房结折返性心动过速的治疗

目前尚缺乏窦房结折返性心动过速药物预防的对照试验。临床上疑为窦房结折返性心动过速的患者，可能对迷走刺激、腺苷、胺碘酮、β受体阻滞剂、非二氢吡啶类钙通道阻滞药，甚至地高辛都有效。如果患者心动过速能够很好地耐受以及容易用药物或刺激迷走神经的方法控制，不必考虑电生理检查。电生理检查适用于心动过速发作频繁或者发作时难以耐受、对药物治疗反应差、考虑接受射频消融治疗者。

二、期前收缩

（一）期前收缩的分类

期前收缩又称过早搏动，按发生部位分为窦性、房性、交界性和室性四大类。其中室性期前收缩（简称室早）最常见也最为重要，房性和交界性次之，窦性期前收缩极为罕见。

期前收缩按发生频率又分为偶发和频发期前收缩，目前一般将＜ 10 次 / 小时称为偶发期前收缩，＞ 30 次 / 小时称为频发期前收缩。

期前收缩依据形态是否一致分为单形和多形，依据发生部位分为单源和多源，多源的期前收缩是指期前收缩的形态和配对间期均不同。

一般将 3 次以上连续出现的期前收缩称为心动过速，但目前有将 5 次以上连续出现的室早称为室速的趋势。

（二）房性期前收缩的病因

房性期前收缩简称房早，是起源于窦房结以外心房任何部位提前发出的异位激动。其发生原因包括生理性和病理性。

（1）生理性病因：正常人中，多达 60% 可有房性期前收缩，特别是焦虑、疲劳、过度烟酒、饮茶或咖啡后容易出现。

（2）病理性病因：各种器质性心脏病，尤其是慢性肺部疾病、风湿性心脏病、冠心病、高血压心脏病等，房性期前收缩更加常见。

（3）药物性影响：药物对心肌的毒性作用（如洋地黄中毒）时，房性期前收缩更加常见。

（三）房性期前收缩的临床表现

（1）症状：可无症状或主诉心悸、漏搏。

（2）体征：可发现在基本心律间夹有提前搏动，其后有一较长间歇。期前收缩之 S_1 可增强，S_2 减弱。期前收缩的脉搏减弱或消失，形成漏脉，是心室充盈和搏血量减少的结果。

（四）房性期前收缩的心电图表现

（1）提早出现的房性 P′ 波，形态与窦性 P 波不同；P′ R 间期≥ 0.12 s。

（2）房早下传的 QRS 波群形态多与窦性心律相同；如房早出现较早，落于前次搏动的相对不应期，则 QRS 波群稍增宽或畸形，称为房早伴室内差异性传导，需与室早相鉴别；如房早出现更早，落于前次搏动的绝对不应期，则 P′ 波之后无 QRS 波出现，称为房早未下传。

（3）代偿间歇多不完全。

（五）提示为病理性房性期前收缩的情况

房性期前收缩可能与器质性心脏病有关，常提示为病理性房性期前收缩的情况：①频发持续存在的房性期前收缩。②成对的房性期前收缩。③多形性或多源性房性期前收缩。④房性期前收缩二联律或三联律。⑤运动之后房性期前收缩增多。⑥洋地黄应用过程中出现房性期前收缩。

（六）房性期前收缩的鉴别诊断

（1）房室交界性期前收缩：逆行的 P′ 波也可位于 QRS 波群之前，但其 P′R 间期＜ 0.12 s。

（2）室性期前收缩：房早伴室内差异性传导需与室性期前收缩相鉴别，前者 QRS 波群前可见 P′ 波，P′ R 间期≥ 0.12 s，V_1 导联 QRS 波群多为 rsR′；后者 QRS 波群前后无相关 P 波。

（3）缓慢性心律失常：房早未下传要与缓慢性心律失常（窦房阻滞、窦性停搏以及二度房室传导阻滞等）相鉴别，鉴别要点在于仔细寻找房性 P′ 波，并确定其与窦性 P 波的关系。

（七）房性期前收缩的治疗

（1）一般不需治疗，应去除诱因与病因。伴有缺血或心力衰竭的房早，随着原发因素的控制往往能够好转。

（2）症状十分明显或诱发室上速、房颤的房早应给予治疗。治疗药物包括镇静剂（如地西泮 5 ～ 10 mg，每天 1 ～ 4 次）、β 受体阻滞剂（如普萘洛尔 10 ～ 20 mg，每天 3 次），适用于伴有交感神经功能亢进者；也可选用非二氢吡啶类钙通道阻滞药（如维拉帕米 40 ～ 80 mg，每天 3 ～ 4 次）。但两类药物对低血压和严重心力衰竭者慎用。对心功能不全伴有房早者选用洋地黄（如地高辛 0.25 mg，每天 1 次）。

（八）室性期前收缩的病因

（1）无器质性心脏病人群：①健康人群 24 h 动态心电图监测 50% 的健康人可检出室性期前收缩。②老年人 24 h 动态心电图监测 70% ~ 100% 可检出室性期前收缩，而反复性室性期前收缩包括非持续性室速达 30%。③正常人心脏的解剖变异，如左室假腱索等。

（2）器质性心脏病：① 90% 以上冠心病、扩张型心肌病患者可出现室性期前收缩。②二尖瓣脱垂患者常见频发和复杂的室性期前收缩，如果伴有二尖瓣关闭不全造成的血流动力学损害、心源性晕厥病史、频发的室性期前收缩则提示可能有猝死的危险。③先天性心脏病的室性期前收缩可产生于原发的心脏损害或心脏手术损伤，报道较多的是法洛四联症。④无论源于何种病因所致的心力衰竭，均常发生室性心律失常，频发室性期前收缩发生率可达 80% 以上，40% 可伴短阵室速，常成为心力衰竭患者发生猝死的主要原因。

（九）室性期前收缩的心电图表现

室性期前收缩在心电图上的特征表现是提前出现的宽大畸形 QRS 波，时限＞ 120 ms；其前无相关 P 波；ST-T 波段与 QRS 波群主波相反。绝大部分室早具有完全的代偿间歇。室早显著变形增宽，QRS ＞ 160 ms，常强烈提示存在器质性心脏病。

（十）Lown 对急性心肌梗死时室性期前收缩的判断标准

动态心电监测对室性期前收缩的危险程度进行分级有助于判断室性期前收缩对预后的影响。Lown 分级目前认为对急性心肌梗死时室性期前收缩的预后判断有一定使用价值，其标准为：0 级：无室性期前收缩；1 级：偶发，单一形态室性期前收缩＜ 30 次 / 小时；2 级：频发，单一形态室性期的收缩≥ 30 次 / 小时；3 级：频发，多形室性期前收缩；4A 级：连续的成对室性期前收缩；4B 级：连续的≥ 3 次的室性期前收缩；5 级：R on T 现象。

（十一）室性期前收缩的临床意义

室性期前收缩的临床意义可参考以下情况判断并予以重视：①有器质性心脏病基础，如冠状动脉疾病（冠心病）、急性心肌梗死、心肌病、瓣膜疾病等。②心脏功能状态，如有心脏扩大，左心室射血分数＜ 0.40 或充血性心力衰竭。③临床症状，如眩晕、黑曚或晕厥征兆等。④心电图表现，如室性期前收缩呈多源、成对、连续≥ 3 个出现，或在急性心肌梗死或 QT 延长基础上发生的 R on T 现象。

（十二）室性期前收缩的治疗

室性期前收缩的治疗对策包括：①无器质性心脏病也无症状的室性期前收缩，不必使用抗心律失常药物治疗。②无器质性心脏病，但室性期前收缩频发引起明显心悸症状，影响工作及生活者，可酌情选用美西律、普罗帕酮，心率偏快、血压偏高者可用 β 受体阻滞剂。

③有器质性心脏病，伴轻度心功能不全（左心室射血分数0.4 ~ 0.5），原则上只处理心脏病，不必针对室性期前收缩用药，对于室性期前收缩引起明显症状者可选用普罗帕酮、美西律、莫雷西嗪、胺碘酮等。④急性心肌梗死早期出现的室性期前收缩可静脉使用利多卡因、胺碘酮。⑤室性期前收缩伴发心力衰竭、低钾血症、洋地黄中毒、感染、肺源性心脏病等情况时，应首先治疗病因。

（十三）房室交界性期前收缩的概念

房室交界性期前收缩是房室交界区提前发出的异位激动。

（十四）房室交界性期前收缩的临床表现

（1）症状：可无症状或主诉心悸、漏搏。

（2）体征：可闻及提前心搏，继之出现一个略微长的间歇。

（十五）房室交界性期前收缩的心电图

（1）提前出现的QRS波群，形态与窦性心律相同，或因伴室内差异传导而增宽、畸形。

（2）P′ 波为逆行型（P波在Ⅱ、Ⅲ、aVF导联倒置），可位于QRS波群之前（P′ R间期＜0.12 s）、之中（P′ 波不可见）或之后（RP′ 间期＜0.20 s）。

（3）代偿间期多数为完全性。

（十六）非阵发性房室交界性心动过速的概念

阵发性房室交界性心动过速是由房室交界区组织自律性增高或触发活动所致。与阵发性心动过速的区别在于无起止突然的规律、发作后不出现较长的代偿间歇等。

（十七）非阵发性房室交界性心动过速的心电图表现

（1）心动过速发作开始与终止时，心率呈逐渐变化，有别于阵发性心动过速，心房率多在70 ~ 130次/分钟。

（2）QRS波群多正常，少数因伴室内差异传导而增宽、畸形。

（3）QRS波群前或后可见逆行P′波，P′ R间期＜0.12 s或RP′间期＜0.20 s。

（4）常伴房室分离，心房激动由窦房结或异位心房起搏点控制，心室激动由房室交界区起搏点控制。

（5）心律经短暂温醒现象而变规则，但由洋地黄过量引起者，可因合并房室交界区起搏点的文氏型传出阻滞导致心室律不规则。

（十八）非阵发性房室交界性心动过速的治疗

本型心律失常通常能自行消失，假如患者耐受性良好，仅需密切观察和治疗原发疾病。

治疗基础疾病后心动过速仍反复发作并伴有明显症状者，可选用β受体阻滞剂。洋地黄过量所致者应立即停药，补充钾盐以及给予利多卡因、苯妥英钠或β受体阻滞剂治疗。不应施行电复律。

（十九）期前收缩的临床症状

由期前收缩引起的临床症状在不同人有很大差别。轻者可无任何不适感觉。容易出现症状者多为青年、女性、精神紧张以及全身情况较差者。心悸为最常见主诉，伴有心脏停跳感。功能性期前收缩不伴有器质性心脏病证据，运动或心率增快时期前收缩减少或消失。病理性期前收缩则在运动或心率增快时增多，常伴有器质性心脏病的其他表现。体检中听诊发现心脏节律不齐，有提前出现的心脏搏动，其后常有一较长间歇停搏。

（二十）期前收缩的动态心电图检查

常规心电图对期前收缩的检出率低，大多数临床研究至少需要 24 h 动态心电图监测，可对期前收缩的检出做出比较准确的定量，并降低期前收缩自然变异的影响。通过动态心电监测还有利于发现患者的症状与心律失常的关联性，特别是一些因室性心律失常引起的晕厥。

（二十一）期前收缩的运动试验

运动试验时机体内发生一系列生理性变化有助于显示出期前收缩，特别是比较复杂的和反复性的室性期前收缩常在运动中诱发。因此，运动试验目前也是检测心律失常的一种有效方法。

第三节　缓慢性心律失常

一、窦性心动过缓

（一）窦性心动过缓的概念

窦性心动过缓简称窦缓，是指起源于窦房结的心动过缓，成年人的窦性心率＜60次/分钟。

（二）窦性心动过缓的病因

（1）生理性原因：常发生于健康的青年人、运动员、体力劳动者及睡眠时。一些手法，如压迫眼球、按压颈动脉窦、诱导呕吐等可致迷走神经张力增高，也可引起窦性心动过缓。

（2）病理性原因：心内外疾患，如颅压增高、低温、甲状腺功能减退症、黄疸、窦房结病变、冠心病等以及应用洋地黄、β受体阻滞剂与利血平等药物。

（三）窦性心动过缓的临床表现

（1）症状：窦性心动过缓并不严重、心脏搏出量能代偿性增加时，患者可无症状。当窦性心动过缓严重（频率＜ 40 次 / 分钟）或伴严重器质性心脏病时，若搏出量不能代偿性增加，心排血量明显降低，则出现器官灌注不足的症状，如头晕、疲乏、气短、心绞痛等。

（2）体征：心率＜ 60 次 / 分钟。

（四）窦性心动过缓的心电图特点

（1）窦性 P 波，频率＜ 60 次 / 分钟。

（2）PR 间期＞ 120 ms。

（3）PP 间距＞ 100 ms。窦性心动过缓常伴有窦性心律不齐，即在同一次心电图描记中，PP 间隔互差＞ 120 ms。

（4）可出现逸搏、逸搏心律和继发于心动过缓的快速性心律失常。

（五）窦性心动过缓的鉴别诊断

（1）二度窦房传导阻滞：当发生 2 ∶ 1 窦房传导阻滞时，心率可以很慢，酷似窦性心动过缓。鉴别方法为活动或注射阿托品后心率突然成倍增加，而在窦性心动过缓时心率虽也可加快，但增加缓慢，且不成整倍数关系。

（2）未下传的房性期前收缩：仔细观察可识别出未下传的房性期前 P′ 波。注意有时其可融合在前一心跳的 T 波中，仅造成 T 波形态的改变。

（六）窦性心动过缓的治疗

正常变异者不需治疗，有基础病因者应予以纠正。心动过缓出现黑矇、晕厥等心脑供血不足的症状时，可给予药物治疗，如阿托品（0.3 ～ 0.6 mg，每天 3 ～ 4 次）、氨茶碱（0.1 g，每天 3 次）或异丙肾上腺素（0.5 ～ 2 mg 加入 500 ml 液体中，浓度 1 ～ 4 μg/ml，起始 1 ～ 2 μg/min，并根据心率调整滴速），但长期应用效果不确定。对严重而持续的窦性心动过缓，心脏起搏治疗比药物更有效。

二、窦性停搏

（一）窦性停搏的概念

窦性停搏又称窦性静止，是指窦房结冲动形成暂停或中断，以及窦性活动及其所致心房和心室活动相应暂停。

（二）窦性停搏的病因

（1）功能性原因：如迷走神经张力增高或颈动脉窦过敏等。

（2）器质性原因：如窦房结病变、急性心肌梗死、脑血管意外等病变以及应用洋地黄、奎尼丁、钾盐等药物。

（三）窦性停搏的临床表现

轻重不一，轻者可无症状或偶尔出现心搏暂停，严重者窦房结活动长时间停顿，心脏活动依靠下级起搏点维持。如同时有下级起搏点起搏功能低下，则长时间心脏停顿，以致出现头晕、视物不清、短暂黑矇、近乎晕厥或阿－斯综合征发作。

（四）窦性停搏的心电图特点

（1）窦性心律中有一段停顿，停顿的 PP 间期与基本窦性的 PP 间期无倍数关系，但常超过基本窦性周期的 1.5 倍。

（2）停顿长的 PP 间歇内无 P 波发生，或 P 波与 QRS 波群均不出现。

（3）长间歇后可出现房室交界性或室性逸搏，如窦性停搏时间过长，可出现房室交界性或室性逸搏心律。

（五）窦性停搏的鉴别诊断

（1）主要与二度Ⅱ型窦房传导阻滞相鉴别，后者所致的长 PP 间期是基本窦性 PP 间期的简单倍数。

（2）窦性停搏与三度窦房传导阻滞在心电图上不能鉴别。

（六）窦性停搏的治疗

治疗同“窦性心动过缓”。

三、窦房传导阻滞

（一）窦房传导阻滞的概念

窦房传导阻滞（SAB）是指窦房结发出的冲动，部分或全部不能传至心房，引起心房和心室 1 次或连接 2 次以上停搏。

（二）窦房传导阻滞的病因

窦房传导阻滞多为间歇性，常见于迷走神经亢进或颈动脉均过敏者。持续性窦房阻滞绝大多数见于器质性心脏病，包括窦房结病变、冠心病，特别是下壁心肌梗死、心肌炎、心肌病等。此外，洋地黄或奎尼丁中毒、高血钾等均可导致窦房阻滞。

（三）窦房传导阻滞的临床表现

窦房阻滞症状取决于 P 波连续脱漏的次数和长 P–P 间期的时限，轻者仅头晕、乏力，重者可发生晕厥等。

（四）窦房传导阻滞的心电图特点

按阻滞程度的轻重可分为一度、二度和三度窦房阻滞，因体表心电图不能显示窦房结电位，故不能明确诊断一度窦房阻滞。二度窦房阻滞可分为两种类型：①二度Ⅰ型窦房阻滞：即莫氏Ⅰ型或文氏型窦房阻滞。其特点为一系列连续出现的 P 波中，P–P 间期依次逐渐缩短，直至发生一次 P 波脱漏，而出现长的 P–P 间期，如此周而复始。其长 P–P 间期短于 P–P 间期的 2 倍。②二度Ⅱ型类房阻滞：即莫氏Ⅱ型窦房阻滞。其特点为一系列连续出现的 P 波中，多数 P–P 间期相等，但间歇性发生 P 波脱漏，而出现长的 P–P 间期。其长 P–P 间期等于短 P–P 间期的 2 倍或整倍数。

三度窦房阻滞时的心电图特点为 P 波消失，出现逸搏心律。

（五）窦房传导阻滞的治疗

参见本节“病态窦房结综合征”的治疗。

四、病态窦房结综合征

（一）病态窦房结综合征的概念

病态窦房结综合征（SSS）简称病窦综合征，也称为窦房结功能不全，是由窦房结或其周围组织病变，导致窦房结冲动形成障碍或冲动向心房传导障碍所致的多种心律失常的综合征。当合并快速性心律失常反复发作时，称心动过缓 – 心动过速综合征，简称慢 – 快综合征。

（二）病态窦房结综合征的病因

（1）窦房结的器质性损害：①累及窦房结本身的病变，如淀粉样变性、感染与炎症、纤维化与脂肪浸润、硬化与退行性病变等。②窦房结周围神经与神经节或心房肌的病变。③窦房结动脉的阻塞，多见于下壁心肌梗死。当器质性损害同时累及窦房结和房室结时，形成双结病变。

（2）窦房结的功能性障碍：迷走神经张力增高、某些抗心律失常药物能导致可逆性窦房结的功能抑制。急性下壁心肌梗死可引起暂时性窦房结功能不全，急性期过后多消失。

（三）病态窦房结综合征的临床表现

（1）症状临床表现轻重不一，可呈间歇性发作。多以心率缓慢所致脑、心、肾等脏器供血不足症状为主要症状。轻者表现为乏力、头晕、视物模糊、失眠、记忆力差、反应迟钝或易激动等，严重者可引起短暂黑矇、近乎晕厥或阿－斯综合征发作。部分患者合并短阵室上性快速心律失常发作，又称慢－快综合征。

（2）体征：持久的窦性心动过缓，心率低于 50 次 / 分钟。常在运动、发热及心力衰竭等时心率有不相称的缓慢。

（四）病态窦房结综合征的心电图特点

（1）常规心电图：①连续而显著的窦性心动过缓（＜ 50/ 分钟）。②窦性停搏或窦房阻滞。③同时出现窦房阻滞和房室传导阻滞。④同时出现上述心动过缓与心动过速，后者常为房颤、房扑或房速。⑤同时出现窦性心动过缓、窦房阻滞、房室传导阻滞和室内传导阻滞。

（2）动态心电图：① 24 h 总窦性心率减少。② 24 h 窦性平均心率减慢（＜ 60 次 / 分钟）。③反复出现＞ 250 ms 的长间歇等。

（五）窦房结功能测定

窦房结功能测定有助于对病窦综合征的疑似患者的诊断。

（1）运动和药物试验：运动、阿托品试验（静脉注射阿托品 1 ～ 2 mg）或异丙肾上腺素试验（异丙肾上腺素 0.5 mg 加入 500 ml 液体中，以 2 ～ 3 μg/min 的速度静脉滴注），若心率不能达到 90 次 / 分钟和（或）出现窦房阻滞、交界区性心律等为阳性。如窦性心律增快＞ 90 次 / 分钟者，则多为迷走神经功能亢进所致。

（2）固有心率（IHR）：应用普萘洛尔与阿托品完全阻断自主神经系统对心脏的支配后，测定窦房结产生冲动的频率。正常值 =118.1-（0.57× 年龄）。IHR 低于正常值者，提示窦房结功能低下。

（3）窦房结恢复时间（SNRT）与窦房传导时间（SACT）：起搏心房（心内直接起搏右心房或食管调搏起搏左心房），频率逐级加速致使窦房结完全被抑制，然后突然终止起搏，窦房结经过一段“温醒”过程后恢复窦性心律。测定最后一次起搏的心房激动到第一次自发的窦性恢复引起心房激动的间期称为 SNRT。因自发性窦性心率影响 SNRT，故从测定的 SNRT 减去起搏前窦性周期时限得到校正的 SNRT（CSNRT）。正常值 SNRT ＜ 1500 ms，CSNRT ＜ 500 ms。SACT 也可通过程序期前刺激或心房起搏测定。正常值 SACT 为 45 ～ 125 msc。

（六）病态窦房结综合征的诊断

根据典型心电图的表现，以及临床症状与心电图改变存在的相关性，并排除迷走神经兴奋性增高和药物影响的因素，便可确定诊断。一次或多次动态心电图检查有助于确定症状的出现与心电图改变的关系。对疑似患者，可借助辅助诊断方法测定窦房结功能。

（七）病态窦房结综合征的治疗

（1）病因治疗：应尽可能明确病因，如心肌炎可应用糖皮质激素、急性心肌梗死进行冠状动脉血运重建以改善冠状动脉供血等。

（2）药物治疗：无症状者不必治疗，但需定期随访。对于有症状的病窦综合征患者，应给予治疗。异丙肾上腺素、阿托品、氨茶碱等药物可作为安置心脏起搏器前的过渡治疗，长期应用效果不佳。慢－快综合征患者在应用抗心律失常药物前应审慎，需查明有无病窦综合征的可能。应用起搏治疗后，患者仍有心动过速发作，可同时应用抗快速性心律失常药物治疗。

（3）植入人工起搏器：病窦综合征是临床上最为常见的植入起搏器的适应证，植入起搏器前，应仔细评价心律失常与症状的关系。房室传导功能尚好者可选用心房起搏器，否则应选择双腔起搏器，以维持正常的房室激动顺序。心室起搏由于不符合生理，其价值不如心房或双腔起搏。

第四节　预激综合征

一、预激综合征的概念

预激综合征是指心房的冲动使整个心室或心室的某一部分提前激动，或心室的冲动使整个心房或心房的某一部分提前激动。

二、预激综合征的病因

多无器质性心脏病，少数伴发于先天性心脏病，如三尖瓣下移畸形、二尖瓣脱垂与心肌病等。

三、预激综合征的临床表现

预激本身并无症状，但可导致房室折返性心动过速、房扑与房颤等快速性室上性心律失常发作。并发房室折返性心动过速时可呈发作性心悸。并发房颤与房扑时，若冲动经旁道下传，因旁道前传不应期短，且不似房室结有减慢传导的特性，故可产生极快的心室率，可达 220 ~ 360 次 / 分钟，甚至变为室颤，发生休克、晕厥与猝死。运动、焦虑、酒精等刺激交感神经可能进一步缩短旁道不应期，加快心室率。

四、预激综合征的心电图表现

（1）典型预激综合征（WPW 综合征）：①窦性心律时 PR 间期缩短，时限< 0.12 s。② QRS 波群增宽，时限> 0.12 s。③ QRS 波群起始部分粗钝，为预激波（Delta 波）。④ ST–T 波呈继发性改变，与 QRS 波群主波方向相反。

按胸导联 QRS 波群的形态将典型预激综合征分成两型：① A 型 QRS 波群在各胸导联均向上。② B 型 QRS 波群在 V_1 导联向下，左胸导联（V_5、V_6）向上。

（2）短 PR 综合征（LGL 综合征）：① PR 间期< 0.12 s。② QRS 波群正常，无预激波。③无继发性 ST–T 改变。

（3）变异型预激综合征（马氏型）：① PR 间期正常。② QRS 波群增宽，时限> 0.12 s，有预激波。③伴有 ST–T 波继发性改变。

五、预激综合征的心电生理

（1）全或无传导：由于房室旁路由肌纤维组成，呈无房室结的递减性传导的特性。

（2）心房程序刺激时，随着期前刺激越提前，预激成分越大，HV 越短，甚至 H 波可埋在 V 波中。

（3）心房起搏时越靠近旁路，记录到的预激波出现越早；心室起搏时越靠近旁路，记录到的 VA 间期越短，当 VA 融合、其间没有等电位线时，可认为即是旁路所在部位。

六、房室旁道并发室上速的常见类型

（1）显性预激综合征并发顺向型房室折返性心动过速：显性预激综合征发作室上速时，通过房室结前向传导，经旁路通道逆向传导，即顺向型房室折返性心动过速。心电图表现 QRS 波群形态与时限正常，逆行 P 波位于 QRS 波群终结之后，落在 ST 段或 T 波的起始部分。心电生理检查时，心房或心室程序刺激可诱发和终止心动过速，最早的心房逆行激动部位在心房而不是房室交界区。

（2）显性预激综合征并发逆向型房室折返性心动过速：显性预激综合征发作室上速时，折返回路与顺向型者恰好相反，经旁路通道前向传导、房室结逆向传导，即逆向型房室折返性心动过速。此时，心动过速的 QRS 波群因有预激波的存在而增宽、畸形，极易与室性心动过速混淆，应仔细加以鉴别。

（3）通过隐匿性房室旁路逆传的房室折返性心动过速：部分阵发性室上速的患者，心电图表现与顺向型房室折返性心动过速相同，经心电生理检查发现这类患者与预激综合征患者一样，存在房室旁道，但该房室通道仅允许室房逆行传导而不能房室顺行传导，故而心电图无心室预激图形出现，被称为“隐匿性”预激综合征。

七、预激综合征的鉴别诊断

（1）束支传导阻滞心室肥大或心肌梗死：预激综合征的心电图图形应与其进行鉴别。鉴别要点是注意 PR 间期是否缩短，其他导联是否存在预激波。

（2）房室结折返性心动过速：预激综合征并发顺向型房室折返性心动过速时，要与房室结折返性心动过速相鉴别。

（3）室性心动过速：预激综合征并发逆向型房室折返性心动过速时，其 QRS 波群宽大、畸形，要与室性心动过速相鉴别。

八、WPW 综合征发生猝死的因素

（1）WPW 综合征患者发生猝死的高危因素：①心房颤动时最短的旁路前传的 RK 间期＜ 250 ms。②症状性心动过速病史。③多旁路。④ Ebstein 畸形。⑤家族性 WPW 综合征。

（2）WPW 综合征患者发生猝死的低危因素：①间歇性 WPW，提示旁路不应期较长。②用普鲁卡因胺后预激波消失。

九、预激综合征发作时的处理

预激综合征发作时的药物治疗应根据情况选择延长房室结或旁路传导时间与不应期的药物，打断折返环，从而终止心动过速或减慢房扑、房颤的心室率。

（1）当预激综合征并发顺向型房室折返性心动过速时，其治疗与一般室上性心动过速相同。首先尝试迷走神经刺激，无效时选用维拉帕米、普萘洛尔等。这些药物选择性作用于房室结，延长房室结传导时间或不应期，对旁道传导性无直接影响。腺苷应慎用，因其可能诱发快心室率的房颤。

（2）当预激综合征并发逆向型房室折返性心动过速时，选用Ⅰa、Ⅰc类或Ⅲ类（如普罗帕酮、索他洛尔、胺碘酮等）可延长旁道不应期。Ⅰc类或Ⅲ类药物同时延长房室结不应期，对顺向型和逆向型房室折返性心动过速均有作用。使用阻断房室结的药物可终止发作，但一般不用，因可能在发生心房颤动时导致心室率加快而诱发心室颤动。

（3）预激综合征患者发作经旁道前传的房扑与房颤，可伴极快的心室率而导致严重血流动力学障碍，应立即行电复律。药物宜选择延长旁路不应期的药物，如Ⅰa（普鲁卡因胺）、Ⅰc（普罗帕酮）或Ⅲ类（胺碘酮、伊布利特）等。洋地黄、钙通道阻滞剂和 β 受体阻滞剂等通常用于减慢房室结传导的药物，并不能阻断旁道传导，甚至可加速旁道传导，从而加速预激综合征合并房颤的心室率，甚至诱发室颤，因而不主张应用。

十、预激综合征的长期治疗

射频消融术消融房室旁道，打断折返环路，已成为首选的根治方法。所有旁路患者只要患者同意均可做导管消融治疗。

（1）预激综合征无症状者，可以不行电生理检查或治疗，也可以行导管消融治疗（Ⅱa类适应证，证据水平B级）。

（2）预激综合征合并房颤并快速心室率者，或者发生AVRT者，建议行导管消融治疗（Ⅰ类适应证，证据水平B级）。

（3）患者坚决拒绝导管消融且发作频繁，症状重时才考虑长期药物治疗，可选Ⅰc类或Ⅲ类抗心律失常药物（Ⅱb类适应证），不宜选β受体阻滞剂、CCB和洋地黄（Ⅲ类适应证）。对于偶发的AVRT（无显性预激）如不愿意导管消融，可以不长期服药治疗，仅在发作时给予相应处理（Ⅰ类适应证，证据水平B级）。

第五节　Brugada综合征

一、Brugada综合征的概念

Bmgada综合征（BrS）是一种离子通道基因突变的原发性心电疾病，是以右胸导联V_1～V_3 ST段抬高、多变，心脏结构无明显异常、多形性室速或室颤与晕厥的反复发作以及猝死为特征的综合征。其ECG改变可能是永久的，也可能是暂时的。其他导联也可偶见J点抬高（如后壁导联）。

二、Brugada综合征的病因

Brugada综合征是编码心肌离子通道的基因突变引起离子通道功能异常所致。其中已经明确的一种遗传变异的类型是LQT3等位基因——钠离子通道基因（SCN5A）突变，是一种常染色体显性遗传性疾病。主要发生于30～40岁的男性，在新生儿或儿童中也曾发生过。

三、Brugada综合征的临床表现

患者主要表现为晕厥或心脏骤停不明原因的晕厥与猝死，主要发生在男性，不伴器质性心脏病的证据。有些患者发生晕厥或猝死前有发热作为诱因。猝死的原因为快速多形性室性心律失常，多发生于休息或睡眠中。既往有晕厥病史伴ECG上ST段自发性抬高的患者，发生心脏骤停的概率是没有晕厥史和ST改变者的6倍。

四、Brugada 综合征的心电图表现

Brugada 综合征的 ECG 特点是发作性右束支阻滞、V_1 ~ V_3 导联 ST 段抬高。患者可有以下三种类型的 ECG 改变：1 型："穹隆型"ST 段抬高，表现为 J 波振幅或抬高的 ST 段顶点≥ 2 mm，伴随 T 波倒置，很少或无等电位线分离；2 型："马鞍型"ST 段图形，表现为 J 波振幅（≥ 2 mm）引起 ST 段逐渐下斜型抬高（在基线上方仍然≥ 1 mm），紧随正向或双向 T 波；3 型：右侧胸前导联 ST 段抬高＜ 1 mm，可以表现为"马鞍型"或"穹隆型"或二者兼有。

Brugada 综合征的心电图 ST 段改变可以是动态的，不同的心电图图形可以在同一患者身上先后观察到，或在应用特殊的药物，如钠通道阻滞剂后观察到。"Brugada 综合征样心电图改变"还可见于急性冠状动脉综合征、急性肺栓塞、致心律失常性右心室心肌病等。

五、Brugada 综合征的药物激发试验

静脉注射钠通道阻滞剂，如氟卡尼（2 mg/kg）和缓脉灵（1 mg/kg）可以揭示隐匿性 Brugada 综合征，但其灵敏性和特异性还不明确。部分静息基因携带者药物激发试验为阴性。

六、Brugada 综合征的诊断

（1）无论钠通道阻滞药应用与否，在多于 1 个右胸导联出现 1 型 Brugada 心电图表现，且伴以下情况之一者：有记录的室颤、多形性室速（CPVT）、心脏猝死家族史（＜ 45 岁）、家系成员中有"穹隆型"心电图改变、心电生理检查中可诱发室速 / 室颤、晕厥或夜间濒死样呼吸，可诊断为 BrS。若仅有以上心电图特征，则称为"特发性 BrS 样心电图改变"。

（2）基础情况下，多于 1 个右胸导联出现 2 型心电图改变，应用钠通道阻滞剂后变为 1 型或 ST 段抬高超过 2 mm，并存在 1 个或更多的上述临床表现时也可诊断为 BrS，而药物诱导后 ST 段抬高小于 2 mm 不可诊断为 BrS。

（3）基础情况下，多于 1 个右胸导联出现 3 型心电图改变，应用药物后转变为 1 型，并存在 1 个或更多的上述临床表现时，可诊断为 BrS，但需排除药物诱导后由 3 型转变为 2 型患者。

七、Brugada 综合征的鉴别诊断

（1）特发性室颤：BrS 家族遗传史，静息时典型的心电图表现或药物激发试验阳性等特征可与特发性室颤相鉴别。

（2）右束支传导阻滞：大多数 Brugada 综合征病例在左胸导联上不存在典型加宽的 S 波，提示不存在真正的 RBBB。

（3）急性前间壁心肌梗死：心肌梗死时 V_1 ~ V_3 导联可出现 ST 段抬高，但心肌梗死时典型的心前区疼痛症状、心肌酶谱的变化，尤其是冠脉造影等可与 BrS 相鉴别。

（4）早期复极综合征（ERS）：ERS 和 BrS 具有某些共同的心电图表现和药理调节机制，而且 ERS 的心电图和 BrS 心电图可互相转化。究竟是一种疾病的两种心电图表现，还是不同的疾病，还不统一。

（5）致心律失常性右室发育不良（ARVC）：ARVC 可表现出 BrS 的心电图表现和症状，因此，在诊断 BrS 之前，必须通过影像学检查排除 ARVC 的可能性。钠通道阻滞剂诱发试验有助于二者的鉴别。

（6）其他常见右胸导联 ST 段抬高的疾病：包括左心室室壁瘤、急性心肌炎、右心室梗死、夹层动脉瘤、急性肺栓塞、高钙血症、高钾血症等，也需与 BrS 相鉴别。

八、Brugada 综合征的治疗

β 受体阻滞剂与胺碘酮等药物治疗不能预防 Brugada 综合征患者猝死的发生。迄今为止被唯一证明能有效预防心性猝死的治疗是 ICD。此外，患者应避免使用钠通道阻滞剂和三环类抗抑郁药。

第十一章 抗肿瘤治疗中的心脏瓣膜病

第一节 二尖瓣疾病

一、二尖瓣狭窄

（一）二尖瓣狭窄的病因

二尖瓣狭窄的最常见病因为风湿热，约 2/3 的患者为女性。约半数患者无急性风湿热史，但多有反复链球菌扁桃体炎或咽峡炎史。急性风湿热后，至少需 2 年才形成明显二尖瓣狭窄，多次发作急性风湿热较一次发作出现狭窄早。单纯二尖瓣狭窄占风心病的 25%，二尖瓣狭窄伴有二尖瓣关闭不全占 40%。主动脉瓣常同时受累。罕见的其他病因包括先天性狭窄、老年性二尖瓣环或环下钙化以及结缔组织疾病等。

（二）二尖瓣狭窄的临床症状

（1）呼吸困难：常为最早出现的症状，为肺淤血的表现。早期为劳力性呼吸困难，随着病情进展，可出现静息性呼吸困难、阵发性夜间呼吸困难，严重时端坐呼吸；极重者可产生急性肺水肿，咳粉红色泡沫样痰，多于劳累、情绪激动、呼吸道感染、快速心房颤动或妊娠等情况下诱发。二尖瓣狭窄时，心功能不全是由轻到重、从左心功能不全到右心功能不全的一个发展过程。随着病情进展，出现纳差、腹胀、下肢水肿等右心衰竭的症状时，由于右心排血量减少，呼吸困难等肺淤血症状反而有所减轻。

（2）咯血：可为痰中带血或大咯血。大咯血多发生在病程早期，呈发作性，常见于劳累后，与肺静脉压异常升高所致的支气管静脉曲张与破裂有关。痰中带血或血痰，与肺部感染和肺毛细血管破裂有关。咳粉红色泡沫痰，是急性肺水肿的特征。二尖瓣狭窄晚期并发肺梗死时，可咳暗红色血痰。

（3）咳嗽：多为干咳，可咳白痰，伴呼吸道感染时转为脓痰，劳累后或夜间平卧易发，可能与支气管黏膜淤血水肿，或左心房增大压迫左主支气管有关。

（4）声嘶和吞咽困难：较少见。左心房扩大和左肺动脉扩张压迫左喉返神经，可引起声嘶；左心房显著扩大压迫食管，可引起吞咽困难。

（三）二尖瓣狭窄的体征表现

（1）心脏听诊：心尖区舒张期隆隆样杂音、拍击性第一心音亢进和二尖瓣开瓣音，是二尖瓣狭窄的听诊特征。①心尖区舒张期隆隆样杂音，是二尖瓣狭窄最具特征性的体征。典型的杂音特征是位于心尖区的舒张中晚期低调的隆隆样杂音，范围局限，呈递增性并在收缩期前增强，左侧卧位、呼气末及活动后杂音更明显，可伴有舒张期震颤。当心率很快时杂音有时不易听清，当合并心房颤动时杂音的递增性特点不再明显。在重度狭窄患者，杂音常反而减轻，甚至消失，呈"哑型"二尖瓣狭窄。②心尖区第一心音亢进，呈拍击性。③二尖瓣开瓣音（OS），紧跟第二心音后，高调短促而响亮，呼气时明显，胸骨左缘第 3 ~第 4 肋间至心尖内上方最清楚。开瓣音距第二心音时限愈短，则房室间压差愈大，提示二尖瓣狭窄愈重。开瓣音距第二心音 < 0.08 s 常提示严重二尖瓣狭窄。④肺动脉瓣区第二心音（P_2）亢进、分裂，提示有肺动脉高压存在；严重肺动脉高压时，在胸骨左缘第 2 ~第 3 肋间可闻及高调、短促、递减型的舒张早期叹气样杂音，可沿胸骨左缘向三尖瓣区传导，深吸气时增强。严重二尖瓣狭窄时，由于肺动脉高压、右心室扩大，引起三尖瓣瓣环的扩大，造成相对性三尖瓣关闭不全。可在三尖瓣区闻及全收缩期吹风样杂音，向心尖区传导，吸气时明显。

（2）其他体征：二尖瓣面容见于重度二尖瓣狭窄的患者，患者双颧部绀红，口唇轻度发绀。儿童期发病者，心前区可隆起。心脏浊音界呈梨形，于胸骨左缘第 3 肋间向左扩大，提示肺动脉段和右心室增大。颈静脉搏动明显，表明存在严重肺动脉高压。左心房压力增高致肺淤血时，双肺底可出现湿啰音；右心衰竭时，出现颈静脉怒张、肝大和下肢水肿等体循环淤血的体征。

（四）二尖瓣狭窄的心电图表现

轻度二尖瓣狭窄者，心电图可正常。左心房增大时，P 波增宽（> 0.11 s）且呈双峰形，称"二尖瓣型 P 波"。合并肺动脉高压时，显示右心室肥大，电轴右偏、病程后期常有心房颤动。

（五）二尖瓣狭窄的 X 线表现

典型的二尖瓣狭窄，表现为左心房扩大、右心室扩大、肺动脉主干突出、主动脉球缩小，后前位 X 线胸片的心影呈梨形，称"二尖瓣型心"。左心房明显增大时，心脏右缘在右心房之上左心房凸出形成双弓，即"双房影"。左心室一般不大。左主支气管上抬，食管可见左心房压迹。肺淤血时，肺血管影增多、增粗，中下肺可见 Keriey B 线。长期肺淤血后含铁血黄素沉积，双肺野可出现散在的点状阴影。

（六）二尖瓣狭窄的超声心动图表现

超声心动图检查是确诊二尖瓣狭窄的首选无创性检查，并为二尖瓣狭窄的诊断和功能评估提供定性和定量的客观依据。超声心动图检查可获得瓣口面积、跨瓣压力阶差、肺动脉压力、瓣膜形态以及是否合并其他瓣膜损害等信息。M 型超声示二尖瓣曲线的正常双峰消失，二尖瓣前叶 EF 斜率减慢，二尖瓣后叶于舒张期与前叶呈同向运动，即“城墙样改变”；二维超声心动图示二尖瓣瓣膜增厚粘连、反光增强，舒张期二尖瓣口开放受限，伴左心房扩大、右心室肥大，并对二尖瓣的瓣口面积、瓣膜病变的程度等进行判断；彩色多普勒超声可探及二尖瓣狭窄舒张期湍流频谱，并对二尖瓣跨瓣压力阶差和肺动脉压力等血流动力学情况进行评估；经食管超声有利于左心耳及左心房附壁血栓的检出。

（七）二尖瓣狭窄的心导管检查

心导管检查可判断二尖瓣狭窄程度和血流动力学情况。右心导管检查可测定右心室、肺动脉及肺毛细血管楔压；穿刺心房间隔后可直接测定左心房和左心室的压力，评估舒张期跨瓣压力阶差，从而评估二尖瓣狭窄的严重程度。心导管检查不作为二尖瓣狭窄的常规检查，其主要应用于超声心动图等无创性检查不能提供准确信息时。应用指征包括：①当无创性检查所显示的二尖瓣狭窄与临床表现不符合时，行心导管检查评估二尖瓣狭窄程度和血流动力学。②当多普勒所测量的跨瓣压力阶差与瓣膜面积不一致时，行心导管检查评估血流动力学，同时行左室造影评估二尖瓣反流。

（八）二尖瓣狭窄的化验检查

化验检查是辅助诊断风湿热活动的检查。主要有两类：①测定血清中链球菌抗体，如抗链球菌溶血素（ASO）。②非特异性风湿活动性试验，如红细胞沉降率（ESR）、C 反应蛋白（CRP）等。若 ASO 升高，而 ESR 与 CRP 阴性，表明有链球菌感染；若 3 项均阳性，提示风湿活动；若 3 项均阴性，则多数可排除有风湿活动期。应该指出，3 种化验指标不是特异性的，必须结合临床表现才有诊断价值。

（九）二尖瓣狭窄的并发症

（1）充血性心力衰竭和急性肺水肿：充血性心力衰竭是二尖瓣狭窄的主要死亡原因。急性肺水肿是二尖瓣狭窄的严重并发症，多于劳累、情绪激动、呼吸道感染、快速心房颤动或妊娠等情况下诱发，如不及时处理，往往致死。右心室衰竭为二尖瓣狭窄的晚期并发症。因右心排血量降低，呼吸困难等肺循环淤血的症状减轻，临床主要表现为体循环淤血的症状和体征。

（2）心房颤动：二尖瓣狭窄患者易于发生房性心律失常，尤其是心房颤动。有症状的二尖瓣狭窄患者 30% ~ 40% 发生心房颤动。急性发生的心房颤动可能会导致血流动力学的明显变化，并诱发心力衰竭，二尖瓣狭窄的患者往往比二尖瓣关闭不全的患者表现更明显。此外，心房颤动的患者，左心房易形成血栓，增加二尖瓣疾病患者的栓塞事件。

（3）栓塞：体循环栓塞出现于 10% ~ 20% 的二尖瓣狭窄患者。栓塞事件可为二尖瓣狭窄的初发症状，栓子多来自扩大的左心耳伴心房颤动者，发生体循环栓塞，其中以脑梗死最常见。右心房来源的栓子可造成肺梗死。

（4）肺部感染：本病患者常有肺淤血，易合并肺部感染。出现肺部感染后往往可诱发或加重心力衰竭。

（5）亚急性感染性心内膜炎：较少见。

（十）二尖瓣狭窄的诊断与鉴别诊断

（1）诊断：心尖区有隆隆样舒张期杂音伴 X 线或心电图示左心房增大，一般可诊断二尖瓣狭窄，超声心动图检查可确诊。

（2）鉴别诊断：心尖区舒张期隆隆样杂音还可见于以下情况，应注意鉴别：①经二尖瓣口的血流增加：严重二尖瓣反流、大量左至右分流的先天性心脏病（如室间隔缺损、动脉导管未闭）和高动力循环（如甲状腺功能亢进症、贫血）时，心尖区可有短促的隆隆样舒张中期杂音，常紧随于增强的第三心音后，为相对性二尖瓣狭窄。② AustirvFlint 杂音：见于严重主动脉瓣关闭不全。③左心房黏液瘤：瘤体阻塞二尖瓣口，产生随体位改变的舒张期杂音，其前有肿瘤扑落音。瘤体常致二尖瓣关闭不全。其他临床表现有发热、关节痛、贫血、红细胞沉降率增快和体循环栓塞。

（十一）二尖瓣狭窄的一般治疗

（1）有风湿活动者应给予抗风湿治疗，特别重要的是预防风湿热复发，一般应坚持至患者 40 岁甚至终身应用苄星青霉素 120 万 U，每 4 周肌内注射 1 次。

（2）预防感染性心内膜炎。

（3）无症状者避免剧烈体力活动，定期（6 ~ 12 个月）复查。

（4）呼吸困难者应减少体力活动，限制钠盐摄入，口服利尿剂，避免和控制诱发急性肺水肿的因素，如急性感染、贫血等。

（十二）二尖瓣狭窄伴心力衰竭的治疗

二尖瓣狭窄的早期易发生急性肺水肿，晚期则为右心衰竭。急性肺水肿的处理原则与急性左心衰竭所致的肺水肿相似。但应注意：①避免使用以扩张小动脉为主、减轻心脏后负荷的血管扩张药物，应选用扩张静脉系统、减轻心脏前负荷为主的硝酸酯类药物。②正性肌力药物对二尖瓣狭窄的肺水肿无益，仅在心房颤动伴快速心室率时可静脉注射毛花苷 C，以减慢心室率。

（十三）二尖瓣狭窄伴心房颤动的治疗

二尖瓣狭窄伴慢性心房颤动时，治疗主要是控制心室率和抗凝，必要时可用药物或电复律治疗。控制心室率主要应用洋地黄、β受体阻滞剂以及非二氢吡啶类钙通道阻滞剂。洋地黄对于减慢静息情况下心室率有效；β受体阻滞剂或非二氢吡啶类钙通道阻滞剂预防运动时心率的增加更有效。当β受体阻滞剂及非二氢吡啶类钙通道阻滞剂有禁忌时，可口服胺碘酮。如无禁忌证，心房颤动者应当长期给予华法林抗凝治疗，以预防血栓形成和栓塞事件的发生。对有选择的病例（病程＜1年，左心房直径＜60 mm，无病态窦房结综合征和房室传导阻滞），可行电复律或药物转复，复律之前3周和成功复律后4周需服华法林抗凝。成功复律后需长期口服Ⅰc类（如普罗帕酮）或Ⅲ类（如胺碘酮）等抗心律失常药物来维持窦律，但通常难以长期维持。

二尖瓣疾病伴快速心房颤动急性发作，如果血流动力学不稳定，应紧急实施电复律。电复律前、中、后应静脉给予肝素抗凝。与二尖瓣关闭不全相比，恢复窦性心律对于二尖瓣狭窄意义更大。因为心动过速使舒张期缩短，将进一步增大二尖瓣狭窄时的跨瓣压差和左心房压，甚至诱发急性肺水肿。血流动力学稳定者，首先考虑静脉用药控制心室率，可先静注毛花苷C，效果不佳时，联合经静脉使用β受体阻滞剂或非二氢吡啶类钙通道阻断剂。

（十四）二尖瓣狭窄伴栓塞的预防

对二尖瓣狭窄患者进行抗凝治疗可降低4 ~ 15倍栓塞事件的发生，包括体循环和肺循环的栓塞。对于二尖瓣狭窄患者。若合并心房颤动（包括阵发性、持续性或永久性心房颤动），或既往有栓塞史，或左心房血栓的患者，推荐进行口服抗凝药物治疗。

（十五）二尖瓣狭窄的介入治疗

经皮二尖瓣球囊成形术，是缓解单纯二尖瓣狭窄的首选方法。此方法能使二尖瓣口面积扩大至2.0 cm^2以上，明显降低二尖瓣跨瓣压力阶差和左心房压力，术后即刻获得血流动力学的改善，改善临床症状，长期疗效与外科手术类似。

（十六）经皮二尖瓣球囊成形术的适应证

①中度或重度二尖瓣狭窄（二尖瓣面积＜1.5 cm^2），伴有症状（NYHA分级）；或中度或重度二尖瓣狭窄，无症状但伴肺动脉高压（肺动脉压力静息时＞50 mmHg或运动时＞60 mmHg）。②瓣膜形态适合经皮介入术（瓣叶柔韧性尚可，无明显钙化和瓣膜下结构病变）。③无左心房血栓形成。④无中度或重度二尖瓣反流。对高龄，伴有严重心、肺、肾、肿瘤等疾病不宜外科手术，妊娠以及外科分离术后再狭窄的患者也可选用。经皮二尖瓣球囊成形术不推荐用于轻度二尖瓣狭窄的患者。

（十七）二尖瓣狭窄的外科治疗

外科手术方式有二尖瓣分离术和二尖瓣置换术两类。其中二尖瓣分离术有闭式分离术和直视分离术两种，闭式分离术临床已少用。二尖瓣置换术常用机械瓣或生物瓣两种。机械瓣经久耐用，不致钙化或感染，但须终身抗凝治疗。生物瓣不需抗凝治疗，但可发生感染性心内膜炎或数年后瓣膜钙化而失效。

（十八）二尖瓣分离术的适应证

①二尖瓣病变为隔膜型，无明显二尖瓣关闭不全。②无风湿活动并存或风湿活动控制后 6 个月。③心功能Ⅱ ~ Ⅲ级。④年龄 20 ~ 50 岁。⑤有心房颤动及动脉栓塞，但无新鲜血栓时均非禁忌。⑥合并妊娠后，若反复发生肺水肿，内科治疗效果不佳，可考虑在妊娠 4 ~ 6 个月期间行紧急手术。

（十九）二尖瓣置换术的适应证

①心功能不超过Ⅲ级。②隔膜型二尖瓣狭窄伴有明显关闭不全；漏斗型二尖瓣狭窄；或者瓣膜及瓣膜下有严重粘连、钙化或缩短者。但需注意，当患者有出血性疾病不能进行抗凝治疗时，不宜置换机械瓣。

二、二尖瓣关闭不全

（一）二尖瓣关闭不全的病因

收缩期二尖瓣关闭依赖二尖瓣装置（瓣叶、瓣环、腱索、乳头肌）和左心室的结构和功能的完整性，其中任何部分的异常可致二尖瓣关闭不全。慢性二尖瓣关闭不全的病因在我国以风湿热为最常见，多伴二尖瓣狭窄或主动脉瓣病变；单纯性二尖瓣关闭不全则较为少见。其他慢性二尖瓣关闭不全的病因，常见有二尖瓣脱垂合征、冠心病乳头肌功能障碍、老年退行性瓣膜病、感染性心内膜炎以及左心室显著扩大所造成的相对性二尖瓣关闭不全等；其他少见原因包括先天性畸形、结缔组织疾病和左心房黏液瘤等。急性二尖瓣关闭不全的病因包括：①急性心肌梗死致乳头肌急性缺血、坏死或断裂。②感染性心内膜炎致瓣叶毁损或致腱索断裂。③特发性腱索断裂。④胸外伤所致创伤性二尖瓣关闭不全或误源性二尖瓣关闭不全及人工瓣膜的损坏等。

（二）二尖瓣关闭不全的临床症状

（1）急性二尖瓣关闭不全：轻度反流者仅有轻微劳力性呼吸困难，严重反流很快发生急性左心衰竭，甚至发生急性肺水肿、心源性休克。

（2）慢性二尖瓣关闭不全：轻度反流者多无明显症状或仅有轻度不适感。严重反流时，由于体循环的供血减少，往往首发症状是乏力易倦、活动耐量减少；由于左心室代偿功能较强，使肺循环压力早期无明显升高，则呼吸困难等肺淤血症状出现较晚。

（三）二尖瓣关闭不全的体征表现

（1）心脏听诊：二尖瓣关闭不全的听诊特征是心尖区收缩期反流性杂音。风湿性二尖瓣关闭不全的杂音特征，是位于心尖区的全收缩期吹风样杂音，高调、响亮、呈一贯型，吸气时减弱，瓣膜增厚者杂音粗糙。杂音传导方向与病变部位有关系。前叶损害为主时，杂音常向左腋下和左肩胛下区传导；后叶损害为主者，杂音则向胸骨左缘和心底部传导。可伴有收缩期震颤。心尖区第一心音减弱或消失，并常被杂音所掩盖。兼有二尖瓣狭窄及关闭不全者，则心尖区既可听到舒张期隆隆样杂音，又可听到收缩期吹风样杂音，心尖区第一心音较为响亮。二尖瓣脱垂的典型特征为收缩中期喀喇音之后的收缩晚期杂音。冠心病乳头肌功能失常时可有收缩早、中、晚期或全收缩期杂音；腱索断裂时杂音可似海鸥鸣或乐音性。急性二尖瓣关闭不全，心尖区反流性杂音非全收缩期杂音，于第二心音前终止，低调，呈递减型，可不如慢性者响。肺动脉瓣区第二心音亢进；心尖区可闻及第三心音、第四心音和因大量血流通过二尖瓣瓣口产生的短促的舒张期隆隆样杂音。

（2）其他体征：慢性二尖瓣反流者，心界可向左下扩大，心尖搏动移向左下方，心尖区可触及收缩期抬举样搏动，提示左心室肥厚和扩大。急性二尖瓣反流者，左心室无扩大，心界可正常，且不伴收缩期抬举样搏动。

（四）二尖瓣关闭不全的心电图表现

轻度二尖瓣关闭不全者，心电图可正常。严重者可有左心室肥大和劳损，电轴左偏。合并肺动脉高压时，显示右心室肥大。慢性二尖瓣关闭不全病程后期可有心房颤动。

（五）二尖瓣关闭不全的 X 线表现

轻度二尖瓣关闭不全者，可无明显异常发现。慢性重度反流显示左心房、左心室明显增大，心脏右缘形成“双房影”。后期左侧心力衰竭时可见肺淤血征，出现肺间质水肿和 Kerley B 线。肺动脉高压或右侧心力衰竭时，右心室增大。急性二尖瓣关闭不全者早期出现明显肺淤血征，心影可不增大。

（六）超声心动图的推荐使用情况

超声心动图是确诊二尖瓣关闭不全和定量二尖瓣反流首选的无创性诊断方法，推荐用于：①二尖瓣关闭不全的程度、左心室大小和功能、右心室和左心房大小、肺动脉压力的初始评估。②明确二尖瓣关闭不全的病因。③中重度二尖瓣关闭不全无症状者的左心室功能进行每年或每半年的随访。④二尖瓣关闭不全症状或体征发生变化时对二尖瓣装置或左心室功能进行评估。⑤二尖瓣瓣膜修复术或瓣膜置换术后对二尖瓣和左心室大小、功能进行评估。

（七）二尖瓣关闭不全的超声心动图表现

风湿性二尖瓣关闭不全者瓣叶反光增强，变厚、腱索和乳头肌增厚增粗，收缩期二尖瓣瓣叶对合不全；由于腱索断裂引起的二尖瓣关闭不全，可见腱索断裂的瓣叶在收缩期呈鹅颈样翻转入左心房，舒张期呈挥鞭样迅速从左心房漂向左心室；二尖瓣瓣环钙化者可显示钙化的反光增强回声，重度钙化则显示整个瓣环新月形回声增强。

（八）二尖瓣关闭不全的心导管检查

心导管检查及左心室造影的适应证：①无创性检查不能对二尖瓣关闭不全的严重程度、左心室功能和是否需要外科手术提供准确信息。②无创性检查所评估的二尖瓣关闭不全的程度与肺动脉压力不成比例，或与患者的临床表现不一致。心导管检查及左心室造影不推荐用于二尖瓣关闭不全不拟行外科手术者。左心导管检查可显示左心房压力增高，压力曲线V波显著，而心排血量减低。右心导管检查可显示右心室、肺动脉及肺毛细血管楔压增高，肺循环阻力增大。左心室造影显示心脏收缩时造影剂反流入左心房，根据收缩期左心房内造影剂反流量的大小及显影密度，可对二尖瓣反流进行定量，评估二尖瓣关闭不全的轻重程度。

（九）二尖瓣关闭不全的并发症

（1）呼吸道感染：长期肺淤血容易导致肺部感染，可进一步加重或诱发心力衰竭。

（2）心力衰竭：是二尖瓣关闭不全的常见并发症和致死主要原因。急性患者和慢性患者发生腱索断裂时，短期内发生急性左心衰竭甚至急性肺水肿，预后较差。

（3）心房颤动：常见于慢性重度二尖瓣关闭不全患者，但出现较晚。

（4）感染性心内膜炎：较二尖瓣狭窄患者多见。

（5）栓塞：是附壁血栓脱落而致，脑栓塞最为多见。

（十）二尖瓣关闭不全的诊断

急性者，如突然发生呼吸困难，心尖区出现收缩期杂音，X线心影不大而肺淤血明显和有病因可寻者，如二尖瓣脱垂、感染性心内膜炎、急性心肌梗死、创伤和人工瓣膜置换术后，诊断不难。慢性者，心尖区有典型杂音伴左心房室增大，诊断可以成立，确诊有赖于超声心动图。

（十一）二尖瓣关闭不全的鉴别诊断

由于心尖区杂音可向胸骨左缘传导，应注意与以下情况相鉴别。

（1）三尖瓣关闭不全：为全收缩期杂音，在胸骨左缘第4～第5肋间最清楚，右心室显著扩大时可传导至心尖区，但不向左腋下传导。杂音在吸气时增强，常伴颈静脉收缩期搏动和肝收缩期搏动。

（2）室间隔缺损：为全收缩期杂音，在胸骨左缘第4肋间最清楚，不向腋下传导，常伴胸骨旁收缩期震颤。

（3）胸骨左缘收缩期喷射性杂音：血流通过左或右心室流出道时产生，多见于左或右心室流出道梗阻（如主、肺动脉瓣狭窄）。杂音自收缩中期开始，于第二心音前终止，呈吹风样和递增递减型。主动脉瓣狭窄的杂音位于胸骨右缘第 2 肋间，肺动脉瓣狭窄的杂音位于胸骨左缘第 2 肋间，肥厚型梗阻性心肌病的杂音位于胸骨左缘第 3 ~第 4 肋间。

（十二）急性二尖瓣关闭不全的治疗

急性二尖瓣关闭不全的治疗目的是降低肺静脉压，增加心排血量和纠正病因。内科治疗一般为术前过渡措施，尽可能在床旁 Swan–Ganz 导管血流动力学监测指导下进行。静脉滴注硝普钠，通过扩张小动静脉，降低心脏前后负荷，减轻肺淤血，减少反流，增加心排血量。静脉注射利尿剂可降低前负荷。外科治疗为根本措施，视病因、病变性质、反流程度和对药物治疗的反应，采取紧急、择期或选择性手术（人工瓣膜置换术或修复术）。部分患者经药物治疗后症状基本控制，进入慢性代偿期。

（十三）慢性二尖瓣关闭不全的内科治疗

（1）对中、轻度二尖瓣关闭不全患者，应预防风湿活动复发，在进行手术和器械操作前后及时用抗生素预防感染性心内膜炎。

（2）出现心力衰竭者，应避免过度的体力劳动、限制钠盐摄入，可适当使用利尿剂、洋地黄、血管扩张剂，包括血管紧张素转换酶抑制剂。

（3）对有心房颤动，伴有体循环栓塞史者可长期应用抗凝药物，防止血栓栓塞。

（4）减慢心室率的药物及抗心律失常的药物可用于合并心房颤动的治疗，洋地黄与 β 受体阻滞剂是控制心率的主要药物。

（5）对无症状的慢性二尖瓣关闭不全伴左心功能正常的患者，无须特殊治疗，应长期进行随访。

（十四）慢性二尖瓣关闭不全的外科治疗

二尖瓣反流外科手术治疗的目的是减轻患者的症状，或防止无症状患者左室功能的进一步恶化。如同所有的瓣膜疾病，二尖瓣反流增加心脏负荷，最终只能靠外科手术恢复瓣膜的完整。应正确把握手术时机，如二尖瓣关闭不全是心力衰竭的主因，早期手术能取得良好的远期预后。一旦二尖瓣反流出现左室功能严重受损，左室射血分数＜ 30%、左室舒张末内径＞ 80 mm，已不适于手术治疗。

在术式的选择上，瓣膜成形术比瓣膜置换术更常用。瓣膜成形术不需要置入人工瓣膜，有助于保护左室功能。在左室功能严重受损，特别是腱索断裂而不适合行二尖瓣置换术者，此时瓣膜成形修补手术可以取得良好效果。

（十五）二尖瓣置换术的适应证

①出现症状的急性重度二尖瓣关闭不全患者（证据级别：B）。②慢性重度二尖瓣关闭不全患者，无严重左室功能不全的情况下［严重左室功能不全定义为左室射血分数小于30%和（或）左室收缩末期内径大于55 mm。患者心功能为（NYHA）Ⅱ～Ⅲ级或Ⅳ级（证据级别：B）］。③二尖瓣关闭不全和狭窄，以二尖瓣关闭不全为主或者虽以狭窄为主，但为漏斗型病变。④连枷样瓣叶引起的二尖瓣反流患者，可考虑行瓣膜置换术。

（十六）二尖瓣成形术的适应证

①无症状慢性的重度二尖瓣关闭不全患者，左室功能为（NYHA）Ⅱ～Ⅲ级，左室射血分数30%～60%和（或）左室收缩末期内径≥40 mm（证据级别：B）。②无症状慢性重度二尖瓣关闭不全患者，左室射血分数大于60%，左室收缩末期内径＜40 mm，成功的二尖瓣成形术残余反流应＜10%（证据级别：B）。③无症状慢性重度二尖瓣关闭不全患者，左室功能正常，但出现新发心房颤动（证据级别：C）。④无症状慢性重度二尖瓣关闭不全患者，左室功能正常，但出现肺动脉高压（静息状态下肺动脉收缩压＞50 mmHg或运动时肺动脉收缩压多＞60 mmHg）（证据级别：C）。若由于瓣环扩张或者瓣膜病变轻，活动度好、非风湿性关闭不全病例，如二尖瓣脱垂、腱索断裂，可考虑行二尖瓣成形术。

第二节　主动脉瓣膜疾病

一、主动脉瓣狭窄

（一）主动脉瓣狭窄的病因

（1）风心病：风湿性炎症导致瓣膜交界处粘连融合，瓣叶纤维化、僵硬、钙化和挛缩畸形，因而瓣口狭窄。几乎无单纯的风湿性主动脉瓣狭窄，大多伴有关闭不全和二尖瓣损害。

（2）先天性畸形：①先天性二叶瓣畸形：为最常见的先天性主动脉瓣狭窄的病因。先天性二叶瓣畸形见于1%～2%的人群，男多于女。出生时多无交界处融合和狭窄。由于瓣叶结构的异常，即使正常的血流动力学也可引起瓣膜增厚、钙化、僵硬及瓣口狭窄，约1/3可发生狭窄。成年期形成椭圆或窄缝形狭窄瓣口，是成人孤立性主动脉瓣狭窄的常见原因。主动脉瓣二叶瓣畸形易并发感染性心内膜炎，在主动脉瓣的感染性心内膜炎中最多见的基础心脏病为二叶瓣畸形。②先天性单叶瓣畸形：少见，瓣口偏心，呈圆形或泪滴状，出生时即有狭窄。如狭窄开始时轻，多在成年期进行性钙化使狭窄加重。③先天性三个瓣叶狭窄：十分少见，多为三个瓣叶不等大，可能在出生时就有狭窄，也可能在中年以后瓣叶逐渐纤维化和钙化导致瓣膜狭窄。

（3）退行性老年钙化性主动脉瓣狭窄：为65岁以上老年人单纯性主动脉狭窄的常见原因。无交界处融合，瓣叶主动脉面有钙化结节限制瓣叶活动。常伴有二尖瓣环钙化。

（二）主动脉狭窄的特征

①在正常心排血量时压力阶差峰值＞50 mmHg。②平均身材成年人的有效主动脉瓣口面积（按Gorlin公式计算）约0.8 cm^2，即按体表面积计算0.5 cm^2/m^2（小于正常瓣口面积3.0 ~ 4.0 cm^2的1/4）。

（三）主动脉狭窄引起心肌缺血的机制

①左心室壁增厚、心室收缩压升高和射血时间延长，增加心肌氧耗。②左心室肥厚，心肌毛细血管密度相对减少。③舒张期心腔内压力增高，压迫心内膜下冠状动脉。④左心室舒张末压升高致舒张期主动脉 - 左心室压差降低，减少冠状动脉灌注压。后二者减少冠状动脉血流。运动增加心肌工作和氧耗，心肌缺血加重。

（四）主动脉瓣狭窄的临床症状

（1）呼吸困难：疲乏、无力和头晕是很早期的症状。劳力性呼吸困难为晚期肺淤血引起的首发症状。轻度的左侧心力衰竭可出现气短、呼吸困难，严重者可出现夜间阵发性呼吸困难和端坐呼吸，甚或急性肺水肿，预后很差。

（2）心绞痛：见于60%的有症状患者。常由运动诱发，休息后缓解。随年龄增长，发作更频繁。主要由心肌肥厚心肌需氧量增加以及继发于冠状血管过度受压所致的氧供减少。极少数可由瓣膜的钙质栓塞冠状动脉引起。约有39%的患者同时伴有冠心病，进一步加重心肌缺血。

（3）晕厥或眩晕：约1/4有症状的患者发生晕厥。多发生于直立、运动中、运动后即刻或身体向前弯曲时，少数在休息时发生。

（五）主动脉瓣狭窄发生晕厥或眩晕的机制

①运动后周围血管扩张，而狭窄的主动脉口限制心排血量的相应增加，导致急性脑缺血。②运动致心肌缺血加重，使左心室收缩泵功能突然降低，心排血量减少。③运动时左心室收缩压急剧上升，过度激活室内压力感受器通过迷走神经传入纤维兴奋血管减压反应，导致外周血管阻力降低。④运动后即刻发生者，为突然体循环静脉回流减少，影响心室充盈，左室心排血量进一步减少。⑤休息时晕厥可由于心律失常（心室颤动、心房颤动或房室传导阻滞等）导致心排血量骤减所致。⑥颈动脉窦过敏等。以上均引起体循环动脉压下降，脑循环灌注压降低，发生急性脑缺血。

（六）主动脉瓣狭窄的体征表现

（1）心音：第一心音（S_1）正常。轻度主动脉瓣狭窄，第二心音（S_2）也正常，严重狭窄时左室射血时间显著延长，可出现 S_2 逆分裂。如主动脉瓣钙化僵硬，则第二心音主动脉瓣成分（A_2）减弱甚至消失。第三心音（S_3）出现预示着左心功能不全。中、重度狭窄时肥厚的左心房强有力的收缩产生明显的第四心音（S_4）。主动脉收缩期喷射音可见于先天性主动脉瓣狭窄或瓣叶活动度良好者，在胸骨左缘第 3 肋间易听到，可向心尖区传导，为短促而响亮的单音，不随呼吸而改变。风湿性主动脉瓣狭窄一般不产生喷射音。

（2）收缩期喷射性杂音：在 S_1 稍后或紧随喷射音开始，终止于 S_2 之前，杂音呈吹风样、粗糙，递增，递减型，在胸骨右缘第 2 或第 3 肋间最响，主要向颈动脉，也可向胸骨左下缘传导，常伴震颤。老年人钙化性主动脉瓣狭窄者，杂音在心底部，粗糙，高调成分可传导至心尖区，呈乐音性，为钙化的瓣叶振动所引起，在心尖区最响，可被误认为二尖瓣反流的杂音。狭窄越重，杂音越长，其高峰出现在较晚的收缩期。左心室衰竭或心排血量减少时（如 Valsalva 动作和站立时），杂音消失或减弱。杂音强度随每搏量不同而改变，长舒张期后，如期前收缩后的长代偿间期之后或心房颤动的长心动周期时，心排血量增加，杂音增强。

（七）动脉瓣狭窄的并发症

（1）心力衰竭：主动脉瓣狭窄一般死于进行性心力衰竭，发生左侧心力衰竭后，自然病程明显缩短，因此，终末期的右侧心力衰竭少见。

（2）心律失常：10% 可发生心房颤动，致左心房压升高和心排血量明显减少，临床上迅速恶化，可致严重低血压、晕厥或肺水肿。主动脉瓣钙化侵及传导系统可致房室传导阻滞；左心室肥厚、心内膜下心肌缺血或冠状动脉栓塞可致心律失常。两种情况均可导致晕厥，甚至猝死。

（3）心脏性猝死：占 10% ~ 20%，猝死前常有晕厥、心绞痛或心力衰竭史。无症状者发生猝死少见，仅见于 1% ~ 3% 的患者。

（4）胃肠道出血：可发生于严重的主动脉瓣狭窄患者，多见于老年患者，出血为隐匿性和慢性。

（5）感染性心内膜炎：不常见。年轻人的轻瓣膜畸形较老年人的钙化瓣膜狭窄发生感染性心内膜炎的危险性大。

（6）体循环栓塞：少见。脑血栓可引起卒中或短暂性脑缺血发作，为增厚的两叶式瓣病变的微血栓所致。钙化性主动脉瓣狭窄可引起各种器官的钙化栓塞，包括心、肾和脑。视网膜中央动脉发生钙化栓塞可引起视力突然丧失。

（八）主动脉瓣狭窄的 X 线表现

X 线检查可见左心缘圆隆，心影不大或左心室轻度增大。常见主动脉狭窄后扩张和主动脉钙化。心力衰竭时左心室明显扩大，还可见左心房增大，肺动脉主干突出，肺静脉增宽以及肺淤血的征象。

（九）主动脉瓣狭窄的心电图表现

轻度主动脉瓣狭窄者心电图可正常。严重者心电图左心室肥厚与劳损。ST 段压低和 T 波倒置的加重提示心室肥厚在进展。左心房增大的表现多见。主动脉瓣钙化严重时，可见左前分支阻滞和其他各种程度的房室或束支传导阻滞。

（十）主动脉瓣狭窄的超声心动图表现

M 型超声可见主动脉瓣变厚，活动幅度减小，瓣叶反射光点增强提示瓣膜钙化。主动脉根部扩张，左心室后壁和室间隔对称性肥厚。二维超声心动图上可见主动脉瓣收缩期呈向心性弯形运动，并能明确先天性瓣膜畸形。多普勒超声显示缓慢而渐减的血流通过主动脉瓣，并可计算最大跨瓣压力阶差。

（十一）施行左心导管检查的适应证

左心导管检查可直接测定左心房、左心室和主动脉的压力。左心室收缩压增高，主动脉收缩压降低，随着主动脉瓣狭窄病情加重，此压力阶差增大，左心房收缩时压力曲线呈高大的 a 波。在下列情况时应考虑施行左心导管检查：①年轻的先天性主动脉瓣狭窄患者，虽无症状但需了解左心室流出道梗阻程度。②疑有左心室流出道梗阻而非瓣膜原因者。③欲区别主动脉瓣狭窄是否合并存在冠状动脉病变者，应同时行冠脉造影。④多瓣膜病变手术治疗前。

（十二）主动脉瓣狭窄的诊断

临床上发现心底部主动脉瓣区喷射性收缩期杂音，超声心动图检查证实主动脉瓣狭窄，可明确诊断。

（十三）主动脉瓣狭窄的鉴别诊断

（1）肥厚梗阻型心肌病：也称为特发性肥厚性主动脉瓣下狭窄（IHSS），胸骨左缘第 4 肋间可闻及收缩期杂音，收缩期喀喇音罕见，主动脉区第二心音正常。超声心动图显示左心室壁不对称性肥厚，室间隔明显增厚，与左心室后壁之比 $\geqslant 1.3$，收缩期室间隔前移，左心室流出道变窄，可伴有二尖瓣前叶向前移位而引起二尖瓣反流。

（2）主动脉扩张：见于各种原因，如高血压、梅毒所致的主动脉扩张。可在胸骨右缘第 2 肋间闻及短促的收缩期杂音，主动脉区第二心音正常或亢进，无第二心音分裂。超声心动图可明确诊断。

（3）肺动脉瓣狭窄：可于胸骨左缘第 2 肋间闻及粗糙响亮的收缩期杂音，常伴收缩期喀喇音，肺动脉瓣区第二心音减弱并分裂，主动脉瓣区第二心音正常，右心室肥厚增大，肺动脉主干呈狭窄后扩张。

（4）三尖瓣关闭不全：胸骨左缘下端闻及高调的全收缩期杂音，吸气时回心血量增加可使杂音增强，呼气时减弱。颈静脉搏动，肝大。右心房和右心室明显扩大。超声心动图可证实诊断。

（5）二尖瓣关闭不全：心尖区全收缩期吹风样杂音，向左腋下传导；吸入亚硝酸异戊酯后杂音减弱。第一心音减弱，主动脉瓣第二心音正常，主动脉瓣无钙化。

（十四）主动脉瓣狭窄的内科治疗

内科治疗的主要目的为确定狭窄程度，观察狭窄进展情况，为有手术指征的患者选择合理手术时间。治疗措施包括：①预防感染性心内膜炎，如为风心病合并风湿活动，应预防风湿热。②无症状的轻度狭窄患者每2年复查1次，应包括超声心动图定量测定。中重度狭窄的患者应避免剧烈体力活动，每6 ~ 12个月复查1次。③如有频发房性期前收缩，应予抗心律失常药物，预防心房颤动。主动脉瓣狭窄患者不能耐受心房颤动，一旦出现，应及时转复为窦性心律。其他可导致症状或血流动力学后果的心律失常也应积极治疗。④心绞痛可试用硝酸酯类药物。⑤心力衰竭者应限制钠盐射入，可用洋地黄类药物和小心应用利尿剂。过度利尿可因低血容量致左心室舒张末压降低和心排血量减少，发生直立性低血压。不可使用作用于小动脉的血管扩张剂，以防血压过低。

（十五）主动脉瓣狭窄的外科治疗

人工瓣膜置换术为治疗成人主动脉狭窄的主要方法。无症状的轻、中度狭窄患者无手术指征。重度狭窄（瓣口面积< 0.75 cm^2或平均跨瓣压差> 55 mmHg）伴心绞痛、晕厥或心力衰竭症状为手术的主要指征。无症状的重度狭窄患者，如伴有进行性心脏增大和（或）明显左心室功能不全，也应考虑手术。严重左心室功能不全、高龄、合并主动脉瓣关闭不全或冠心病，增加手术和术后晚期死亡风险，但不是手术禁忌证。有冠心病者，需同时做冠状动脉旁路移植术。术后的远期预后优于二尖瓣疾病和主动脉关闭不全的换瓣患者。

儿童和青少年的非钙化性先天性主动脉瓣严重狭窄，甚至包括无症状者，可在直视下行瓣膜交界处分离术。

（十六）主动脉瓣膜成形术的适应证

①儿童和青年的先天性主动脉瓣狭窄。②由于严重主动脉瓣狭窄的心源性休克不能耐受手术者。③重度狭窄危及生命需急诊非心脏手术治疗，因有心力衰竭而具极高手术危险者可作为过渡治疗措施。④严重主动脉瓣狭窄的妊娠妇女。⑤严重主动脉瓣狭窄拒绝手术治疗者。

二、主动脉瓣关闭不全

（一）主动脉瓣关闭不全的概念

主动脉瓣关闭不全是指主动脉瓣、瓣环受损或主动脉根部扩大，导致主动脉瓣闭合不严，血液从主动脉反向流入左心室。男性患者多见，约占 75%，女性患者多同时伴有二尖瓣病变。轻症患者常无明显症状。重症患者可有心悸及身体各部分动脉的强烈搏动感，特别是头部和颈部更为明显。约 5% 患者可出现心绞痛。晚期可出现左心功能不全和右心功能不全的表现。

（二）急性主动脉瓣关闭不全的病因

①感染性心内膜炎。②创伤：伤及主动脉根部、瓣叶、瓣叶支持结构。③主动脉夹层：通常见于马方综合征，特发性升主动脉扩张，高血压或妊娠。④人工瓣膜破裂。

（三）慢性主动脉瓣关闭不全的病因

（1）主动脉瓣疾病：①风心病：约 2/3 的主动脉瓣关闭不全为风心病所致，常合并二尖瓣损害。②感染性心内膜炎：可为急性、亚急性或慢性关闭不全，为单纯性主动脉瓣关闭不全的常见病因。③先天性畸形：常见二叶式主动脉瓣。④主动脉瓣黏液样变性。⑤强直性脊柱炎：瓣叶基底部和远端边缘增厚伴瓣叶缩短。

（2）主动脉根部扩张：①梅毒性主动脉炎。②马方综合征：为遗传性结缔组织病。③强直性脊柱炎：升主动脉呈弥漫性扩张。④特发性升主动脉扩张。⑤严重高血压或动脉粥样硬化。

（四）主动脉瓣关闭不全的临床症状

（1）急性关闭不全：急性主动脉瓣关闭不全时，由于突然的左心室容量负荷加大，室壁张力增加，左心室扩张，可很快发生急性左心衰竭或肺水肿。

（2）慢性关闭不全：慢性关闭不全，可多年无症状，甚至可耐受运动。最先的主诉为与搏出量增多有关的心悸、心前区不适、头部强烈搏动感等症状，晚期时出现左心室衰竭表现。心绞痛较主动脉瓣狭窄时少见。常有直立性头晕，晕厥罕见。

（五）主动脉瓣关闭不全的体征表现

（1）急性关闭不全：体征表现为收缩压、舒张压和脉压正常或舒张压稍低，脉压稍增大。无明显周围血管征。心动过速常见。二尖瓣舒张期提前部分关闭，致第一心音减低。第二心音肺动脉瓣成分增强。第三心音常见。主动脉瓣舒张期杂音较慢性者短和调低，是左心室舒张压上升使主动脉与左心室间压差很快下降所致。如出现 Austin–Flint 杂音，多为心尖区舒张中期杂音。

（2）慢性关闭不全：体征表现为收缩压升高，舒张压降低，脉压增大。周围血管征常见，包括随心脏搏动的点头征（De Musset 征）、颈动脉和桡动脉扪及水冲脉、股动脉枪击音（Traube 征）、听诊器轻压股动脉闻及双期杂音（Duroziez 征）和毛细血管搏动征等。主动脉根部扩大者，在胸骨旁右侧第 2 ~ 第 3 肋间可扪及收缩期搏动。心尖搏动向左下移位，呈心尖抬举性搏动。第一心音减弱，是收缩期前二尖瓣部分关闭引起。第二心音主动脉瓣成分减弱或缺如，但梅毒性主动脉炎时常亢进。心底部可闻及收缩期喷射音，与左心室搏出量增多突然扩张已扩大的主动脉有关。由于舒张早期左心室快速充盈增加，心尖区常有第三心音。可闻及与第二心音同时开始的高调叹气样递减型舒张早期杂音，坐位并前倾和深呼气时易听到。轻度反流时，杂音限于舒张早期，音调高；中或重度反流时，杂音粗糙，为全舒张期。杂音为乐音性时，提示瓣叶脱垂、撕裂或穿孔。由主动脉瓣损害所致者，杂音在胸骨左侧中下缘明显；升主动脉扩张引起者，杂音在胸骨右上缘更清楚，向胸骨左缘传导。老年人的杂音有时在心尖区最响。心底部常有主动脉瓣收缩期喷射性杂音，较粗糙，强度 2/6 ~ 4/6 级，可伴有震颤，与左心室搏出量增加和主动脉根部扩大有关。重度反流者；常在心尖区听到舒张中晚期隆隆样杂音（Austin–Flint 杂音）。

（六）动脉瓣关闭不全的 X 线表现

急性主动脉瓣关闭不全时心脏大小正常或稍有增大，常有肺淤血和肺水肿征。慢性主动脉关闭不全者心脏明显扩大，典型扩大为左心室向左下扩大，致左心室长轴明显增长，但横径仅略有增加。单纯主动脉瓣关闭不全主动脉钙化不常见。升主动脉扩张较明显，严重主动脉瘤样扩张提示主动脉根部疾病，如马方综合征或中层囊性坏死。左侧心力衰竭可见肺淤血征。

（七）主动脉瓣关闭不全的心电图表现

急性患者，窦性心动过速和非特异性 ST–T 改变常见，可有或无左心室肥大。慢性常见为左室肥厚、心室内传导阻滞、室性和房性心律失常。

（八）主动脉瓣关闭不全的超声心动图表现

超声心动图对主动脉瓣关闭不全时左心室功能的评价很有价值；有助于病因的判断，可显示二叶式主动脉瓣，瓣膜脱垂、破裂，或赘生物形成，升主动脉夹层分离等。M 型超声显示舒张期二尖瓣前叶快速高频的振动是主动脉瓣关闭不全的特征表现。二维超声心动图上能够更全面地观察主动脉瓣及其周围结构，有助于主动脉瓣反流不同病因的鉴别。多普勒超声可显示主动脉瓣下方舒张期涡流，对检测主动脉瓣反流非常敏感，并可判定其严重程度，定量分析主动脉瓣反流程度。

（九）主动脉瓣关闭不全的其他检查

（1）放射性核素检查：放射性核素心室造影可测定左心室收缩、舒张末容量和休息、运动射血分数，判断左心室功能。根据左心室和右心室搏出量比值估测反流程度。

（2）磁共振显像：可准确测定反流容量、左心室收缩和舒张末期容量及关闭不全瓣口的大小。

（3）主动脉造影：选择性主动脉造影可半定量测定反流程度，作为外科手术的参考依据。

（十）主动脉瓣关闭不全的诊断与鉴别诊断

（1）诊断：有典型主动脉瓣关闭不全的舒张期杂音伴周围血管征，可诊断为主动脉瓣关闭不全。急性重度反流者早期出现左心室衰竭，X线心影正常而肺淤血明显。慢性如合并主动脉瓣或二尖瓣狭窄，支持风心病诊断。超声心动图可助确诊。

（2）鉴别诊断：主动脉瓣舒张早期杂音于胸骨左缘明显时，应与 Craham-Steell 杂音相鉴别。后者见于严重肺动脉高压伴肺动脉扩张所致相对性肺动脉瓣关闭不全，常有肺动脉高压体征，如胸骨左缘抬举样搏动、第二心音肺动脉瓣成分增强等。Austin-Flint 杂音应与二尖瓣狭窄的心尖区舒张中晚期隆隆样杂音相鉴别，前者常紧随 S_3 后，S_1 常减弱；后者则紧随开瓣音后，S_1 常亢进。

（十一）急性主动脉瓣关闭不全的治疗

外科治疗（人工瓣膜置换术或主动脉瓣修复术）为根本措施。内科治疗一般仅为术前准备过渡措施，目的在于降低肺静脉压，增加心排血量，稳定血流动力学，应尽量在 Swan-Granz 导管床旁血流动力学监测下进行。静脉滴注硝普钠对降低前后负荷、改善肺淤血、减少反流量和增加心排血量有益。也可酌情经静脉使用利尿剂和正性肌力药物。血流动力学不稳定者，如严重肺水肿，应立即手术。主动脉夹层即使伴轻或中度反流，也需紧急手术。活动性感染性心内膜炎患者，争取在完成 7 ~ 10 d 强抗生素治疗后手术。创伤性或人工瓣膜功能障碍者，根据病情采取紧急或择期手术。个别患者，药物可完全控制病情，心功能代偿良好，手术可延缓。但真菌性心内膜炎所致者，无论反流轻重，均需早日手术。

（十二）慢性主动脉瓣关闭不全的内科治疗

内科治疗措施包括：①预防感染性心内膜炎，如为风心病或有风湿活动应预防风湿热。②梅毒性主动脉炎应给予一疗程的青霉素治疗。③舒张压＞ 90 mmHg 者应用降压药。④无症状的轻或中度反流者，应限制重体力活动，每 1 ~ 2 年随访 1 次，包括超声心动图检查。对有严重主动脉瓣关闭不全和左心室扩张者，即使无症状，可使用血管紧张素转换酶抑制剂，以延长无症状和心功能正常时期，推迟手术时间。⑤左心室收缩功能不全出现心力衰竭时应用血管紧张素转换酶抑制剂和利尿药，必要时可加用洋地黄类药物。⑥心绞痛可用硝酸酯类药物。⑦积极纠正心房颤动和治疗心律失常，主动脉瓣关闭不全患者耐受心律失常的能力极差。⑧如有感染应及早积极控制。

（十三）慢性主动脉瓣关闭不全的外科治疗

人工瓣膜置换术为严重主动脉瓣关闭不全的主要治疗方法，应在不可逆的左心室功能不全发生之前进行。无症状（呼吸困难或心绞痛）和左心室功能正常的严重反流不需手术，但需密切随访。

术后存活者大部分有明显临床改善，心脏大小和左心室质量减少，左心室功能有所恢复，但恢复程度不如主动脉瓣狭窄者大，术后远期存活率也低于后者。部分病例（如创伤、感染性心内膜炎所致瓣叶穿孔）可行瓣膜修复术。主动脉根部扩大者，如马方综合征，需行主动脉根部带瓣人工血管移植术。

（十四）外科手术治疗的适应证和禁忌证

（1）手术治疗适应证：①有症状和左心室功能不全者。②无症状伴左心室功能不全者，经系列无创检查（超声心动图、放射性核素心室造影等）显示持续或进行性左心室收缩末容量增加或静息射血分数降低者应手术；如左心室功能测定为临界值或不恒定的异常，应密切随访。③有症状而左心室功能正常者，先试用内科治疗，如无改善，应立即手术。

（2）手术治疗禁忌证：LVEF $\leqslant$ 0.20，LVEDD $\geqslant$ 85 mm 或 LVEDVI $\geqslant$ 300 ml/m^2。

第三节　三尖瓣疾病

一、三尖瓣狭窄

（一）三尖瓣狭窄的病因

三尖瓣狭窄（TS）的最常见病因为风心病。三尖瓣狭窄单独存在者极少见，常伴关闭不全、二尖瓣和主动脉瓣损害。其他罕见病因有先天性三尖瓣闭锁和类癌综合征等。

（二）三尖瓣狭窄的临床表现

（1）症状：临床症状不典型，常被合并的疾病所掩盖，如系统性红斑狼疮、感染性心内膜炎等。其主要表现为心排血量降低引起疲乏，体循环淤血致腹胀、消瘦等。部分患者因颈静脉搏动强烈而出现颈部不适感。与二尖瓣狭窄合并存在时，因使进入肺循环的血液减少，肺淤血减轻，二尖瓣狭窄所致呼吸困难症状反而减轻。

（2）体征：①颈静脉怒张。②胸骨左下缘有三尖瓣开瓣音。③胸骨左缘第 4 ~ 第 5 肋间或剑突附近有紧随开瓣音后的较二尖瓣狭窄杂音弱而短的舒张期隆隆样杂音，伴舒张期震颤。杂音和开瓣音均在吸气时增强，呼气时减弱。④肝大伴收缩期前搏动。⑤腹腔积液和全身水肿。

（三）三尖瓣狭窄的胸部 X 线表现

三尖瓣狭窄的胸部 X 线特征是右房明显扩大、下腔静脉和奇静脉扩张所造成的以右心为主的心脏扩大，肺血管影显著减少。

（四）三尖瓣狭窄的心电图表现

Ⅱ、Ⅲ、aVF P 波异常增宽，常见明显的双相波。V_1 导联的 qrs 波群振幅降低（常含有 Q 波），而 V_2 导联的 QRS 波群则更高。

（五）三尖瓣狭窄的超声心动图表现

二维超声心动图可见三尖瓣瓣叶增厚，粘连，活动受限，舒张期呈圆拱形，瓣口直径减小；单纯性三尖瓣狭窄右心房明显增大，但右心室不大；彩色多普勒血流显像可直接显示三尖瓣口的舒张期射流束，通过连续多普勒测定的经三尖瓣口最大血流速度，可计算出跨瓣压差，与心导管检查所测的跨瓣压差有很强的相关性。

（六）三尖瓣狭窄的心导管检查表现

三尖瓣狭窄心导管检查表现为右心房平均压升高，吸气时右心房和右心室舒张期压力梯度增大，注射阿托品提高心率后变化更明显。

（七）三尖瓣狭窄的诊断

根据具有典型听诊表现和体循环静脉淤血而不伴肺淤血，可以诊断为三尖瓣狭窄。风心病二尖瓣狭窄者，如剑突处或胸骨左下缘有随吸气增强的舒张期隆隆样杂音，无明显右心室扩大和肺淤血，提示同时存在三尖瓣狭窄。房间隔缺损如左至右分流量大，通过三尖瓣的血流增多，可在三尖瓣区听到第三心音后短促的舒张中期隆隆样杂音。均可经超声心动图确诊。

（1）内科治疗：限制钠盐摄入，应用利尿剂，控制心房颤动的心室率。

（2）外科治疗：跨三尖瓣压差＞ 5 mmHg 或瓣口面积＜ 2.0 cm^2 时，应手术治疗。风心病可做瓣膜交界分离术或人工瓣膜置换术。

（3）经皮球囊三尖瓣成形术：易行，但适应证尚不明确。

二、三尖瓣关闭不全

（一）三尖瓣关闭不全的病因

三尖瓣关闭不全（TR）的病因根据三尖瓣结构是否正常分为功能性和器质性两大类：①功能性三尖瓣关闭不全：常见。是发生在正常的瓣膜上，由于右室收缩压和（或）舒张压的升高、右心室扩大和三尖瓣环扩张导致瓣膜关闭不全。多继发于各种心脏和肺血管疾病，如原发性肺动脉高压、二尖瓣病变、扩张性心肌病、VVI 起搏器术后等导致右心室或三尖瓣环扩张。②器质性三尖瓣关闭不全：较少见，病因包括风湿性心瓣膜病、感染性心内膜炎、先天性畸形、类风湿关节炎等。这些疾病通过损伤瓣膜或使瓣环直径扩大等机制引起三尖瓣关闭不全。

（二）三尖瓣关闭不全的临床症状

无肺动脉高压存在时，患者耐受性好，临床症状不明显。存在肺动脉高压时，右侧心力衰竭症状明显。部分患者出现颈部明显搏动感，活动时加重。左心瓣膜疾病的晚期，发生了继发性三尖瓣关闭不全时，患者右侧心力衰竭症状明显，呼吸困难的症状反而减轻。

（三）三尖瓣关闭不全的体征表现

（1）血管和心脏：①颈静脉扩张伴明显的收缩期搏动，吸气时增强，反流严重者伴颈静脉收缩期杂音和震颤。②右心室搏动呈高动力冲击感。③重度反流时，胸骨左下缘有第三心音，吸气时增强。④三尖瓣关闭不全的杂音为高调、吹风样和全收缩期，在胸骨左下缘或剑突区最响，右心室显著扩大占据心尖区时，在心尖区最明显。杂音随吸气增强，当右心室衰竭，搏出量不能进一步增加时，此现象消失。⑤严重反流时，通过三尖瓣血流增加，在胸骨左下缘有第三心音后的短促舒张期隆隆样杂音。⑥三尖瓣脱垂有收缩期喀喇音。⑦可见肝脏收缩期搏动。

（2）体循环淤血体征：见右心衰竭。

（四）三尖瓣关闭不全的胸部 X 线表现

三尖瓣关闭不全显示右心房、右心室增大。右心房压升高者，可见奇静脉扩张、胸腔积液及腹腔积液引起的膈肌抬高。透视时可看到右心房收缩期搏动。

（五）三尖瓣关闭不全的心电图表现

一般为非特异性的改变，常见有不完全性右束支阻滞，可见高尖的 P 波，V_1 呈 QR 型，心房颤动和心房扑动常见。

（六）三尖瓣关闭不全的超声心动图表现

三尖瓣关闭不全的超声心动图表现：二维超声心动图可见右心房右心室扩大，上下腔静脉增宽及搏动，三尖瓣活动振幅增大，收缩期前后瓣与隔瓣不能完全闭合，室间隔反常运动，瓣环扩大。彩色多普勒血流显像可见三尖瓣口右心房侧的花色反流束。通过连续多普勒测定可以量化评估三尖瓣的舒张梯度。彩色多普勒血流显像在很多正常人也可检测到无临床意义的三尖瓣反流，此时反流信号不是全收缩期，且反流束仅占右心房的小部分。

（七）三尖瓣关闭不全的特殊超声心动图表现

三尖瓣关闭不全可因不同病因而有不同的超声心动图表现。

（1）风湿性心脏病：可见三尖瓣增厚、增强、活动受限，关闭时可有裂隙。

（2）Ebstein 畸形：隔叶与后叶远离房室环，附着于环下近心尖部的右心室壁与室间隔，将右心室分为房化右心室与功能右心室。因三尖瓣关闭时不能合拢，右心房容积扩大，与房化右心室相连，形成巨大的右心房腔，右心室真正的功能则萎缩、变小。

（3）三尖瓣脱垂：三尖瓣在收缩期向右心房脱出，超过三尖瓣附着点连线之上。

（4）继发性三尖瓣关闭不全：三尖瓣环扩大，形态一般正常，瓣叶活动大。

（八）三尖瓣关闭不全的心导管检查表现

三尖瓣关闭不全心导管检查表现：右心室造影，对比剂明显反流进入右心房，右心房和右心室压力增高，右心房压力心室化，严重反流时会出现 Kussmaul 征（吸气时右心房压力不降低或反而升高）。

（九）三尖瓣关闭不全的鉴别诊断

三尖瓣关闭不全的反流杂音需要与二尖瓣关闭不全、室间隔缺损等相鉴别。杂音最响的部位，随呼吸和体位的变化等有助于初步鉴别，超声心动图可确定诊断，并明确合并存在的心脏问题。鉴别诊断见“二尖瓣关闭不全的鉴别诊断”。

（1）内科治疗：无肺动脉高压的三尖瓣关闭不全无须手术治疗。右心衰竭者限制钠盐摄入，用利尿剂、洋地黄类药物和血管扩张药控制心房颤动的心室率。

（2）外科治疗：①继发于二尖瓣或主动脉瓣疾病者，行人工瓣膜置换术时探测三尖瓣反流程度，轻者不需手术，中度反流可行瓣环成形术，重者行瓣环成形术或人工瓣膜置换术。②三尖瓣下移畸形、类癌综合征、感染性心内膜炎等需做人工瓣膜置换术。

三、肺动脉瓣狭窄

（一）肺动脉瓣狭窄的概念及分类

先天性肺动脉瓣狭窄是指肺动脉瓣、瓣上或瓣下有狭窄。此种先天性畸形常单独出现，发病率较高，特别在成人先天性心脏病中可达 25%。肺动脉瓣狭窄（PS）分为肺动脉瓣、瓣上和瓣下 3 型。瓣膜型表现为瓣叶纤维化，增厚，粘连，瓣口狭窄，收缩期呈圆锥状突入肺动脉干内；瓣下型为右室流出道漏斗部肌肉肥厚造成梗阻；瓣上型为肺动脉主干或主要分支有单发或多发狭窄。

（二）肺动脉瓣狭窄的病因

肺动脉瓣狭窄的最常见病因为先天性心脏病，单独或与其他畸形合并存在，如法洛四联症等。获得性肺动脉瓣狭窄少见，其常见病因为类癌综合征，其他病因包括风湿性心瓣膜病、心内膜炎，Noonan 综合征等引起瓣膜继发性损害。

（三）肺动脉瓣狭窄的临床表现

（1）症状：轻度无症状，重度出现体循环淤血、右心功能不全的表现，少数患者在活动时出现呼吸困难、胸痛和疲倦，甚至出现晕厥和猝死。合并存在卵圆孔未闭、房间隔缺损的患者有发钳表现。

（2）体征：典型的体征为胸骨左缘第 2 肋间有一响亮的收缩期喷射性杂音，传导广泛，可传至颈部，整个心前区甚至背部常伴有震颤；肺动脉瓣区第二心音减弱。

（四）肺动脉瓣狭窄的胸部 X 线表现

肺动脉瓣狭窄表现为肺动脉段突出，是狭窄后扩张所致，肺血管影细小，肺野异常清晰。右心室、右心房扩大。

（五）肺动脉瓣狭窄的心电图表现

轻中度肺动脉瓣狭窄的心电图一般正常。重度肺动脉瓣狭窄表现为右房室肥大、电轴右偏和右束支传导阻滞。

（六）肺动脉瓣狭窄的超声心动图表现

二维超声心动图可见肺动脉瓣瓣叶增厚，粘连，可测定其瓣口面积。彩色多普勒血流显示自肺动脉瓣口收缩期花色射流束，射流束在主肺动脉内形成喷泉状，射流主要显示为蓝色或多色斑点的镶嵌图像。

（七）肺动脉瓣狭窄的诊断及鉴别诊断

典型的杂音、X 线表现及超声心动图检查可以确诊。肺动脉瓣狭窄的收缩期杂音注意与房间隔缺隔、室间隔缺损及法洛四联症等相鉴别。

第十二章 抗肿瘤治疗中的心内膜炎

第一节 感染性心内膜炎

一、感染性心内膜炎的概念及分类

感染性心内膜炎（IE）是指因细菌、真菌和其他微生物（如病毒、立克次体、衣原体、螺旋体等）直接感染心脏瓣膜或心室壁内膜或邻近大动脉内膜并伴有赘生物形成的炎症反应。根据病情和病程可将感染性心内膜炎分为急性感染性心内膜炎和亚急性感染性心内膜炎，前者常伴有严重全身中毒症状，后者病情较轻，病程较长。近年来较多采用感染的病原体或者感染的部位来分类。如根据病原学分为细菌性、衣原体性、真菌性等感染性心内膜炎；根据累及瓣膜性质分为自体瓣膜、人工瓣膜者的心内膜炎；根据发病部位分为左心感染性心内膜炎和右心感染性心内膜炎。

二、IE 的病因

在原有心脏或血管疾患的基础上并发细菌或真菌感染，早期国外统计结果显示，最常见的细菌为草绿色链球菌，其次为金黄色葡萄球菌、革兰阴性杆菌，真菌培养阳性者有 9.3%。最近的统计结果显示，最常见的为金黄色葡萄球菌，其次为链球菌。也可发生在正常心脏。最常见的心脏病病因为风湿性心脏瓣膜病变，常见为主动脉瓣或二尖瓣关闭不全；其次为先天性心血管畸形，或曾有心脏外科手术史，包括人造瓣膜置换术。最新资料显示，人工心脏瓣膜病变、退行性瓣膜钙化、静脉注射吸毒等导致的 IE 不断增加，多与临床侵入性医疗操作引起的菌血症有关。

三、IE 的发病机制

（1）非细菌性血栓性心内膜炎：湍流损伤瓣膜内皮，血小板及纤维蛋白沉积，有利于细菌黏附和感染。

（2）一过性菌血症：创面释放多种微生物至血液循环中。

（3）细菌黏附：微生物黏附于受损内皮。

（4）定植细菌繁殖：定植微生物不断繁殖并进一步刺激纤维蛋白和血小板沉积，形成赘生物。

四、IE 的全身性感染表现

发热为最常见的症状，热型以不规则者最多，可为间歇型或弛张型，伴有畏寒和出汗。体温大多在 37.5 ~ 39℃，可高达 40℃以上。有 3% ~ 15% 的患者体温正常或低于正常，多见于老年、伴有栓塞或真菌性动脉瘤破裂引起脑出血、蛛网膜下腔出血以及严重心力衰竭、尿毒症患者。此外，未确诊前已应用过抗生素、退热药、激素者也可暂时不发热。70% ~ 90% 的患者有进行性贫血，有时可达严重程度。病程较长者常有全身疼痛、关节痛，低位背痛和肌痛在起病时较常见，主要累及腓肠肌和股部肌肉。

急性感染性心内膜炎可以累及多系统，特别是感染毒力很强的细菌引起的脓毒血症时，往往伴有多器官损害，而此时心脏的损害可能不表现为主要症状。患者可有高热、寒战，常诉头、胸、背和四肢肌肉关节疼痛。病程多急骤凶险，常可迅速地发展为急性充血性心力衰竭导致死亡。在受累的心内膜上，尤其是真菌性感染，可附着大而脆的赘生物，脱落的带菌栓子可引起多发性栓塞和转移性脓肿并产生相应临床症状，包括心肌脓肿、脑脓肿和化脓性脑膜炎。若栓子来自感染的右心，则可出现肺炎、肺动脉栓塞和单个或多个肺脓肿。

亚急性感染性心内膜炎多数起病缓慢，有全身不适，疲倦、低热及体重减轻等非特异性症状。少数以并发症形式起病，如栓塞、不能解释的卒中、心瓣膜病的进行性加重、顽固性心力衰竭、肾小球肾炎和手术后出现心瓣膜杂音等。

五、IE 的心脏受累表现

几乎所有患者均可闻及心脏杂音，为短期内心瓣膜和腱索的急剧损害所致，可产生高调杂音或使原有的杂音性质迅速改变。由于瓣叶或瓣膜支持结构的损害，多出现瓣膜关闭不全的反流性杂音。约 15% 患者开始时没有心脏杂音，而在治疗期间出现杂音，少数患者直至治疗 2 ~ 3 个月才出现杂音。在病程中杂音性质的改变往往是贫血、心动过速、心排血量变化等血流动力学的改变所致，大部分患者可能出现不同程度的心力衰竭，其主要由瓣膜及细菌毒素所致心肌的损害等因素引起。

六、IE 的周围体征表现

周围体征包括皮肤和黏膜的瘀点、甲床下线状出血、Osler 小结、Janeway 损害及杵状指（趾），这些表现在近 30 年中发生率已明显下降。其中 Janeway 损害常见于急性感染性心内膜炎，其余周围体征在亚急性感染性心内膜炎较为常见。瘀点常成群也可个别出现，多见于眼睑、口腔黏膜、胸前和手足背皮肤，常持续数天，消失后再现，其中心可发白。甲床下出血的特征为线状，远端不到达甲床前边缘，可有压痛。Osler 小结呈紫或红色，稍高于皮面，直径小至 1 ~ 2 mm，大者可达 5 ~ 15 mm，多发生于手指或足趾末端的掌面，大小鱼际或足底可有压痛，常持续 4 ~ 5 d 才消退。需要注意的是，Osler 小结并不是感染性心内膜炎所特有，在系统性红斑狼疮、伤寒、淋巴瘤等疾病中也可出现 Osler 小结。Janeway 损害是指出现在手掌和足底的直径 1 ~ 4 mm 无痛性出血性或红斑性损害，为化脓性栓塞所致。杵状指（趾）现已很少见。少数患者可有视网膜病变，表现为椭圆形黄斑出血伴中央发白，有时眼底仅可见圆形白点，称为 Roth 点。但是这种表现同样可出现在胶原性疾病、血液病以及严重贫血的患者。

七、IE 的心脏并发症

（1）心力衰竭：最为常见，是对预后影响最大的并发症，主要由瓣膜关闭不全所致，主动脉瓣受损者常发生，其次为二尖瓣和三尖瓣。瓣叶穿孔、腱索断裂、瓣环脓肿均会引起突发性心力衰竭，必须立即进行手术治疗，否则会严重地增加围手术期的死亡率，而且还会出现永久性左侧心力衰竭。

（2）心肌脓肿：常见于急性患者，可发生于心脏任何部位，以瓣周组织特别在主动脉瓣环多见，可致房室和室内的传导阻滞，心肌脓肿偶可穿破。

（3）急性心肌梗死：大多由冠状动脉栓塞引起，以主动脉瓣感染时多见，少见原因为冠状动脉血栓形成或细菌性动脉瘤。

（4）化脓性心包炎：主要发生于急性患者。

（5）心肌炎。

八、IE 并发动脉栓塞

临床诊断出的栓塞有 15% ~ 35% 为动脉栓塞，急性较亚急性多见，常发生于病程晚期，也可为首发症状，或在感染控制后数周至数月发生，栓塞可发生在肌痛的任何部位，脑、心、脾、肾、肠系膜和四肢为临床所见的体循环动脉栓塞部位。好发栓塞的病原体为金黄色葡萄球菌和念珠菌。肢体大动脉栓塞主要见于真菌性心内膜炎。当有由左向右分流的先天性心血管病或右心内膜炎时，肺循环栓塞常见。

九、IE 并发细菌性动脉瘤

在 IE 的并发症中，细菌性动脉瘤占 3% ~ 5%，多见于亚急性者。受累动脉依次为近端主动脉（包括主动脉窦）、脑、内脏和四肢，一般见于病程晚期，多无症状，为可扪及的搏动性肿块。发生于周围血管时易诊断，如发生在脑、肠系膜动脉或其他深部组织的动脉往往直至动脉瘤破裂出血方可确诊。

十、IE的神经系统并发症

约 1/3 患者有神经系统受累的表现：①脑栓塞占神经系统并发症的 1/2，大脑中动脉及其分支最常受累。②脑细菌性动脉瘤，除非破裂出血，多无症状。③脑出血，由脑栓塞或细菌性动脉瘤破裂所致。④中毒性脑病，可有脑膜刺激征。⑤脑脓肿。⑥化脓性脑膜炎，不常见。后三种情况主要见于急性患者，尤其是金黄色葡萄球菌性心内膜炎。

十一、IE的肾损害

大多数患者有肾损害，主要有：①肾动脉栓塞和肾梗死：多见于急性患者。②免疫复合物所致继发性肾小球肾炎：可致肾衰竭，常见于亚急性患者。③肾脓肿：不多见。

十二、IE的实验室检查

（1）血培养：血培养阳性是诊断 IE 的最直接证据，而且还可以随访菌血症是否持续。

（2）一般化验检查：感染性心内膜炎患者红细胞和血红蛋白减少。偶可有溶血现象。白细胞计数在无并发症的患者可正常或轻度增多，分类计数有时可见核左移。红细胞沉降率大多增快。半数以上患者可出现蛋白尿和镜下血尿。当并发急性肾小球肾炎、间质性肾炎或大的肾梗死时，可出现肉眼血尿、脓尿以及血尿素氮和肌酐的增高。肠球菌性心内膜炎及金黄色葡萄球菌性心内膜炎常可导致菌尿，故完善尿培养有利于诊断。

（3）血液生化检查：① IE 并发肾脏病变时尿素氮及肌酐升高。② C 反应蛋白在急性期升高，治疗有效时下降。

（4）血清免疫学检查：①慢性期丙种球蛋白增加，清蛋白 / 球蛋白比例倒置。② CIC 阳性有助于诊断，但非特异性。③类风湿因子阳性（50%）。

十三、IE的特殊检查

（1）心电图：呈非特异性改变，可检出各种心律失常，如不同程度房室传导阻滞，左、右束支传导阻滞，若伴有心包炎可有急性 ST 段升高，有时可出现非特异性 ST 段和 T 波缺血性改变。

（2）超声心动图：多普勒二维超声心动图能检测到 2 ~ 3 mm 赘生物，能明确心内赘生物、瓣膜损害、脓肿形成、血流动力学改变和心功能。近年来，经食管二维超声心动图能检出更小的（如 1.0 ~ 1.5 mm）赘生物，有助于确定诊断。

（3）心导管及心血管造影：疑有冠心病为基础病者可做心导管检查，可评估瓣膜的功能，并能从局部采集血标本测定细菌数，但有引起赘生物脱落发生栓塞的危险。

（4）组织病理学检查：切除的瓣膜组织和栓子碎片的病理学检测是诊断 IE 的金标准。

十四、IE 的诊断

（1）诊断线索：①原有瓣膜病、先天性心脏病或换瓣患者伴有 1 周以上不明原因的发热或新的杂音，有吸毒史或抵抗力低下者可以没有基础心脏病而发生 IE。②栓塞现象。③脑卒中、脾大及皮肤病变者。

（2）诊断依据：①血培养阳性。②超声检查发现有赘生物。二者出现可以肯定诊断，但是血培养阳性和未发现心脏赘生物者也不能排除诊断。

十五、IE 的鉴别诊断

（1）风湿活动：原有风湿性心瓣膜病，已确诊 IE 者经足量抗生素治疗体温不降。

（2）右心内膜炎：有肺梗死症状或反复发生的肺部感染，而无皮肤及体循环栓塞现象。

（3）糖尿病、结核病：非特异性全身不适、疲乏、体重降低、夜间盗汗。

（4）结缔组织病：发热伴有类风湿症状。

（5）淋巴瘤：有发热、贫血、脾大。

（6）动脉粥样硬化：所致脑血栓形成见于老年患者，有脑卒中症状。

十六、IE 应用抗生素治疗遵循的原则

抗生素治疗感染性心内膜炎的理想方案难以确定，具体的治疗方案因个体情况而异。一般应遵循的原则：①早期应用：早期应获得血培养结果。②足够剂量。③疗程宜长。④选择杀菌药。⑤必要时监测药物浓度及联合用药。

十七、IE 的抗生素经验治疗

在连续送血培养后，对于病情较重的患者立即静脉给予青霉素每日 600 万 ~ 1800 万 U，并与庆大霉素合用，每日 12 万 ~ 24 万 U 静脉滴注。如疗效欠佳宜改用其他抗生素，如苯唑西林、羟胺苄青霉素、哌拉西林等，每日 6 ~ 12 g，静脉滴注。需注意，大剂量青霉素可产生神经毒性表现，如肌阵挛、反射亢进、抽搐和昏迷，需与本病的神经系统表现相鉴别，避免误诊为本病的进一步发展而增加抗生素剂量。

十八、对青霉素敏感的细菌的抗生素治疗

草绿色链球菌、牛链球菌、肺炎球菌等多属此类。首选青霉素，400 万 U 每 6 h 静脉缓注或滴注，一般可有效控制病情；对青霉素过敏的患者可选用红霉素、万古霉素或第一代头孢菌素。需注意，有青霉素严重过敏者，忌用头孢菌素类。所有病例均至少用药 4 周。

十九、对青霉素耐药的细菌的抗生素治疗

肠球菌、粪链球菌等多对青霉素不敏感，青霉素的用量需高达1800万～3000万U，持续静脉滴注；或用氨苄西林2 g，每4 h静脉注射或滴注，加用庆大霉素160～240 mg/d，用药4～6周。治疗过程中酌减或撤除庆大霉素，预防其不良反应。若治疗效果不佳或患者不能耐受者也可改用万古霉素1 g，每12 h静脉滴注。对于高度耐药的链球菌应首选万古霉素。

二十、对金黄色葡萄球菌和表皮葡萄球菌的抗生素治疗

（1）萘夫西林或苯唑西林2 g，每小时1次，静脉注射或滴注，用药4～6周。

（2）如用青霉素后延迟出现皮疹，用头孢噻吩2 g，每4 h 1次，或头孢唑啉2 g，每6 h 1次，静脉注射或滴注，用药4～6周。

（3）如对青霉素和头孢菌素过敏或耐甲氧西林菌株致病者，用万古霉素4～6周。如有严重感染播散，每一方案的初始3～5 d加庆大霉素。

（4）对万古霉素中度耐药的金黄色葡萄球菌和凝固酶阴性葡萄球菌已经广泛出现，其作用机制是由于染色体突变影响了细菌细胞壁的合成。新喹诺酮对该细菌多耐药，研制新的治疗耐万古霉素的葡萄球菌药物是当务之急。

二十一、真菌感染的抗生素治疗

真菌性感染性心内膜炎病死率高，药物治疗效果有限，应在抗真菌治疗期间早期手术切除受累的瓣膜组织，术后应继续抗真菌治疗才可能有治愈的机会。药物治疗以用静脉滴注两性霉素B为首选，首日1 mg，之后每日递增3～5 mg，直至25～30 mg/d。应注意，两性霉素B的不良反应，如发热、头痛、显著的胃肠道反应、局部的血栓性静脉炎、肾功能损害、神经系统和精神系统的损害。氟康唑和氟胞嘧啶是两种毒素较低的抗真菌药物，单独使用只有抑菌作用，而与两性霉素B合并使用可增强疗效，减少两性霉素B的用量。两性霉素B用够疗程后口服氟胞嘧啶100～150 mg/（kg·d），每6 h 1次，用药数月。

二十二、抗生素停药标准

应用抗生素4～6周后体温和血沉恢复正常，自觉症状改善和消失，脾缩小，红细胞、白细胞和血红蛋白上升，尿常规转阴，且在停用抗生素后第1、第2和第6周做血培养均为阴性，可认为感染性心内膜炎已治愈。如在治疗结束、症状改善、血培养转阴后又出现感染征象，且菌种和早期培养相同，称为复发，提示赘生物深部隐藏的细菌未彻底杀灭，或细菌对抗生素有耐药性，应更换抗生素进行新一轮的治疗。

二十三、自体瓣膜感染性心内膜炎的手术适应证

①严重瓣膜狭窄或关闭不全致心力衰竭。②主动脉或二尖瓣反流导致血流动力学改变（左室舒张末期容量增加或左心房压增加）。③真菌性或其他高度耐药菌性心内膜炎。④房室传导阻滞、主动脉瓣脓肿需手术引流及其他严重病变。⑤充分抗微生物治疗后仍存在赘生物并反复发生大动脉栓塞者。⑥超声心动图检查证实有赘生物（≥ 10 mm）。

二十四、人工瓣膜致感染性心内膜炎的手术适应证

①心力衰竭。②人工瓣膜开裂。③瓣膜梗阻或反流加重。④存在并发症，如形成脓肿。⑤充分抗微生物治疗后，血培养持续阳性或反复复发并发生大动脉栓塞者。⑥感染性心内膜炎再次复发。

二十五、IE 并发症的治疗

（1）心力衰竭：除按心力衰竭的常规治疗外，重要的是应根据瓣膜的损害情况以及参照相关手术适应证及早手术。

（2）肾衰竭：对于并发急性肾功能不全患者应做血液透析，不仅有利于改善全身状况，还可使患者安全度过抗生素应用和免疫机制所致的肾脏损害阶段。

（3）血管栓塞：主要为对症处理，虽然赘生物基本是血栓，并且可能脱落成栓子，抗凝无助于减少栓塞、预防赘生物生长，相反确有应用肝素后，使颅内小血管瘤破裂、栓塞、栓子并发症的报告。人工瓣膜患者患 IE 时，使用抗生素与华法林安全。因此，目前的做法是完全不用肝素，除非有大块肺动脉栓子。使用华法林时，剂量尽量小，达到 2.0 ~ 3.0 U 为宜。反复栓塞宜行手术治疗以消除栓塞源。

（4）细菌性动脉瘤：微小的细菌性动脉瘤在有效抗生素治疗后可消失；大直径的动脉瘤即使感染性心内膜炎治愈仍可破裂出血，应及早手术。颅内细菌性动脉瘤常为多发性，如为较大的动脉瘤或已发生过出血，且病变部位可以手术的应及早处理；未破裂的或出血较小的动脉瘤则应区别情况进行相应处理。

第二节　静脉药物依赖者心内膜炎

一、静脉药物依赖者心内膜炎的概念

静脉药物依赖者心内膜炎（EIDA）是由于患者静脉注射毒品时使用不洁注射用具，药品

溶剂未经消毒，导致细菌进入血管内，引发菌血症、败血症；因静脉回流使右心系统受感染，而右心是一低压系统，有利于细菌在瓣膜上附着，同时由于患者重复多次注射毒品，毒品中的颗粒杂质致右心受累，三尖瓣损伤。细菌在损伤的三尖瓣黏附沉积，形成菌栓、赘生物。

二、静脉药物依赖者心内膜炎的临床表现

静脉药物依赖者心内膜炎的患者多数为年轻人，既往无心脏病史，临床表现常有发热，并伴咳嗽、咳痰、胸痛等呼吸道症状，心脏杂音；心内膜炎多累及右心室三尖瓣，并且常发生于1个瓣膜上，超声心动图常有二尖瓣受损表现；血培养多数为金黄色葡萄球菌，对多种抗生素敏感；急性发病者多见，常伴有转移性感染灶，亚急性表现则多见于有感染性心内膜炎史者。此外，该类患者机体免疫功能低下，常合并全身多个部位的感染，并发症的表现常掩盖病情，给诊断造成困难。

三、静脉药物依赖者心内膜炎的检查

（1）血培养：是诊断IE的重要依据，但大多数EIDA患者首次血培养前已使用过抗生素治疗，降低了培养的阳性率，故对血培养阴性的患者也不能完全排除该病的诊断。

（2）超声心动图：对诊断EIDA有重要价值，超声心动图可以发现瓣膜赘生物、瓣周并发症及基础心脏病；在治疗过程中，复查超声心动图观察瓣膜及赘生物的形态、大小有助于疗效的判断。

四、静脉药物依赖者心内膜炎的治疗

抗生素治疗是治疗成败的关键，确诊后应立刻应用有效的抗生素。在血培养结果出来之前，可经验性选择针对金黄色葡萄球菌的两种或两种以上杀菌药物联合应用，血清杀菌药浓度达1∶8以上，疗程4～8周，如治疗无效，需警惕耐药及真菌感染的可能。对于抗菌治疗后持续性脓毒血症，真菌性心内膜炎，严重瓣膜反流致心力衰竭，赘生物≥10 mm，左心瓣膜受累且瓣膜破坏严重的患者，要考虑外科手术治疗。

第十三章　肿瘤治疗中的心肺急症

第一节　急性肺水肿

急性肺水肿是内科临床常见的重要急症。心源性者占94%，其他为非心源性。迅速做出诊断和正确处理是挽救患者生命的关键。

一、病因

（一）心源性急性肺水肿

1. 急性左心衰竭

高血压性心脏病、主动脉瓣疾病、冠心病（急性心肌梗死）、心肌病、急性病毒性心肌炎、儿童急性风湿性心肌炎、急性肾小球肾炎。

2. 急性舒张功能障碍型心力衰竭

左室肥厚、急性心肌缺血、糖尿病性心肌病、心肌间质浸润性疾病如心肌淀粉样变、血红蛋白沉着症。

3. 急性二尖瓣口阻塞

严重二尖瓣狭窄伴快心室率、左房黏液瘤或左房球瓣样血栓或左房赘生物嵌顿二尖瓣口。

4. 急性左室射血障碍

急性乳头肌功能不全、乳头肌或腱索断裂、急性二尖瓣脱垂、急性主动脉瓣关闭不全、急性室间隔破裂。

（二）非心源性急性肺水肿

1. 肺毛细血管通透性增高

见于尿毒症、放射性肺炎、吸入性肺炎、感染性肺水肿（细菌或病毒）、淹溺、烟雾或毒性气体吸入。

2. 成人呼吸窘迫综合征

创伤肺、休克肺、长时间正压呼吸、过多输液。

3. 弥散性血管内凝血

见于恶性疟疾、感染后免疫、休克、子痫、羊水栓塞或内毒素反应。

4. 药物免疫反应

如呋喃妥因、磺胺类、肼苯哒嗪、六烃季铵、甲氨蝶呤、马利兰等。

5. 肺复张后肺水肿

大量或快速胸腔抽液或抽气后发生的急性肺水肿。

6. 高原性肺水肿

急速登上海拔 4000 m 高原所致的急性肺水肿。

7. 神经源性肺水肿

见于头颅骨折、颅内出血或脑肿瘤。

8. 麻醉药过量

如海洛因、美散痛所致。

二、病理生理

（一）肺毛细血管压增高（心源性肺水肿）

1. 急性左心衰竭

左室排血量减低，致左房压和肺楔嵌压（PCWP）增高。

2. 急性二尖瓣口嵌钝

如严重二尖瓣狭窄、左房黏液瘤，使左房血进入左室受阻，引起左房压和 PCWP 增高。

3. 舒张功能障碍型心力衰竭

由于左室舒张充盈受限，导致左房压和 PCWP 升高。

以上三种情况，最终均导致 PCWP 增高。当 PCWP 显著增高达 3.3 ~ 4.0 kPa（25 ~ 35 mmHg），超过血浆胶体渗透压，且持续 1 h 以上时，即可引起急性肺水肿。在血浆胶体渗透压降低时（如低蛋白血症），则更易发生急性肺水肿。此时血浆成分首先漏出在肺间质组织，进而渗出到肺泡间隙，引起肺泡水肿。

（二）肺毛细血管通透性增高（非心源性肺水肿）

由于各种原因所致的肺毛细血管通透性增高，可使大量血浆成分渗透到肺间质组织和肺泡内。可能是有害因素直接引起弥漫性肺毛细血管损伤；或通过血管活性物质，如组胺、激肽、前列腺素等作用的结果。

三、临床表现

急性间质性肺水肿仅表现为呼吸急促、呼吸音减低。急性肺泡水肿时患者常端坐呼吸、极度呼吸困难，可有发绀、冷汗、咳嗽并咳粉红色泡沫痰。背部两肺野可满布湿啰音和哮鸣音，肺动脉瓣区第二心音可增强，心动过速常伴血压偏高，可能与呼吸困难所致内源性儿茶酚胺大量释放有关。有报道，心源性肺水肿首次收缩压测值各 21.3 kPa（165 mmHg）者预后较差。高血压患者出现急性肺水肿而血压反而下降，则应疑及急性心肌梗死。在冠心病患者，呼吸困难发作时可能伴有心绞痛。

四、实验室检查

（一）急性肺水肿的 X 线表现

1. 肺静脉压增高

为肺水肿的早期表现，特点为肺静脉影增宽和肺血液再分布。X 线显示上肺静脉明显扩张，而下肺静脉影正常或缩小，上肺血管直径≥下肺血管直径。

2. 急性肺间质水肿的表现

① Kerfey 线：说明液体漏出至间质引起小叶间隔增厚。如有 Kerley 线，则急性肺间质水肿可能性大。②肺血管影边缘模糊不清：是肺间质水肿常见表现。③支气管周套箍：正常胸片中央支气管横断面常因管内和管周空气对比效应，而显示为纤细的环形白线。肺中央部分间质水肿时，支气管腔内外的空气被管壁及其周围的间质液分开，形成密度增高的较宽的环带，称为支气管周套箍，侧位片多见。④肺门薄雾影：靠肺门肺中央部分透亮度低而模糊。

3. 急性肺泡水肿

常见为大小不等的片状模糊阴影，边界不清，有融合倾向。典型者从肺门向外周延长，呈“蝴蝶状”或“蝙蝠状”分布。某些区域由于肺泡充满液体，肺野透亮度减低，而相对干燥的气道从中通过可显示线条状透亮带，称为空气支气管造影，是肺泡水肿的特征性表现。

（二）血气分析

动脉血气分析对诊断和处理各种肺水肿均有很大帮助。

（1）轻度肺水肿可有轻度低氧（PaO_2 < 12.0 kPa，95 mmHg）、低碳酸血症（$PaCO_2$ < 4.7 kPa 即 35 mmHg）和过度换气所致的呼吸性碱中毒（pH > 7.45）。

（2）较重的肺水肿致肺严重换气不足，可致 PaO_2 和 pH 值显著降低，$PaCO_2$ 正常或轻度升高，由于组织严重缺氧和乳酸盐生成，而出现代谢性酸中毒。

（3）严重肺水肿病例会发生严重低氧血症、代谢性和呼吸性酸中毒（$PaCO_2 > 6.0$ kPa即45 mmHg）并存。在有显著的肺内血液分流时，尽管吸入高浓度氧，仍将持续存在低氧血症。

根据上述肺功能改变，可以粗略地估计肺水肿的严重程度。呼吸性碱中毒一般不需要特殊治疗，而呼吸性与代谢性酸中毒并存常是严重的和致命的。

（三）血流动力学测定

应用Swan–Ganz漂浮导管测定PCWP对诊断心源性肺水肿极为重要。正常PCWP为0.8 ~ 1.6 kPa（6 ~ 12 mmHg），> 1.6 kPa（12 mmHg）为异常。当PCWP在2.4 ~ 2.7 kPa（1825 mmHg）时，可有轻度肺淤血；2.7 ~ 3.3 kPa（20 ~ 25 mmHg）时，中度肺淤血；3.3 ~ 4.0 kPa（25 ~ 35 mmHg）时重度肺淤血；> 4.0 kPa（35 mmHg）时可发生急性肺水肿。如平时PCWP正常，则当PCWP突然升至3.3 kPa（25 mmHg）以上，亦常发生急性肺水肿。而在非心源性肺水肿时，PCWP通常不高。

五、其他检查

心电图、超声心动图、放射核素检查，有助于查明基础心脏病变，有助于区别心源性肺水肿和非心源性肺水肿。

六、鉴别诊断

（一）心源性肺水肿与非心源性肺水肿的鉴别

二者临床表现、X线改变和肺功能情况有许多共同点，但临床过程不同，治疗措施也不完全相同，应注意鉴别。仔细观察X线胸片的若干特征，大多数患者可以做出相当准确的判断。此外，还可根据下述特点进行鉴别。

（1）心源性肺水肿常有心脏病或高血压病史；体检可发现第三心音奔马律、交替脉、肢端湿冷（低灌流状态）；心电图及超声心动图常能发现器质性心脏病的证据；肺水肿液为漏出液，蛋白含量较低，水肿液与血浆的蛋白比值< 0.5，PCWP > 2.4 kPa（18 mmHg）。

（2）非心源性肺水肿通常有基础疾病，如感染脓毒病灶、吸入有毒气体、创伤、休克等；体检无奔马律及心脏杂音；肢端常温暖（高灌流状态）；心电图及超声心动图大多数正常；肺水肿液为渗出液，水肿液与血浆的蛋白比值> 0.7，PCWP < 2.4 kPa（18 mmHg）。

（二）心源性哮喘和支气管哮喘的鉴别

心源性哮喘和支气管哮喘的鉴别诊断极为重要。因为吗啡在支气管哮喘是禁忌的；而肾上腺素在心源性哮喘是禁忌的。在鉴别不清时可先给氨茶碱以缓解症状，因其在此两种情况均有效。

七、治疗

（一）氧气治疗

无论心源性肺水肿还是非心源性肺水肿，均应采用适当的氧气疗法。给予湿化的氧以防呼吸道黏膜过度干燥，亦可通过30%乙醇的滤氧瓶湿化，适用于有大量泡沫痰的患者。给氧的方法有三种。

1. 鼻导管吸氧

是最常用的方法。流量按8 L/min则可提供40%氧浓度，此时患者若张口呼吸，则氧浓度会降低。

2. 面罩吸氧

按5 ~ 6 L/min则可提供50% ~ 60%氧浓度，当12 L/min时则可吸入为100%氧浓度。

3. 正压给氧

吸入100%氧后PaO_2仍低于8.0 kPa（65 mmHg），有大脑缺氧或有进行性高碳酸血症表现（高度嗜睡或迟钝），或有严重呼吸性酸中毒（pH < 7.15）不能迅速改善者，应立即气管内插管，建立控制性正压通气。这样，不仅提供足够氧气，还可减少静脉回流，并使水肿液从肺间质或肺泡吸收，有助于减轻肺水肿。正压给氧方法：①使用有可调活瓣的特殊面罩吸氧：活瓣可调节气道的压力，使之在0.098 ~ 0.59 kPa（1 ~ 6 cmH_2O）的正压下呼吸。②使用正压呼吸机以缓解肺水肿，调节至1.47 ~ 1.96 kPa（15 ~ 20 cmH_2O）的正压呼吸。③呼气末正压呼吸（PEEP）：在非心源性肺水肿，即使间歇正压呼吸亦不能缓解低氧血症，则应采用PEEP。但此种类型连续正压呼吸可能会引起心排血量明显下降，并可能会导致冠状动脉供血不足或休克。

氧中毒：给予高浓度氧（60% ~ 100%），则至少应每12 h停用几分钟，以防氧中毒。氧中毒的早期表现有虚弱、恶心、呕吐或刺激性咳嗽，严重的胸骨下烧灼疼痛是其特征表现，在氧中毒时几乎总是存在的，并随呼吸而加重。随着动脉血氧合越来越困难和不能解释的片状肺浸润，应高度疑及氧中毒。严重氧中毒可出现脑症状，包括全身抽搐。上述症状可能出现在吸入高浓度氧的72 h之内。

（二）非心源性急性肺水肿的治疗

其治疗与心源性肺水肿不同，此种情况洋地黄和利尿剂无效。如肺水肿与过敏反应有关，则可用皮质类固醇激素。急性肺水肿由海洛因中毒引起，则可用氧疗法。海洛因和美散痛过量可用纳洛酮治疗。高原肺水肿可立即卧床休息，吸入100%浓度氧，快速转运患者到平原。肺水肿与革兰阴性菌引起的休克有关者，则可用大量抗生素或类固醇激素。肺水肿与弥散性血管内凝血有关者，低分子右旋糖酐和肝素可能有效。

第二节 急性心脏压塞

急性心脏压塞是心脏受心包内液体急性挤压所致的临床综合征。是心内科重要急症。

一、病因

常见病因有恶性肿瘤、特发性心包炎、尿毒症、抗凝治疗、细菌性、结核性、放射治疗、主动脉夹层瘤、黏液性水肿、心包切开术后、外伤等。

二、病理生理

当心包腔迅速充满液体时，心包囊不能足够地伸展，致心包内压力明显增高而压迫心。心包内压增高→两心室舒张充盈受限→循环和肺循环静脉压增高且几乎相等→心室搏出量减少→心动过速及外周阻力代偿性增高→维持重要脏器供血→最终血压下降→休克。

心脏压塞时奇脉的机制：吸气时右室充盈增加，室间隔向左移位，心包内压增高，因而左室充盈受限；吸气时胸腔内压降低，肺容量血管床增大，从而左室充盈减少。上述两因素造成吸气时左室排血量下降，血压降低，脉搏减弱或消失。

三、临床特征

发生急性心脏压塞时表现为急性循环衰竭。患者静脉压不断升高，动脉压持续下降，直至出现心源性休克。患者常取坐位，身体前倾、面色苍白、精神不安或谵妄、呼吸浅而速，并有发绀和心动过速、皮肤湿冷，最终意识丧失。静脉压常高至 1.96 kPa（200 mmH_2O）以上，伴颈静脉明显怒张。急性心脏压塞时，肝脏不一定明显肿大，但压痛可十分显著。此外，奇脉（吸气时脉搏减弱或消失）可能出现，通常在吸气时收缩压下降＞1.3 kPa（10 mmHg）。Kussmaul 征(吸气时颈静脉更充盈)可能阳性。如渗液积聚较慢,则可呈亚急性或慢性心脏压塞。

四、实验室检查

（一）X 线检查

如以前没有心包积液而发生急性心脏压塞,则心影可能正常或稍大,因为心包液急剧出现,不足 250 ml 都可能是致命的。如原有心包积液而发生心脏压塞，则心影迅速增大而肺野清晰是其特征。

（二）心电图检查

完全性电压交替对大量积液和心脏压塞有诊断价值，但这一征象并不总是出现。血性心包积液时，心前导联突然出现高而尖的 T 波，即使以前 T 波倒置也会发生这种现象。心脏破裂的心脏压塞，常迅速出现心动过缓和电 – 机械分离。心电图突然出现低电压，说明发生大量心包积液。

（三）超声心动图检查

1. M- 超声心动图

①在呼吸周期中，吸气时右室内径增加而左室内径减小，呼气时则相反。②呼气末右室内径＜ 10 mm。③心脏在心包液内摆动。④右室前壁收缩早期切迹。

2. 二维超声心动图

①舒张末右房塌陷。②舒张期右室游离壁塌陷。③心脏在心包内摆动。④正常的下腔静脉内径随呼吸而变化的现象消失。

3. 彩色多普勒超声心动图

①吸气时通过右侧心瓣膜口血流增加，而通过左侧心瓣膜口血流反而减少。②腔静脉和肝静脉血流速率随呼吸与心动周期相关的血流摆动消失。

（四）静脉压测定

有心脏压塞的患者，肘静脉压常显著增高，常常＞ 1.96 kPa（205 mmH20）；而在心力衰竭患者，肘静脉压可增高，但很少超过 1.96 kPa（200 mmH20）。静脉压显著增高加奇脉诊断心脏压塞十分可靠；但静脉压正常或略高加奇脉则可能是其他疾病（如右室梗死、慢性阻塞性肺疾病等），而不是心脏压塞。

五、紧急处理

急性心脏压塞常需做紧急心包穿刺术。随着排出 100 ~ 200 ml 积液，病情常可迅速好转。即使静脉压很高，但利尿剂和小静脉扩张剂不宜应用，因为高的静脉压可对抗高的心包内压，以保持心脏的适当充盈，否则血压可能会进一步降低。心脏压塞反复出现，则有必要心包切开引流或做心包切除术（如化脓性心包炎）。

第三节 泵衰竭

泵衰竭是指急性心肌收缩功能极度减退所致的严重临床表现。实际上泵衰竭主要是用于描述急性心肌梗死或急性弥漫性心肌炎等所致的心脏泵血功能急剧下降。

一、病理生理

大面积急性心肌梗死或大片心肌急性炎症坏死，均可导致心脏泵血功能的急剧减退。急性泵衰竭时，左室排血量急剧下降，可致动脉血压下降和组织灌注不足；同时左室舒张末压显著增高。虽经 Frank–Starling 反射及交感 – 肾上腺系统活性增强的代偿，仍不能维持接近正常的心排血量，最终导致休克及（或）肺淤血。心肌损害愈重，泵功能愈差，则左室功能曲线愈低平和左移。因此，泵衰竭的临床表现主要是心源性休克及（或）急性左心衰竭（肺淤血）。长时间的泵衰竭可导致微循环衰竭 / 弥散性血管内凝血、休克肺，最终导致死亡。

二、临床表现

根据泵衰竭严重程度，泵功能可分五级。其临床表现分别如下。

（一）Ⅰ级（心功能代偿期）

有急性泵功能减退，心排血量下降和心率增快，但心脏指数仍接近正常。血流动力学检查仅有轻度左室舒张末压增高（2.0 ~ 2.4 kPa，15 ~ 18 mmHg），但无明显左心衰竭的症状和体征。

（二）Ⅱ级（轻 – 中度左心衰竭）

患者有气促、呼吸困难、咳嗽、咳白色泡沫痰等左心衰竭症状。两肺底有湿啰音，其散布范围常或 1/2 肺野，即两肺细湿啰音不超过肺门水平。可有持续的窦性心动过速和第三心音奔马律，肺动脉瓣区第二心音亢进和第二心音分裂，心尖部可有收缩期杂音，常有交替脉。胸片提示肺淤血。血流动力学检查左室舒张末压轻 – 中度增高，为（2.4 ~ 3.3 kPa 即 18 ~ 25 mmHg），心排血量正常或仅轻度降低，动脉血氧分压为 8.0 ~ 11.3 kPa（60 ~ 85 mmHg）。

（三）Ⅲ级（急性肺水肿）

患者明显呼吸困难，端坐呼吸，频繁咳嗽，咳白色或粉红色泡沫痰，口唇发绀，面色灰白，皮肤湿冷，出汗。两肺布满湿啰音及哮鸣音，其散布范围≥ 1/2 肺野。心率及呼吸次数更快。胸片示以肺门为中心的云雾状阴影。血流动力学检查示左室舒张末压显著增高＞ 4.0 kPa（35 mmHg），心排血量中度降低，常伴体循环外周血管阻力增高，血压正常、增高或略低，动脉血氧分压＜ 8.0 kPa（65 mmHg）。

（四）Ⅳ级（心源性休克）

患者血压显著下降，收缩压≤ 10.7 kPa（85 mmHg）；如原有高血压，则收缩压较前降低

10.7 kPa（85 mmHg）以上。临床出现外周循环灌注不足的表现，如四肢末梢冰凉、出冷汗、面色青灰、脉细弱或触不清、表情淡漠或烦躁不安，甚至意识丧失。尿量少（< 35 ml/h）。血流动力学检查：心脏指数< 2.3 L/（min·m^2），左室充盈压> 2.0 kPa（15 mmHg）。

（五）Ⅴ级（心源性休克合并肺水肿）

同时兼有心源性休克和急性肺水肿的血流动力学特征和临床表现。应当指出，急性心肌梗死时由于有效血容量不足、严重心律失常、剧烈的胸痛致反射性外周血管舒缩障碍、药物影响等，均可导致或加重休克。但这些因素所致的低血压或休克，不宜诊断为泵衰竭。

三、泵衰竭的处理

（一）Ⅰ级（心功能代偿期）

卧床休息、镇静、止痛、吸氧、处理心律失常，谨慎使用抑制心肌收缩力的抗心律失常药物。及时发现和纠正酸碱平衡失调和电解质紊乱。严密监测血压、心率、脉搏、呼吸、尿量及尿比重等生命指标。

（二）Ⅱ级（轻－中度左心衰竭）

（1）首选利尿剂：轻者口服速尿片 20 mg，每次 1 ～ 2 次；重者给予速尿 20 ～ 40 mg 静脉注射。

（2）硝酸酯类：口服消心痛 5 ～ 10 mg，每日 3 次；急性呼吸困难时舌下含化硝酸甘油 0.3 ～ 0.6 mg。

（3）洋地黄：伴有心脏扩大的泵衰竭，可应用半量排泄快的洋地黄。常用毒毛旋花子苷 K 0.125 mg 或西地兰 0.2 mg 加 10% 葡萄糖液 20 ml 缓慢静脉注射。一次大剂量静脉注射，有引起冠状动脉痉挛和外周小动脉收缩的可能，应予避免。

（三）Ⅲ级（急性肺水肿）

1. 急性肺水肿而无明显前向衰竭

患者有急性肺水肿的临床表现，但心输出量和血压正常或偏高者。

（1）吗啡：每次 10 mg 静脉注射。它有明显的扩张小静脉、降低心肌耗氧量及镇静作用，是肺水肿的良药。但老年人或有呼吸抑制者禁用。

（2）利尿剂：速尿每次 20 ～ 40 mg 静脉注射。速尿具有明显的扩张静脉和减轻水钠潴留的作用，能迅速纠正肺水肿。但应避免过度利尿，以防有效循环血量骤减和血液浓缩。

（3）血管扩张剂：①硝酸甘油静脉滴注。它扩张全身小静脉降低心脏前负荷，同时扩张冠状动脉增加冠状动脉血流，适用于急性心肌梗死伴顽固心绞痛且有肺水肿者。常用量

5 ~ 20 mg 加 10% 葡萄糖注射液 500 ml，滴速 10 ~ 40 μg/min 从小剂量开始，最大用 100 ~ 200 μg/min。②酚妥拉明。主要扩张全身小动脉，减轻心脏后负荷，适用于血压偏高的肺水肿患者，也适用于急性二尖瓣反流或主动脉瓣反流的患者。常用量 50 ~ 100 mg 加 10% 葡萄糖注射液 500 ml，滴速 0.1 ~ 2 mg/min，从小剂量开始。③硝普钠。同时扩张小动脉和小静脉，适用于心脏前后负荷均高者。常用量 25 ~ 50 mg 加 10% 葡萄糖注射液 505 ml，滴速 15 ~ 100 μg/min，从小剂量开始。输注时液体瓶避光。用药过程不宜使舒张压低于 8.0 kPa（65 mmHg），否则应加用多巴胺或多巴酚丁胺。

（4）洋地黄：上述措施无效且伴心脏扩大者，可用半量快速排泄类洋地黄。

2. 急性肺水肿伴轻度前向衰竭

临床有急性肺水肿表现，同时有心排血量轻度减低 [心脏指数在 2.2 L/（min · m^2）左右]，动脉血压偏低者。

（1）治疗过程中不宜应用大量利尿剂，否则心排血量进一步下降可能导致休克。

（2）血压偏低，但收缩压不低于 10.7 kPa（80 mmHg）而脉压小，四肢末梢冰冷者，可在血流动力学或临床生命指标（如血压、脉搏、呼吸、尿量）的严密监测下，从小剂量开始试用硝普钠。如动脉血压明显下降（> 2.7 kPa 即 20 mmHg），而肺楔嵌压下降不明显且心排血量不增加者，则应立即停用。

（3）血压较低或应用血管扩张剂后血压明显下降者，可将血管扩张剂与多巴胺 5 ~ 10 μg/（kg · min）或多巴酚丁胺 5 ~ 15 μg/（kg · min）联合静脉滴注。

（4）上述措施无效且伴心脏扩大者，可用半量快速排泄类洋地黄。

（四）Ⅳ级（心源性休克）

除处理好止痛、吸氧、调节水电解质平衡、心律失常等因素外，治疗应注意以下几点。

（1）补充血容量：如中心静脉压< 10 cmH_2O，给予低分子右旋糖酐，先在 10 ~ 20 min 内输入 100 ml，当中心静脉压上升不超过 2 cmH_2O，可每隔 20 min 重复输入前量，直到收缩压回升到 10.7 kPa（80 mmHg）以上。如中心静脉压升高超过 15 cmH_2O，则应停止补液。

（2）首选多巴胺：5 ~ 10 μg/（kg · min）静脉滴注，无效时改用多巴酚丁胺 5 ~ 15 μg/（kg · min），或二者合用。血压仍无回升者，可用间羟胺 40 ~ 60 mg 加 10% 葡萄糖液 500 ml 静脉滴注，滴速视血压而定。

（3）如收缩压提高至 12 kPa（95 mmHg）以上，且肺楔嵌压在 2.7 kPa（25 mmHg）以上者，可加用血管扩张剂。

（4）上述措施无效者，宜采用主动脉内气囊泵反搏术。

（五）Ⅴ级（心源性休克合并肺水肿）

此类患者既有肺楔嵌压增高又有严重心排血量降低，预后差。治疗注意以下几点。

（1）应根据中心静脉压和肺楔嵌压水平，而决定应用利尿剂或适量补液。

（2）硝普钠和多巴胺（或多巴酚丁胺）联合静脉滴注。

（3）常需主动脉内气囊泵反搏术支持循环。

（4）必要时急诊外科手术：如急诊冠状动脉搭桥术，室间隔穿孔修补术等。

参考文献

[1]田海.心脏肿瘤田海2016观点[M].北京：科学技术文献出版社，2017.

[2]（美）William D.Travis等原著；孟宇宏，张建中主译.肺、胸膜、胸腺及心脏肿瘤病理学和遗传学[M].北京：人民卫生出版社，2006.

[3]朱天刚.肿瘤患者心脏管理决策[M].北京：人民卫生出版社，2019.

[4]赵维鹏，潘翠珍，舒先红.心脏超声入门[M].上海：上海科学技术出版社，2019.

[5]刘书哲，卢红梅.肿瘤内科护理[M].郑州：河南科学技术出版社，2017.

[6]张文龙.新编心脏外科学[M].长春：吉林科学技术出版社，2017.

[7]张志东.现代心脏外科学[M].长春：吉林科学技术出版社，2016.

[8]曾卫强，沈静，龚倩.肿瘤治疗药学监护路径[M].北京/西安：世界图书出版公司，2019.

[9]田叶红.肿瘤科的那些事儿[M].北京：中国中医药出版社，2017.

[10]陆宇晗，张红.肿瘤科护士一本通[M].北京：中国医药科技出版社，2018.

[11]陈海燕.燕子医生漫画笔记心脏检查[M].上海：上海科学普及出版社，2016.

[12]韩俊庆.临床肿瘤学指南[M].济南：山东科学技术出版社，2016.

[13]石远凯.中国肿瘤内科进展中国肿瘤医师教育2017年[M].北京：中国协和医科大学出版社，2017.

[14]孙丽.肿瘤疾病护理健康教育[M].武汉：湖北科学技术出版社，2017.

[15]黄云超.临床肿瘤内科学[M].2版.昆明：云南科技出版社，2017.

[16]王新美，尹迎春，王强修.心肺及胸腺疑难肿瘤诊断解析[M].郑州：河南科学技术出版社，2018.